W0327811

Kohlhammer

Thomas Hensel

Stressorbasierte Psychotherapie

Belastungssymptome wirksam transformieren – ein integrativer Ansatz

Verlag W. Kohlhammer

Mit Beiträgen von Sabine Ahrens-Eipper, Marianne Fuentes-Carpentier, Ricky Greenwald, Regina Hiller, Katrin Nelius, Gail Noppe-Brandon, Ellen Spangenberg, Robin Ticic, Dorothea Weinberg.

1. Auflage 2017

Gesamtherstellung: W. Kohlhammer GmbH, Stuttgart

Print:
ISBN 978-3-17-033491-5

E-Book-Formate:
pdf: ISBN 978-3-17-033492-2
epub: ISBN 978-3-17-033493-9
mobi: ISBN 978-3-17-033494-6

Inhalt

Geleitwort

Stress als Störungsmodell für die Psychotherapie

Stress – ist das überhaupt ein ernstzunehmender Begriff? Heutzutage wird doch alles, was irgendwie als belastend empfunden wird, als Stress bezeichnet. Was soll dann eine stressorbasierte Psychotherapie sein? Ein einziges ätiologisches Konzept für alle psychischen und psychosomatischen Erkrankungen? Eine grobe Vereinfachung?

In seiner ursprünglichen Bedeutung kommt der Begriff Stress aus der Materialforschung und beschreibt eine mechanische Einwirkung auf einen Gegenstand. Stress durch Krafteinwirkung kann beispielsweise die Materialstruktur eines Stahlträgers auf Dauer so ermüden, dass er seine Tragekraft verliert und schließlich bricht.

Durch den Physiologen Walter Cannon wurde das Konzept Stress als Störfaktor der homöostatischen Regulation von Stoffwechselvorgängen in die biologische Forschung eingeführt. Cannon beschrieb 1914, dass Säugetiere auf Bedrohung mit einer Notfallreaktion reagieren, die von einer Ausschüttung von Adrenalin begleitet ist. Allerdings war es noch in den 1920er-Jahren völlig ungebräuchlich, von Stress in Bezug auf Lebensereignisse und psychische Belastungen zu sprechen. Erst der Mediziner Hans Selye hat das Konzept Stress verbreitet und popularisiert. Selye wurde im Jahr 1936 darauf aufmerksam, dass Tiere in seinem Labor auf verschiedenste Belastungen mit einer sehr ähnlichen Symptomatik reagierten: Gewichtsverlust, Magen- und Zwölffingerdarmgeschwüre sowie Veränderungen in der Nebennierenrinde. Für die körperlichen Reaktionen auf unspezifische Belastungen prägte Selye den Begriff *Allgemeines Anpassungssyndrom*. Er konnte zeigen, dass längerdauernde Belastungen zu einer Ausschüttung von Stresshormonen (Adrenalin und Kortisol) führen, die potentiell schädigende Auswirkungen auf den Organismus haben und als krankheitsauslösende Faktoren, beispielsweise für kardiovaskuläre Erkrankungen, auch beim Menschen eine erhebliche Rolle spielen.

Unter anderem durch ca. 40 veröffentlichte Bücher sorgte Selye für eine Verbreitung des Wissens um Stress und dafür, dass Stress ein populärer Begriff wurde, der synonym für potentiell krankmachende Belastung und Überforderung steht. Auf einmal war der Begriff Stress in aller Munde. In der Arbeitswelt wurden vielfältigste Stressbelastungen – z. B. Schichtarbeit zu Nachtzeiten – erkannt und als potentiell schädigend bewertet. Sogar das Militär griff den Begriff Stress auf, um die Belastung von Soldaten im Kriegseinsatz zu beschreiben. Stress wurde im Lauf der Jahre zu einer Zeitkrankheit, zu einer Beschreibung von Belastungen jeglicher Art und zum Lifestyle der ökonomisch erfolgreichen Menschen.

Obwohl das Modell »Stress« von Hans Selye ursprünglich holistisch konzipiert war und den biologischen Organismus in seiner Interaktion mit der Umwelt im Blick hatte, wird es heute in der Regel verkürzt gebraucht, um die Einwirkung einer von außen kommenden überfordernden Belastung zu beschreiben. In diesem Sinne sind Stressoren auslösende Bedingungen für Stress und Stress ist eine Anforderung an den Organismus, sich zu adaptieren. Traumatische Erfahrungen lassen sich in dieser Weise ebenfalls als Stressoren verstehen. Die Begriffe Trauma und Stress unterscheiden sich eigentlich nur in der Schwere der unmittelbaren Einwirkung, weniger in den Auswirkungen für den Organismus.

Warum ist dann Stress – abgesehen von Coping- und Bewältigungsforschung – überhaupt ein psychologisches Problem und Thema der Psychotherapie? Wenn die Belastung wirklich von außen kommt, wie es das verkürzte Stresskonzept suggeriert, müsste eine Problemlösung doch durch Einflussnahme auf die Umwelt zu erreichen sein. Dann bräuchte man eher einen Sozialarbeiter oder einen Coach an der Seite als einen Therapeuten, der einem erstmal erklärt, dass es um eigene Probleme geht, die zu erkennen und zu lösen sind. Wie kommt es, dass aus einer von außen einwirkenden Belastung ein innerpsychischer Konflikt wird, ein Stressor, der in der eigenen Seele lokalisiert ist?

Auch auf der psychischen Ebene gibt es so etwas wie ein *Allgemeines Anpassungssyndrom*. Traumatisierungen und Stressbelastungen schreiben sich via epigenetischer Regulationsmechanismen in die körperliche und durch empathische Einfühlung in die seelische Struktur ein. Im Dienste des Überlebens und der Bewältigung passt sich der Organismus an die Extremsituation an, die Belastung wird soweit wie möglich kompensiert. Dies geschieht auf der Ebene der psychischen Reaktionen durch aktives empathisches Einfühlen in die Person, die Auslöser für die Belastung ist. Folge ist, dass die bedrohliche oder unberechenbare Person gleichsam noch näher kommt. Das Kind lernt, wie der Täter denkt und fühlt, um vorauszusehen, was der Angreifer im nächsten Moment tun wird. Es lernt, dass durch Einfühlung in die schädigende Person etwas Kontrolle gewonnen werden kann und es lernt, mit der Aufmerksamkeit beim Anderen zu sein und nicht bei sich selbst. Die eigenen Wahrnehmungen hingegen werden in Zweifel gestellt und vielleicht gewinnt das Kind, um die Bindung zur schädigenden Beziehungsperson aufrecht halten zu können, sogar die Überzeugung, selbst ein schlechter Mensch und schuldig zu sein. Die Folgen kindlicher Vernachlässigung und Traumatisierungen lassen sich mit diesen Mechanismen gut erklären. So wird verständlich, auf welchem Weg das gewaltvolle Fremde in die eigene Seele gelangt.

Traumatische Lebenserfahrungen und Stressbelastungen – besonders, wenn diese in der Kindheit und Jugend auftreten – beeinträchtigen potentiell alle Lebensbezüge, führen zur Entfremdung von sich selbst und sind Ursache von Leid und psychischer Krankheit. Gleichzeitig sind Stressoren aber auch Anstoß zu Wachstum, Reifung und Entwicklung der Persönlichkeit. Genau aus diesem doppelten Grund fokussieren erfahrene Psychotherapeuten die Behandlung auf die stressauslösenden Belastungen, genauer auf die Folgen der Anpassung an die Belastung, die sich in die Seele eingeprägt haben, den Patienten in seinen Freiheitsgraden einschränken und in der Lebensführung beeinträchtigen. Gegenstand der stressorbasierten Psychotherapie ist es, aufzuzeigen, wie die Lebensführung behindernden und symptomauslösenden Belastungsfolgen fokussiert behandelt und aufgelöst werden können, um den Weg für neue Erfahrungen und für Wachstum und Entwicklung frei zu machen. Dies gelingt erfreulicherweise in der Psychotherapie mit Kindern noch viel leichter als in der Behandlung Erwachsener.

Das Besondere an dem von Thomas Hensel vorgestellten psychotherapeutischen Behandlungskonzept ist nicht alleine die Integration moderner entwicklungspsychopathologischer und traumatherapeutischer Konzepte in die Psychotherapie, sondern vor allem auch der durchgängige Bezug zu den humanistischen Grundlagen der Psychotherapie. So macht Thomas Hensel darauf aufmerksam, dass therapeutische Lernprozesse, etwa im Rahmen der Arbeit an Stressoren, gleichzeitig auch als psychische Transformationsprozesse verstanden werden können, also als Wandlungen und Entwicklungen, die Menschen helfen, in größerer Kongruenz mit sich selbst und mit ihren individuellen Potentialen zu stehen. Technische Aspekte der Psychotherapie und manualisierte Behandlungsverfahren dürfen nicht dazu führen, dass die Tiefe der therapeutischen Beziehung aufgegeben wird. Andererseits, so Thomas Hensel, ist es nicht die Beziehung selbst, die heilt. Therapeutische Veränderungen sind nicht herstellbar wie ein Produkt und werden nicht durch die Beziehung zum Therapeuten bewirkt, sondern ereignen sich in der therapeutischen Atmosphäre einer professionell gestalteten Beziehung, die Raum sowie Halt gibt und Mut macht, neue Erfahrungen zu gewinnen und Veränderung zu wagen. Bei aller gut begründeten Fokussierung der Behandlung auf die Arbeit an Stressoren ist es nicht die therapeutische Technik, die im Vordergrund der Methode steht, sondern der individuelle an seiner psychischen oder psychosomatischen Symptomatik leidende Mensch. Auch aus diesem Grund halte ich das vorliegende Buch für einen wichtigen Beitrag zu einem modernen therapieschulenübergreifenden Konzept der Psychotherapie.

Martin Sack
München, im Mai 2017

Vorwort

> *»Astrophysikalische Beobachtungen zeigen, dass nur fünf Prozent der gesamten Energie im Universum aus uns bekannten Bausteinen besteht. 95 Prozent sind noch völlig unverstanden.«*
> *(Bierwagen & Schmieden; Astrophysiker)*

Der hier vorgestellte Behandlungsansatz hat sich aus zwei unterschiedlichen Erfahrungsfeldern herausgebildet und entwickelt: Zum einen aus meiner fast 30-jährigen, intensiven und berührenden Arbeit als Psychotherapeut mit Kindern, Jugendlichen und Erwachsenen, zum anderen aus meiner Tätigkeit als Ausbilder in traumabezogener Weiterbildung von Kinder- und Jugendlichenpsychotherapeuten sowie verwandter Berufsgruppen.

Der *stressorbasierte Therapieansatz* ist ein pragmatisches und integratives Modell, das wenige überschaubare Grundelemente mit präzisen therapeutischen Handlungsanleitungen verbindet und theoretisch die aktuellen Erkenntnisse der Psychotherapieforschung, Psychotraumatologie, Neurobiologie, Stressforschung und epidemiologische Befunde reflektiert. Er lässt eine Methodenvielfalt in der klinischen Umsetzung der grundlegenden Wirkfaktoren (Grawe, 1998, 2004) zu und bietet so den Psychotherapeuten die Möglichkeit, in Übereinstimmung (Allegianz) mit eigenen psychotherapeutischen Präferenzen zu handeln und eine optimale Passung mit den Bedürfnissen des Klienten zu erreichen.

Die Psychotraumatologie, in Deutschland seit 20 Jahren zunehmend als eigenständiges Forschungsgebiet präsent und anerkannt, hat frischen Wind in das Feld der Psychotherapie gebracht. Sie kehrt zu den Wurzeln moderner Psychotherapie (Freud, Janet) zurück und erkennt reale, belastende Lebenserfahrungen als ätiologisch bedeutsame Quelle dysfunktionaler psychischer Prozesse und Symptombildungen an. Es sind interpersonelle Gewalterfahrungen, monotraumatische Schocktraumata und kumulative alltägliche Erlebnisse von Kränkungen, Versagungen und Verlusten, aus denen chronische Stressdysregulation resultieren kann. Psychotherapeutische Erfahrung zeigt, dass das Modell eines *Stressorkontinuums* für eine Behandlung hilfreich ist und alle Arten von Stressoren – unabhängig von ihrem Inhalt – nach einem einheitlichen klinischen Algorithmus behandelt werden können.

Das hier vorgestellte Modell ist eingebettet in ein gesteigertes gesellschaftliches Bewusstsein für die umfassenden schädigenden Folgen belastender Lebenserfahrungen in der Kindheit, insbesondere frühkindlicher interpersoneller Gewalterfahrungen. Das Sichtbarwerden sexualisierter und körperlicher Gewalt an Kindern in öffentlichen Einrichtungen wie Heimen und Schulen sowie in gesellschaftlichen Institutionen wie der Kirche hat eine breite Sensibilität dafür entstehen lassen, dass es in unserer Gesellschaft strukturell verankerte Gewalt gegen Minderjährige gibt. Dies bleibt auch für die Konzeptualisierung von Psychotherapie nicht ohne Folgen. Während »traditionelle Psychotherapie« im Prinzip davon ausgeht, dass das einzelne Individuum für seine psychische Notlage alleine verantwortlich ist, und damit eine Sichtweise unterstützt, die eine *Privatisierung von Stress* (Fisher, 2013) propagiert, stellt die Psychotraumatherapie – zu der sich dieser Ansatz bekennt – auch theoretisch wieder den Zusammenhang zu gesellschaftlichen Verhältnissen her, die eine wesentliche kausale Rolle bei der Entstehung psychischer Störungen spielen.

Nach langem Widerstand in fachspezifischen Institutionen, den Ärzte- und Psychotherapeutenkammern, den Berufsverbänden und Ausbildungsinstituten, wurde mit den fünf Zielen der Rahmenempfehlungen (BPtK et al., 2012) schließlich anerkannt, dass belastende Lebenserfahrungen ein bedeutendes gesellschaftliches Phänomen mit hohen Kosten und großem menschlichen Leid sind. Für die USA berechneten Wang & Holton (2007) die daraus entstehenden Kosten auf rund 33 Milliarden Dollar pro Jahr. Die deutsche Traumafolgekostenstudie (Habetha et al., 2012, S. 79) fasst zusammen: »Jedes Jahr (ergibt) sich ein Betrag von 11,0 Mrd. Euro, der durch die Folgen von Kindesmisshandlung/-missbrauch und Vernachlässigung für die deutsche Gesellschaft anfällt.«

Es wurden umfassende Maßnahmen vorgeschlagen, das Therapieangebot quantitativ und qualitativ zu verbessern. Gleichzeitig wurde festgestellt, dass es zur Behandlung von Menschen mit Traumafolgestörungen einer therapeutischen Expertise, also traumaspezifischer Modellbildung und Weiterbildungen bedarf. Daraus ergibt sich die Notwendigkeit, neue Behandlungsansätze für diese Klienten zu fördern und zu entwickeln.

Der Widerstand gegen die Psychotraumatologie und ihre klinischen Implikationen kommt nicht von ungefähr. Werden doch durch die ätiologisch orientierte Sichtweise (Erfahrung zählt!) wesentliche Paradigmen der aktuell dominierenden kognitiven Verhaltenstherapie einerseits und des biologisch-medizinischen Reduktionismus andererseits grundsätzlich infrage gestellt.

Mit Wendisch (2016) stimme ich überein, dass eine symptomfixierte, störungsspezifische, kognitiv reduktionistische, den Therapieprozess und die Person des Therapeuten ausklammernde Sichtweise an ihre Grenzen gekommen ist. Es geht um die Weiterentwicklung von Therapieansätzen in Richtung »nicht-reduktionistische, transdiagnostische Behandlungsstrategien« (Wendisch, 2016, S. 13), die sich nicht einem medizinischen Paradigma unterwerfen (Wampold, 2012) und die, wie ich ergänzen möchte, auf einem werte- und ressourcenorientierten Menschenbild eines authentischen Therapeuten beruhen.

Diagnoseorientierte Behandlungspläne entsprechen nicht den – nur transdiagnostisch zu erfassenden – Wirkmechanismen der Dysregulation nach Belastungserfahrungen. Die Reduktion psychischer Abläufe auf kognitive Faktoren und ihre Folgewirkungen hat sich als unzureichend für die Behandlung primär emotionalen Prozessgeschehens erwiesen. Bedenkt man, dass die Effektivität kognitiv-behavioraler Verfahren für eine ihrer Kernanwendungen, der Behandlung von Depression, unter Berücksichtigung auch nicht veröffentlichter Studien bei .39 (Cohen's d) liegt (Driessen et al., 2015), wird die Notwendigkeit alternativer Behandlungsansätze evident.

Zur Frage des medizinisch-biologischen Reduktionismus möchte ich hier Klaus Grawe zitieren:

> »Neuropsychotherapie, wie ich sie verstehe, versucht, das Gehirn zu verändern, aber sie befasst sich nicht in erster Linie mit dem Gehirn, sondern mit den Lebenserfahrungen, die ein Mensch macht.« (Grawe, 2004, S. 448).

Mit dem Paradigmenwechsel hin zur einer ätiologischen Orientierung in der Psychotherapie ist die Entwicklung zahlreicher neuer Therapieansätze verbunden, die von Psychotherapeuten zum Teil enthusiastisch aufgenommen werden und zunehmend Eingang in die klinische Praxis finden. Neben dem inzwischen etablierten EMDR (Eye Movement Desensitization and Reprocessing; Shapiro, 2012) sind u. a. Verfahren wie NET (Narrative Expositionstherapie; Schauer, Neuner, Elbert, 2005), IRRT (Imagery Rescripting & Reprocessing Therapy; Schmucker & Köster, 2014), PITT (Psychodynamisch Imaginative Traumatherapie; Reddemann, 2014), PC (Progressive Counting; Greenwald, 2013), TRIMB (Trauma Recapitulation with Imagination Motion and Breath; Spangenberg, 2016), traumabezogene Spieltherapie (Weinberg, 2006, 2010) und Strukturierte Traumaintervention (Weinberg, 2006) zu nennen.

Es ist in diesem Zusammenhang bemerkenswert, dass einige Methoden, insbesondere EMDR, das vor 20 Jahren als Behandlungsmethode für die Posttraumatische Belastungsstörung (PTBS) begann, sich inzwischen zu Verfahren weiterentwickelt haben, die in der Behandlung unterschiedlichster Störungsbilder effektiv eingesetzt werden können.

Dieses Buch richtet sich an alle psychotherapeutisch tätigen Kolleginnen und Kollegen, vor allem an jene, die mit Kindern und Jugendlichen und deren Bezugspersonen arbeiten. Die Inhalte des Buches haben sich wesentlich aus der Arbeit mit Kindern und Jugendlichen entwickelt, sind jedoch uneingeschränkt auf den Erwachsenenbereich übertragbar.

Die Darstellung des Störungsmodells ist bewusst schlank gehalten und beschränkt sich auf die Herleitung und Beschreibung der wenigen zentralen Elemente des Ansatzes. Eine vollständige Abhandlung aller theoretisch relevanten Bereiche (Entwicklungspsychologie, Interaktionsstile, Berücksichtigung störungsspezifischer Aspekte) ist nicht intendiert und widerspricht der Absicht des Autors, ein überschaubares, an der Pragmatik des klinischen Alltags orientiertes integratives Modell in einer Form darzustellen, die es klinisch Tätigen – auch zeitlich – erlaubt, das Buch nicht nur zu kaufen, sondern es auch zu lesen. Das Motto für das Buch und die darauf aufbauende therapeutische Arbeit lautet (Spangenberg, 2016): *»Das Schwere leicht und das Komplizierte einfach machen.«*

Mein besonderer Dank gilt zunächst meiner Frau Ruth, die meine Abwesenheit während der Wochen und Monate am Schreibtisch hinnehmen musste und mich durch ihr sprachliches und inhaltliches Korrekturlesen immer wieder auf den Weg der Einfachheit und Klarheit zurückbrachte. Dafür bin ich ihr von Herzen dankbar.

Mit Martin Sack verbinden mich eine langjährige Freundschaft und unzählige anregende, tiefgehende Diskussionen zur Klärung der eigenen Standpunkte und Menschenbilder. Ihm verdanke ich die ständige Ermutigung, mir treu zu bleiben und meinen therapeutischen Erfahrungsweg auszuformulieren.

Danken möchte ich auch den Kolleginnen und Kollegen in meinen Ausbildungsgruppen in »Spezieller Psychotraumatherapie mit Kindern und Jugendlichen (DeGPT)«, die mir in den letzten zehn Jahren mit ihren kritischen Einwänden und Anfragen immer wieder vor Augen geführt haben, wo ich meine Konzepte und klinischen Vorgehensweisen zu überdenken und zu modifizieren hatte.

Mein weiterer Dank gilt den vielen Klienten, ohne deren Vertrauen, Mut und Bereitschaft, sich im psychotherapeutischen Prozess auf ihre schmerzhaften Erfahrungen einzulassen, die Entwicklung dieses Ansatzes nicht möglich gewesen wäre.

Eine letzte Bemerkung betrifft die Wahl der Begrifflichkeit: Ich habe keine befriedigende Lösung für das Problem der geschlechtsspezifischen Anrede (»Der Therapeut«, »Der Klient«) gefunden und verwende die männliche Form ausschließlich der Lesbarkeit halber. Dabei bin ich mir der Tatsache bewusst, dass 75 % der Kinder- und Jugendlichenpsychotherapeuten weiblichen Geschlechts sind.

Thomas Hensel
Offenburg, im Juni 2017

Stressorbasierte Psychotherapie – Überblick

»Frage den Klienten nicht »Was stimmt mit dir nicht?«,
frage »Was ist dir widerfahren?«

Dieses Kapitel vermittelt Ihnen in komprimierter Form die wesentlichen Aspekte der stressorbasierten Psychotherapie in ihrer theoretischen Fundierung und klinischen Praxis. Es soll Sie neugierig machen, sich in den darauffolgenden Kapiteln tiefergehend mit diesem Ansatz zu beschäftigen. Psychotherapeutische Modelle sind ja im Grunde *Brillen*, d. h. theoretische Konzepte, die wie alle wissenschaftlichen Modelle Seinsdeutungen und Handlungsorientierung geben (Ruschmann & Ruschmann, 2009). Sie haben die Funktion, klinische Komplexität in adäquater Weise zu reduzieren, um so eine Orientierung für die therapeutische Arbeit zu vermitteln (Kircher, 2012).

Der stressorbasierte Ansatz ist sich seines Modellcharakters bewusst und erfüllt die allgemeinen Bedingungen, die an wissenschaftliche Konzeptbildung gestellt werden (Widerspruchsfreiheit, Erklärung von Phänomenen, Überprüfbarkeit, Realitätsbezug, Wirksamkeit und Einfachheit). Insbesondere entspricht er mit seinen wenigen Grundannahmen einem bekannten wissenschaftstheoretischen Diktum, das *Ockhams Rasiermesser* genannt wird und das besagt, dass von mehreren möglichen Erklärungen desselben Sachverhalts die einfachste Theorie allen anderen vorzuziehen ist. Einfachheit impliziert eine geringe Anzahl an Grundkategorien und Axiomen, Kürze und Verständlichkeit von Argumentationsketten.

Ockhams Rasiermesser:

> »Methodologisches Prinzip, demzufolge bei der Auswahl oder Konstruktion von Theorien stets die einfachste und dennoch ihren Zweck erfüllende ausgewählt werden soll.« (Rehfus, 2003, S. 648)

Der Ansatz bietet dem Therapeuten ein bestimmtes Verständnis psychischer Transformationsprozesse (Paradigma des Wirkfaktoren-Modells (Grawe, 1998, 2004)) auf Grundlage der Gedächtnisrekonsolidierung (Nadel et al., 2012) an, legt ihn aber nicht auf eine bestimmte therapeutische Methode fest. Der Autor ist explizit der Ansicht, dass es von Vorteil ist, als Behandler über unterschiedliche, wissenschaftlich fundierte Störungskonzepte (*Brillen*) zu verfügen.

Der Ansatz ist integrativ, sofern »die verwendeten Konzepte und die eingesetzten Methoden einen inneren Zusammenhang aufweisen.« (Kircher, 2012, S. 31). Es existiert ein einfacher und präziser Algorithmus für die klinische Praxis. Die einzusetzenden Techniken und Methoden erfüllen stets eine eindeutige Funktion. Kommt eine bestimmte Methodik zur Anwendung, etwa die motivierende Gesprächsführung (Miller & Rollnick, 2009), so ist deren Einsatz funktional durch das Ziel bestimmt. Der Klient soll seine Vermeidungstendenz gegenüber einer Exposition überwinden und eine explizite Absicht entwickeln, fokussiert mit dem Belastungsmaterial zu arbeiten.

Der Ansatz ist in alle psychotherapeutischen Ansätze – auch in klassische analytische Settings – integrierbar, da sich die therapeutische Arbeit immer auf einzelne, subjektiv belastende Erfahrungsmomente bezieht, die fokussiert prozessiert werden. Er ist transdiagnostisch angelegt, indem er – unabhängig von Diagnosen – jederzeit die Möglichkeit bietet, ätiologisch bedeutsame Stressoren zu bearbeiten.

Das Störungsmodell

Psychologische Störungsmodelle beinhalten immer – meist nicht explizierte – Menschenbildannahmen im Sinne anthropologischer Kernüberzeugungen über das Wesen des Menschen. Diese Therapeutenvariable stellt einen heimlichen Wirkfaktor im therapeutischen Prozess dar (Eckert & Biermann-Ratjen, 1991). Der stressorbasierte Therapieansatz orientiert sich an einem humanistischen Menschenbild (Rogers, 1973; Maslow, 1973). Er betont die grundsätzlich ressourcenhafte Ausstattung des Menschen und eine in ihm angelegte Tiefendimension. Die personale authentische Präsenz des Therapeuten (Allegianz) wird als zentraler Wirkfaktor im therapeutischen Prozess begriffen.

Am Beginn der modernen Psychotherapie stand die Erkenntnis Freuds und Janets, dass Erfahrungen interpersoneller Gewalt im Kindesalter die wesentliche Ursache für die Entstehung psychischer Störungen sind. Rund 100 Jahre später greift die moderne Psychotraumatologie diese Idee wieder auf. Die bahnbrechende *Adverse Childhood Experience-Study* (ACE-Studie; Felitti et al., 1998) konnte mit den Methoden der Epidemiologie zeigen, dass belastende Kindheitserfahrungen lebenslange schädigende psychische, physische und soziale Folgen haben. Die neurobiologische Forschung hat in eindrucksvoller Weise die Gesetzmäßigkeiten und Folgen dieses Schädigungsprozesses offengelegt (Anda et al., 2006) und nachvollziehbar gemacht. Diese Erkenntnisse verlangen einen neuen, ätiologisch orientierten Ansatz in der Psychotherapie, der sich wieder den realen Lebenserfahrungen der Klienten zuwendet. Forschungsergebnisse (Anders et al., 2012) weisen nachdrücklich darauf hin, dass es sinnvoll ist, von einem *Stressorkontinuum* auszugehen. Chronische belastende Alltagserfahrungen (Mobbing, Verluste, Kränkungen) sind in ihren Auswirkungen in gleicher Weise störungsinduzierend wie sogenannte potentiell traumatische Erfahrungen nach den Kriterien der Diagnosemanuale ICD und DSM.

In diesem Ansatz werden belastende Erfahrungsmomente in einer einfachen, quasikausalen Beziehung als Ausgangspunkt *psychischer Dysfunktionalität* verstanden. Belastende Lebenserfahrungen führen nur bei einer Minderheit von Personen zu psychischen Folgeproblemen. Bei den meisten Menschen stellt die gelungene Integration schwieriger Erfahrungen ein Entwicklungsmoment dar

(Stärkung und Differenzierung der Person). Kommt es aber aufgrund ungünstiger Umstände und fehlender innerpsychischer Bewältigungsmöglichkeiten der Person, etwa bei Säuglingen und Vorschulkindern, zu einer sogenannten *maladaptiven Verarbeitung*, dann entwickelt sich eine chronische psychophysiologische Spannung, für die in der Psychotraumatologie der Begriff Stress als Konzept benutzt wird.

Historische Vorläufer des Stressmodells sind der klientenzentrierte Ansatz von Carl Rogers (Rogers, 1987), der eine verzerrte Symbolisierung von Erfahrungen als Grundlage psychischer Dysfunktion annimmt, und die Inkonsistenztheorie von Klaus Grawe (Grawe, 1998, 2004). Es gibt heute eine ganze Reihe weiterer Ansätze, wie zum Beispiel die Schematherapie (Young, Klosko & Weishaaar, 2005), die eigene Konzepte maladaptiver Verarbeitung entwickelt haben. Innerhalb der Psychotraumatologie sind es vor allem neurobiologische Modelle, die eine dissoziative Aufsplitterung bei der Konsolidierung von Erfahrungsmodalitäten (Wahrnehmen, Fühlen, Denken, Körperempfinden) in den verschiedenen Gehirnarealen (Amygdala, Hippocampus) als störungsverursachend betonen (van der Kolk, 2016).

Eine maladaptive Verarbeitung führt dazu, dass aus einer Belastungserfahrung ein *subjektiv bedeutsamer Stressor* wird. Bildlich gesprochen entsteht ein psychosomatisch wirksamer Entzündungsherd. Die Neurobiologie spricht hier von einer dysfunktional gespeicherten, *pathogenen Erinnerung*.

Die Konsolidierung einer Erfahrung als Stressor bleibt innerpsychisch nicht ohne Folgen, denn sie setzt zwei distinkte Prozesse in Gang.

Zum einen verbinden sich durch Lerngesetze (Generalisierung, Priming, Kindling) und Sensitivierungsprozesse der beteiligten Gehirnstrukturen aktuelle reizähnliche Wahrnehmungseindrücke assoziativ mit der biografischen Primärerfahrung. Diese Reizkonstellationen werden dann zu Auslösern, sogenannten *Triggern*, die die mit der früheren belastenden Erfahrung verbundenen Gefühle, Körperempfindungen und dysfunktionalen Selbstüberzeugungen oder die bereits etablierte kompensatorische Symptomatik auslösen.

Zweitens setzt das Vorhandensein eines chronischen psychischen Stressors eine gegenregulatorische Dynamik in der Psyche in Gang. Dieses kompensatorische Regulationsgeschehen, das auf Schutz und Ausgleich abzielt, hat einen Zwittercharakter. Einerseits wird das Bewusstsein vor Kontakt mit dem Stressor bewahrt, gleichzeitig entstehen aber auch dysfunktionale Symptomatiken.

Symptome und phänomenologische Störungsbilder (Diagnosen) werden in diesem Ansatz grundsätzlich funktional als *stressorkompensatorisches Schema* verstanden. Damit reiht sich dieses Modell in eine Reihe von transdiagnostisch orientierten Ansätzen ein, die sich an Wirkprinzipien orientieren, die unterhalb der Phänomenologie der Symptomatik angesiedelt werden (Berking, 2010; Dritte Welle der Verhaltenstherapie: Mansell, Heidenreich & Michalak, 2013).

Die drei Aspekte (biografisch bedeutsamer Stressor, Trigger (stressorassoziierte Strukturen) und kompensatorische Symptombildung) bilden neurobiologisch gedacht ein Netzwerk, das in diesem Therapieansatz eine zentrale Bedeutung einnimmt. Es wird als *Stressornetzwerk* bezeichnet.

Primärer therapeutischer Ansatzpunkt sind die unterschiedlichen Elemente des Stressornetzwerks, die auf singuläre Erfahrungsmomente heruntergebrochen und einer Nachverarbeitung unterzogen werden. Mit welchem Aspekt des Stressornetzwerks begonnen wird, ist nicht von grundsätzlicher Bedeutung und wird einvernehmlich mit dem Klienten festgelegt. Gelingt die nachträgliche adaptive Integration von Elementen des Stressornetzwerks in das Selbst des Klienten, entfällt die Notwendigkeit einer kompensatorischen Dynamik. Das Symptomgeschehen kann sich auflösen.

Die Frage ist nicht, ob ein Klient für ein stressorbasiertes Vorgehen geeignet ist, sondern mit welchem Aspekt des Stressornetzwerks begonnen werden soll.

Zusammenfassend zeigt die folgende Abbildung das Störungsverständnis des stressorbasierten Ansatzes mit seinen Kernelementen (► Abb. 1).

Ein Psychotherapieansatz verlangt nicht nur ein Modell für die Entstehung psychischer Störungen. Er braucht auch ein zugrundeliegendes Heilungsverständnis. Die stressorbasierte Psychotherapie orientiert sich am *Wirkfaktorenmodell* von Klaus Grawe (Grawe, 1998, 2004) und dem neurobiologischen Paradigma der *Gedächtnisrekonsolidierung* (Ecker, Ticic & Hulley, 2016).

Lange Zeit war der Grundsatz *emotional memories are forever* (van der Kolk & Fisler, 1995), das sogenannte Extinktionsparadigma, maßgebend für die Konzipierung therapeutischer Strategien. Wenn davon ausgegangen wird, dass sich die einmal konsolidierten (Furcht-)Emotionen (in der Amygdala) im Nachhinein nicht mehr verändern lassen, kann es in der Psychotherapie im Grunde nur noch darum gehen, gegenregulative Kräfte und Fähigkeiten aufzubauen und zu stärken. Alle Formen dieser Art von extinktionsorientierter Psychotherapie (Skill-Training; kognitive Strategien wie der Gedankenstopp; Einüben alternativer Verhaltensweisen usw.) können unter den Begriff der gegenregulatorischen therapeutischen Aktivitäten gefasst werden.

Heute weiß man aus der Forschung zur Gedächtnisrekonsolidierung (Björkstrand et al., 2015; Beckers & Kindt, 2017), dass der dysfunktionale emotionale Aspekt einer biografischen Primärerinnerung dauerhaft transformiert werden kann. Dies lässt sich auf der neurobiologischen Ebene (Schiller et al., 2010; Merlo, Milton, Goozee, Theobald & Everitt, 2014) ebenso nachweisen wie auf der Ebene der psychischen Phänomene. Das belastende emotionale Erleben löst sich dauerhaft auf, der Klient ist anstrengungsfrei nicht mehr in der Gefahr, getriggert zu werden.

Die Entdeckung dieses *neurobiologisch fundierten Selbstheilungsmechanismus* eröffnet ganz neue psychotherapeutische Möglichkeiten. Nun steht nicht mehr die Kontrolle belastender Gefühle und dysfunktionalen Verhaltens im Mittelpunkt therapeutischer Aktivitäten, sondern die unmittelbare Beeinflussung maladaptiv gespeicherter Erinnerungen. Werden diese unter Rekonsolidierungsbedingungen nachverarbeitet, sollte sich die Symptomatik spontan von selbst auflösen, da innerpsychisch keine Notwendigkeit eines kompensatorischen Geschehens mehr besteht.

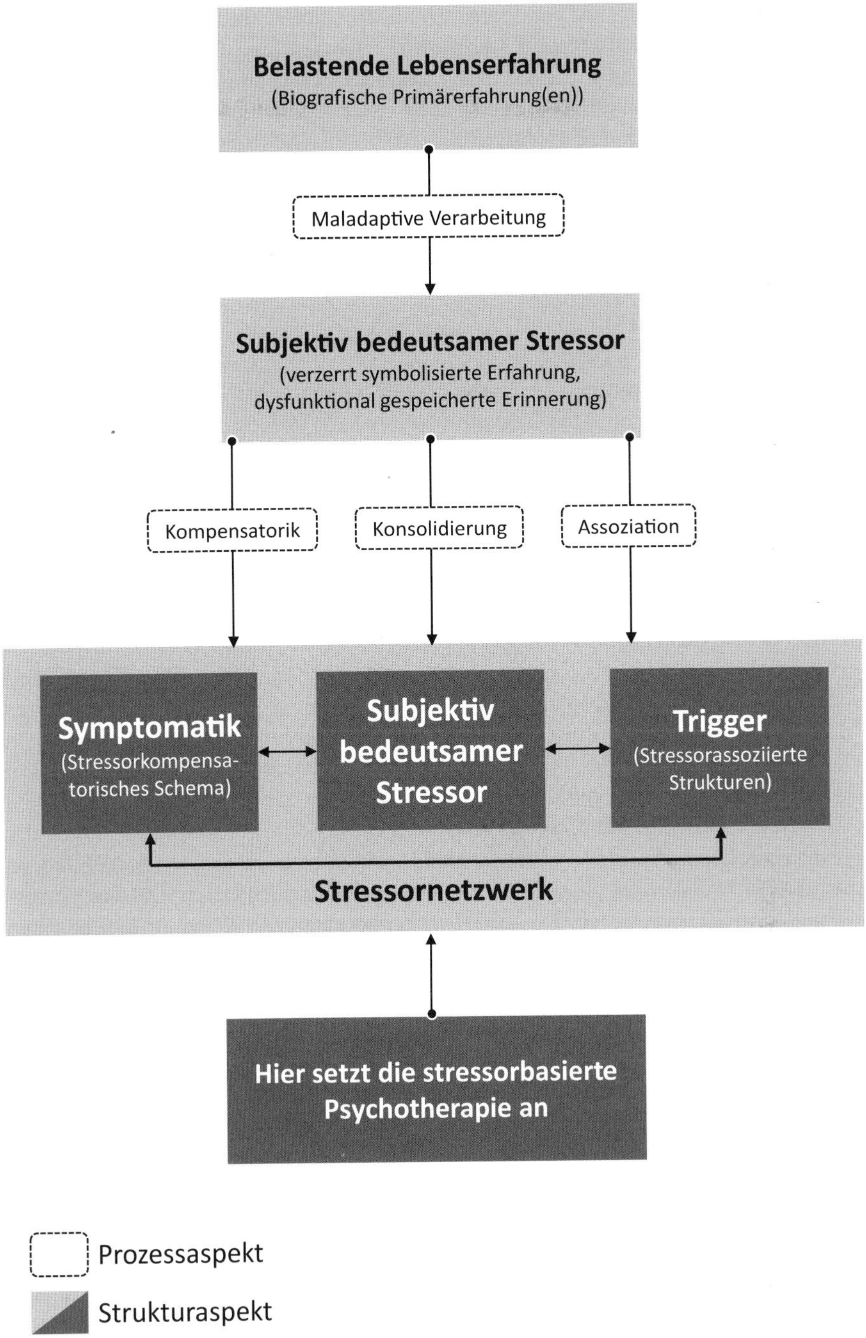

Abb. 1: Störungsmodell des stressorbasierten Ansatzes

Dieses Verständnis psychischer Transformationsprozesse bildet die Basis des stressorbasierten Therapieansatzes. Er erlaubt die Anwendung unterschiedlicher Methoden, sofern diese sich auf das Rekonsolidierungsparadigma beziehen (EMDR (Solomon & Shapiro, 2008), Emotionsfokussierte Therapie (Greenberg, 2011), Kohärenztherapie (Ecker, Ticic & Hulley, 2016), Progressive Counting (Greenwald, 2013), Ressourcenorientierte narrative Traumatherapie (ResonaT; Hiller & Hensel, 2017)) oder dieses implizit enthalten (TRIMB (Spangenberg, 2016), IRRT (Schmucker & Köster, 2014), Bindungstherapie (Weinberg, 2010)).

Die klinische Praxis

Methodisch zu arbeiten heißt keineswegs, die Tiefe der menschlichen Begegnung dafür opfern zu müssen. Das Gegenteil ist der Fall: Die *authentische Präsenz des Therapeuten* als zentrale Beziehungsdimension und seine fachliche Kompetenz sind der Sicherheit gebende Rahmen, ohne den sich psychotherapeutische Transformationsprozesse nicht entwickeln können. Der stressorbasierte Ansatz arbeitet nicht durch die Beziehung (Übertragungsgeschehen, klassischer klientenzentrierter Ansatz), sondern in einer (Coaching-)Beziehung, die dem Klienten einen Rahmen bietet, seine Ressourcen und Selbstheilungskräfte für eine autonome Nachverarbeitung dysfunktional gespeicherter Erinnerungen nutzbar zu machen.

Das Beziehungsangebot soll dazu beitragen, dass der Klient ein ausreichendes Maß an Vertrauen gegenüber dem Therapeuten und seinem Vorgehen entwickelt. Der Klient soll sich in der Nachverarbeitung der Belastungsmomente geschützt, sicher und in Kontrolle empfinden.

Die Basis dieses Beziehungsverständnisses bilden die drei Grundhaltungen des personzentrierten Ansatzes (Rogers, 1983) – nicht an Bedingungen gebundene positive Wertschätzung, empathisches Verstehen, Authentizität – sowie Spezifizierungen nach Grawe (1998, 2004) – komplementäre Beziehungsgestaltung, pervasiv ressourcenorientierte Haltung. Angesichts der oft existentiellen Dimension der leidvollen Erfahrungen der Klienten ist ein Kontakt zur eigenen Tiefendimension und ein reflektiertes Weltverständnis für den Therapeuten ebenfalls von Bedeutung.

Stressorfokussiert zu arbeiten, d. h., die emotionalen Hotspots des Klienten unmittelbar anzusteuern, erfordert zusätzlich die Realisierung spezifischer Haltungsdimensionen. Der Therapeut ist in diesem Fall nicht nur unerschrockener Prozessbegleiter, sondern auch Experte für die Strukturierung der Inhalte.

Ausgehend von einer *ätiologischen Orientierung* psychischer Störungen fokussiert die stressorbasierte Behandlungsplanung eine zügige Identifizierung und Nachverarbeitung von Aspekten des Stressornetzwerks. Auf dieses Ziel hin orientieren sich die therapeutischen Aktivitäten. Das *Stressor-First-Prinzip* spiegelt die ätiologische Sichtweise wider, in der davon ausgegangen wird, dass die vorrangige Prozessierung von subjektiv bedeutsamen Stressoren den größten Gewinn für den Klienten darstellt. Damit verbunden ist die bewusste Reduktion klinischer Komplexität durch das Herunterbrechen von Themen auf einzelne belastende

Erfahrungsmomente, die dann bearbeitet werden. Etwa kann das Thema einer Jugendlichen *Stress in der Schule* auf die fünf schlimmsten Erfahrungen in diesem Bereich fokussiert werden.

Da im Prinzip alle Stressoren gleich prozessiert werden können, liegt der Schwerpunkt der Aufmerksamkeit des Therapeuten weniger auf den Inhalten als auf der Anbahnung und Moderierung des Verarbeitungsprozesses. Neben dieser Prozessorientierung weist der Ansatz auch eine Phasenorientierung auf. In der Vorbereitungsphase wird die Grundlage für die Stressorfokussierung geschaffen. Die Nachverarbeitung stellt den Kern der therapeutischen Tätigkeit dar. Dies alles geschieht in flexibler, der Person des Klienten angepasster Weise.

Die Phase der Vorbereitung – und es wird hier bewusst nicht der Begriff Stabilisierungsphase gewählt – folgt einem definierten Algorithmus, der sicherstellen soll, dass zügig eine solide Basis für die Nachverarbeitung entwickelt wird. Die einzelnen Schritte in ihrer Abfolge lauten: Information (Anamnese) – Behandlungsplanung – Psychoedukation – Motivation – informiertes Einverständnis. Ist ein informiertes Einverständnis mit dem Kind und seinen Bezugspersonen erreicht, wird geprüft, ob es weiterer vorbereitender Maßnahmen (Herstellung äußerer Sicherheit, Bezugspersonenarbeit, Ressourcenentwicklung usw.) bedarf und ob die Kriterien für den Übergang zur Prozessierung erfüllt sind.

Die psychische Transformation maladaptiv gespeicherter Erinnerungen ist in diesem Ansatz die eigentliche therapeutische Arbeit. Es ist nicht entscheidend, mit welchen Aspekten des Stressornetzwerks die Arbeit begonnen wird, sodass die Sequenzierung der zu bearbeitenden Themen und Erfahrungen ganz den Bedürfnissen des Klienten angepasst werden kann. Der zugrunde gelegte Wirkmechanismus lässt eine große methodische Vielfalt bei der Nachprozessierung zu. In den letzten Jahren wurde eine wachsende Anzahl von klinisch wirksamen Methoden entwickelt, die auf das Rekonsolidierungsprinzip bezogen werden können. Diese Vielfalt bietet dem Therapeuten weitere Möglichkeiten, entsprechend den eigenen individuellen Neigungen mit unterschiedlichen *Bällen* zu jonglieren und eine Passung mit den Bedürfnissen des Klienten herzustellen. Eine subjektive, an den Erfahrungen und Neigungen des Autors orientierte Auswahl an Methoden wird in Kapitel 11 vorgestellt.

Der in diesem Buch vorgestellte Behandlungsansatz ordnet sich in die aktuelle Entwicklung von Psychotherapiemethoden ein, die sich auf die Erkenntnisse der modernen Psychotraumatologie beziehen (Shapiro, 2012; Reddemann, 2014; Schauer, Neuner & Ebert, 2005) und transdiagnostisch an tieferliegenden Störungs- und Heilungsfaktoren interessiert sind (Berking, 2010). Mit Wendisch (2016) gehe ich davon aus, dass die Zeit reif ist für eine postkognitive und nicht am medizinischen Paradigma orientierte Sichtweise von Psychotherapie.

Fazit

Durch seine bewusste Reduktion auf eine geringe Anzahl von Kernaspekten bietet der stressorbasierte Ansatz in der klinischen Arbeit wesentliche Vorteile:

- Es wird ein einfaches Störungsmodell entworfen, das aus wenigen Elementen besteht, die in einem – auch für den Klienten – unmittelbar nachvollziehbaren Zusammenhang stehen.
- Die bewusste Schlichtheit der Modellbildung erlaubt eine erhebliche Reduktion der klinischen Komplexität des psychischen Geschehens, ohne dass die Präzision therapeutischer Handlungsoptionen darunter leidet.
- Durch einen von der spezifischen kompensatorischen Symptombildung unabhängigen einheitlichen Behandlungsalgorithmus wird der Therapeut sehr entlastet.
- Das Modell ermöglicht ein zügiges und schonendes Arbeiten an störungsrelevanten Aspekten.
- Als stressorfokussierender Ansatz ist er jederzeit (auch punktuell) in andere Behandlungsmodelle integrierbar.

1 Grundlegende *Menschenbildannahmen* – Ein bedeutsamer Wirkfaktor in der Psychotherapie

»Der Kopf ist rund, damit das Denken die Richtung ändern kann.«
(Francis Picabia)

1.1 Das Weltbild des Therapeuten – Ein *heimlicher* Wirkfaktor

Jeder psychotherapeutischen Ausrichtung liegen explizit und/oder implizit Vorstellungen vom Menschsein zugrunde. In den 1970er-Jahren trafen die meisten Psychotherapeuten auf Grundlage des eigenen Menschen- und Weltbildes eine bewusste Entscheidung über ihre therapeutische Ausrichtung. Heute finden sich in Lehrbüchern über Psychologie und Psychotherapie nur noch selten explizite Aussagen zu diesem Thema, obwohl Welt- und Menschenbilder wesentlich die Haltung des Therapeuten – und auch des Klienten – prägen und einen großen Einfluss auf seine Ausrichtung und Befindlichkeit haben (Ruschmann, 1999).

Wissenschaftstheoretisch gesprochen setzt jede Theorie ein allgemeines Modell voraus, an dem die theoretischen Konzepte orientiert sind. Menschenbildannahmen (vortheoretische Modelle) haben dabei einen alles durchdringenden Effekt auf die Konstruktion von Theorien. Jedes neue Modell konstituiert eine neue psychische Wirklichkeit. Nach Stachowiak (1980) hat sich ein Liberalisierungsprozess in der wissenschaftlichen Modellbildung vollzogen, »der für den Erkenntnisprozess von einer gewissen *Wahlfreiheit* in der Konstruktion von Erkenntnis- und Handlungsmodellen ausgeht.« (Stachowiak, 1980, S. 66).

Erkenntnismodelle haben die Funktion, *Seinsdeutungen* und *Handlungsorientierungen* zu geben (Ruschmann & Ruschmann, 2009) und bieten dadurch die Möglichkeit der *Reflexion* und *Revision*.

Psychotherapeutische Modelle umfassen zunächst anthropologische Kernannahmen über die wesenhafte Natur des Menschen (Persönlichkeitstheorie), beantworten dann die Frage, wie psychische Störungen entstehen (Krankheitslehre) und wie Heilungsprozesse zu verstehen und zu unterstützen sind (Wirkfaktorentheorie; Finke, 2004). Weil die der therapeutischen Praxis zugrundeliegenden Überzeugungen in der Regel implizit sind und die Forschung zu diesem Thema marginal ist, sprechen Eckert & Biermann-Ratjen (1991) von einem *heimlichen* Wirkfaktor im therapeutischen Prozess.

Da die Psychotherapeuten in der Wahl ihres Welt- und Menschenbildes frei sind, ist es erforderlich, sich der eigenen, meist impliziten Grundannahmen bewusst zu werden. Als Traumapsychotherapeut ist man mit existentiellem Leid von Menschen konfrontiert. Es braucht eine Tiefe im eigenen Selbst- und Weltbezug, um gegenüber den oft extremen Erfahrungen der Klienten (Verluste, Todesnähe, Verstümmelungen, Erfahrungen massiver interpersoneller Gewalt und Verrat) eine innere Offenheit und Akzeptanz bewahren zu können.

1.2 Der Therapeut und seine Präferenzen

»Mit den passenden Schuhen vergisst man die Füße.«
(Zhuangzi; chin. Philosoph 4.–3. Jh. v. Chr.)

In der Psychotherapieforschung sind zwei allgemeine Wirkfaktoren anerkannt. Unter *Allianz* wird die Fähigkeit des Therapeuten verstanden, mit dem Klienten eine förderliche Beziehungsqualität zu entwickeln. Allegianz bedeutet das Ausmaß, in dem der Therapeut in seiner therapeutischen Tätigkeit von der Wirksamkeit der von ihm durchgeführten Therapie überzeugt ist und selbst als Modell das zugrundeliegende Menschen- und Therapiemodell authentisch – implizit und explizit – verkörpert. Die reife Identifizierung mit einem bewussten, auf einem Menschenbild gegründeten Therapieverständnis stellt einen zentralen Faktor des methodenübergreifenden Wirkfaktors *Allegianz* in der Psychotherapie mit einer Effektstärke von .65 (Cohen's d) dar (Strauß et al., 2009). Häufig wird dieser Aspekt auch mit der Identität des Therapeuten in Verbindung gebracht. Im Konstrukt der Authentizität – nach Rogers (1983) der wichtigste Wirkfaktor im Kontext der personzentrierten Psychotherapie – stellt die tiefe Verbundenheit mit den eigenen Erfahrungen und dem daraus entwickelten Weltverständnis ein zentrales Element dar. Therapeuten, die ihr *Herzblutverfahren* praktizieren, sind enthusiastisch und mit ihrer Vorgehensweise zufrieden. Sie sind erfolgreicher und haben mehr Freude an der Arbeit.

Die Ergebnisse der Psychotherapieforschung zeigen, dass Therapeuten, die ihr präferiertes Verfahren anwenden, etwa 25–30 % bessere Ergebnisse erzielen (Wampold, 2012). Umso bedenklicher ist es, dass unter den aktuellen Bedingungen der Richtlinienpsychotherapie (RPT) in Deutschland sich rund 50 % der sich aktuell in der Ausbildung befindlichen Psychotherapeuten aus ökonomischen Gründen für Verfahren entscheiden, die nicht ihren Präferenzen und Menschenbildern entsprechen (Benecke & Eschstruth, 2015; ▸ Tab. 1).

Nur ein Drittel der kognitiv-behavioralen Therapeuten (20 % von 60 %) und nur 44 % der tiefenpsychologischen Therapeuten (11 % von 25 %) würden nach diesen Daten ihr präferiertes Verfahren erlernen und ausüben. Im Klartext heisst

Tab. 1: Verfahrenspräferenz zukünftiger Psychotherapeuten in Deutschland nach Benecke & Eschstruth (2015)

Präferiertes Wunschverfahren	Anteil bei freier Wahl des Verfahrens (in %)	Präferenzen unter den aktuellen Bedingungen der RPT (in %)
Systemische Therapie	37	21
Kognitiv-behaviorale Therapie	20	60
Gesprächspsychotherapie	19	11
Tiefenpsychologische Therapie	11	25
Analytische Therapie nach C. G. Jung	6	8
Sonstige Therapieansätze	4	4

das, dass deutlich weniger als die Hälfte der zukünftigen approbierten Kinder- und Jugendlichenpsychotherapeuten und Psychologischen Psychotherapeuten in Deutschland in ihrem präferierten Verfahren arbeiten. Der Allegianzfaktor bezogen auf die Richtlinienpsychotherapie ist also eher gering einzuschätzen und damit ist ihre Effektivität deutlich beeinträchtigt.

1.3 Der Klient und seine Präferenzen

Das Menschenbild und Heilungsverständnis des Therapeuten hat eine unmittelbare Bedeutung für den Klienten. Klienten, die nicht mit dem Störungsverständnis des Therapeuten übereinstimmen, d. h., eine von ihnen nicht bevorzugte Therapieform erhalten, haben einen schlechteren Therapie-Outcome. In einer Studie mit Klienten mit chronischer PTBS (Markowitz et al., 2016) wurden den Klienten verschiedene Therapieoptionen (prolongierte Exposition, Entspannungstraining und Interpersonelle Therapie) vorgestellt. Die Klienten bevorzugten größtenteils die Interpersonelle Therapie. Die Klienten, die sich für die Interpersonelle Therapie entschieden hatten, aber dennoch prolongierte Exposition (PE) erhielten, wiesen einen deutlich schlechteren Outcome auf, insbesondere wenn komorbid noch eine Depression bei ihnen vorlag. Dies galt aber nicht für alle Klienten. Ein bedeutender Teil der Klienten hatte keine Präferenz. In diesem Fall sollte der Therapeut das Verfahren wählen, das er präferiert (Allegianz). Daraus wird deutlich, dass die Evidenzbasierung eines Verfahrens nur einen unter vielen Faktoren im therapeutischen Geschehen darstellt.

In einer Studie von Meyer et al. (1981) konnte gezeigt werden, dass Klienten das Heilungsverständnis des Therapeuten übernehmen. D. h., sie scheinen in der Psychotherapie das zu lernen, was dem Therapeuten entsprechend seiner Orientierung wichtig ist. Dies gilt auch, wenn diese Vorstellung nicht explizit kommuniziert wurde.

Es wurden in dieser Studie Gesprächspsychotherapie und psychodynamische Kurzzeittherapie verglichen. Die Effektstärken waren gleich, aber die Klienten veränderten sich in unterschiedlicher Weise. Die gesprächspsychotherapeutisch behandelten Klienten hatten sich deutlich in ihrem Bezug zu sich selber weiterentwickelt und waren in der Symptomatik gebessert, hatten aber nicht mehr Einsicht in ihre Probleme gewonnen. Ihnen ging es einfach nur besser. Die Klienten aus der psychodynamischen Therapiegruppe hatten Einsicht gewonnen, verstanden sich und ihre Probleme besser, blieben aber symptomatisch.

1.4 Das Menschenbild des stressorbasierten Ansatzes

»Alle Dinge sind vollständig in mir angelegt.
Es gibt keine größere Freude, als mich meiner Person zuzuwenden
und wahrhaftig zu werden.«
(Menzius; chin. Philosoph 371–289 v. Chr.)

Dieser Ansatz wird von einer humanistischen und transpersonalen Perspektive getragen, wie sie sich in den Schriften von Carl Rogers (1983, 2016) und Abraham Maslow (1970) findet. In Anerkennung aller erfolgten Schädigungen durch belastende Lebenserfahrungen wird davon ausgegangen, dass jedem Menschen die Ressourcen zu eigen sind, die er braucht, um sein Leben zu meistern. Das stellt gerade für traumatisierte Klienten eine wichtige Unterstützung dar, vermittelt sie doch Hoffnung und Vertrauen in die eigenen Entwicklungsmöglichkeiten.

Folgende Aspekte sind die Kernelemente dieses Menschenbildes (▸ Kap. 1.4.1 bis 1.4.3):

1.4.1 Personalität, Individualität und inhärentes Gutsein

Das Individuum kommt als einzigartiger Organismus auf die Welt und trägt inhärent alles in sich, was es zur persönlichen Entwicklung benötigt. Die Entwicklung zu sich selbst beinhaltet die Differenzierung seiner Anlagen hin zu einem mehr und mehr authentischen Dasein. Je mehr der Mensch zu dem wird, als der er gemeint ist, desto sozialer wird er (Rogers, 1983) und kann der Welt das Beste geben, was ihn ausmacht. Im personzentrierten Ansatz wird dies unter dem Begriff der Authentizität oder Kongruenz gefasst und stellt nach empirischen Erkenntnissen der klientenzentrierten Psychotherapieforschung den wichtigsten Wirkfaktor in der therapeutischen Beziehung dar (Rogers, 1972).

Auch wenn traumatische Erfahrungen dazu führen, dass die natürliche Entfaltung der Personalität des Betroffenen unterbrochen, verzerrt und eingeschränkt wird, weiß der Therapeut um den unverletzlichen personalen Kern des Klienten.

1.4.2 Inneres Potenzial konstruktiver ressourcenhafter Kräfte

In jeder Person liegt alles bereit, was zur Bewältigung der individuellen Lebensaufgaben und zur Selbstentfaltung erforderlich ist. Dies beinhaltet:

1.4.2.1 Selbstregulations- und Selbstheilungskräfte (Homöostase)

Dem Menschen wohnen im Physischen wie im Psychischen Qualitäten inne, die natürlicherweise zur Gesundheit streben. Das Konzept der Autopoiese von Maturana & Varela (1987) weist darauf hin. Plassmann (2007) spricht hier von *selbstorganisierenden Heilungssystemen*, die er als natürliche und spontane Eigenaktivität des Organismus, dysfunktionale psychische Muster in funktionale zu überführen, beschreibt. Nach Maslow (1970) ist dem Menschen ein angeborenes Streben nach Gesundheit und Anpassung eigen.

Jeder Klient verfügt also im Prinzip über exakt die Ressourcen, die er zur Integration seiner belastenden Lebenserfahrungen benötigt. Diese inneren Kraftquellen liegen in der Regel in einem impliziten Modus – ähnlich wie eine noch nicht entwickelte analoge Fotografie – im Klienten vor. Sie stehen diesem jedoch nicht immer zur Verfügung. Aufgabe therapeutischer Begleitung ist es, dieses Potenzial im Klienten zu explizieren, das heißt emotional zu aktualisieren (Grawe, 1998; Grawe & Grawe-Gerber, 1999) und damit eine fixierte Entwicklung wieder in Gang zu bringen. Plassmann (2007, S. 70) spricht von der *dynamischen Ressource* und definiert sie wie folgt: »Dynamische Ressourcenorganisation bedeutet, jene Kraftquellen aufzugreifen und zu unterstützen, die spontan vom psychischen Selbstheilungssystem in Kontakt mit dem emotionalen Belastungsmaterial erzeugt werden.«

1.4.2.2 Selbstverwirklichung (Entwicklungsaspekt)

Der zweite Aspekt von Selbstverwirklichung wurde von Rogers (2016) die *Aktualisierungstendenz* unseres Organismus genannt. Neben der Aufrechterhaltung eines homöostatischen Gleichgewichts entwickeln wir uns als Menschen auch ganz natürlich in Richtung Differenzierung, Wachstum, adaptive Funktionalität im Umgang mit uns selbst und anderen Menschen, größere Autonomie und Entfaltung unserer Spiritualität. Die Maslowsche Pyramide (Maslow, 1973), die unsere Bedürfnisse und Motivationen von den Grundbedürfnissen nach Luft, Nahrung usw. bis zu den transzendenten Motiven beinhaltet, ist ein gutes Beispiel für dieses Verständnis der menschlichen Natur. *Erfahrungsoffenheit* für neue Eindrücke als grundsätzliche Eigenschaft des Menschseins ist ein weiterer Aspekt der inhärenten

Entwicklungsdynamik. Es besteht also jederzeit die Möglichkeit, an den eigenen Erfahrungen zu lernen.

> »*Erfahrung* ist für mich die höchste Autorität. Der Prüfstein für die Gültigkeit ist meine eigene Erfahrung. Keine Idee eines anderen und keine meiner eigenen Ideen ist so maßgeblich wie meine Erfahrung. Ich muss immer wieder zur Erfahrung zurückkehren, um der Wahrheit, wie sie sich mir als Prozess des Werdens darstellt, ein Stück näher zu kommen.« (Rogers, 1973, S. 33)

Im Kontext der Psychotraumatologie bezieht sich das Konstrukt des *Posttraumatischen Wachstums* (Maercker, 2009; Tedeschi & Calhoun, 2004) ebenfalls auf dieses Phänomen.

Innere Entwicklung vollzieht sich nicht nur individuell, sondern betrifft auch die Menschheit als Ganzes. Der Schweizer Philosoph Jean Gebser (1973) hat dies für die Entwicklung unserer Bewusstseinsstruktur in den letzten 5000 Jahren sehr anschaulich aufgezeigt.

1.4.3 Tiefendimension, innerer Kompass, Werte und Ganzheit

Nur wenige psychologische und psychotherapeutische Modelle beziehen eine sogenannte Tiefendimension des Menschseins explizit und konzeptionell in ihr Therapiemodell ein (zusammenfassend Bucher, 2007). Von Gontard (2013) geht davon aus, dass der Erfahrungsbereich, der üblicherweise *Spiritualität* genannt wird, auch Kindern in natürlicher, nicht reflektierter Form zu eigen ist und sich als sich wundern, staunen, verbunden fühlen (nonduale Erfahrungen) und Wahrnehmung von nicht sichtbaren Phänomenen ausdrücken kann.

Neben der analytischen Psychologie nach C. G. Jung (Jung, 1964) sind verschiedene Richtungen der transpersonalen Psychotherapie (Assagioli, 2010; Maslow, 1970; Grof, 2008) bekannt. Der personzentrierte Ansatz verwendet das Konstrukt der *organismischen Weisheit* (Rogers, 2016), die als vertrauenswürdiger *innerer Kompass* verstanden wird, der dem Individuum in jedem Moment seines Lebens eine innere Führung vermittelt (Almaas, 1997, 2010). Diese Tiefendimension kann spürend von der Ebene der Gefühle und Gedanken unterschieden werden. Allerdings setzt dies eine achtsame und nicht bewertende Haltung sich selbst gegenüber voraus, wie sie in den neuen achtsamkeitsbasierten Therapieansätzen (ACT: Hayes, 2012) als zentrale, therapeutisch wirksame Haltung vermittelt wird.

Die Tiefendimension beinhaltet eine dem Menschen eigene Wertehaftigkeit als Teil seiner Natur (Maslow, 1970), auf die er sich in seinem Handeln beziehen kann. Entwicklungspsychologische Untersuchungen zeigen immer wieder, dass schon Kleinkinder im präverbalen Alter ein Verständnis von Gerechtigkeit haben (Kagan & Griese, 2001). In der psychologisch-spirituellen Literatur werden diese Kräfte oft als essenzielle Qualitäten bezeichnet (Almaas, 1997).

Dieses Verständnis darf nicht mit dem Konzept des Unbewussten aus der Psychoanalyse verwechselt werden. Die analytische Modellbildung ist mit Vorstellungen von Triebhaftigkeit, Konflikt und Ich-Angst verbunden und stellt quasi den Gegenpol zu den oben genannten Ansätzen dar, in denen in der Tiefendimension

Qualitäten wie Liebe, Ruhe, Selbstakzeptanz, Mitgefühl, Gewissheit usw. verortet und wahrgenommen werden können.

Fazit

Da die zentralen anthropologischen Grundannahmen großen Einfluss auf Haltung, Befinden und Ausrichtung des Therapeuten in seiner psychotherapeutischen Tätigkeit haben und das Menschenbild frei wählbar ist, seien die Implikationen der oben skizzierten Annahmen benannt:

- Der in der klinischen Erfahrung begründete Optimismus hat eine *pervasive ressourcenorientierte Grundhaltung* (Grawe, 1998) beim Therapeuten zur Folge. Der therapeutische Blick ist also nicht ausschließlich problemzentriert.
- Die glaubhafte Überzeugung des Therapeuten, dass der Klient Respekt für seine integre Individualität verdient und er alles in sich trägt, was er zur Heilung braucht, führt beim Klienten zu einer Steigerung der Selbstwirksamkeitserwartung (Grawe, 1998) und zu einer stabileren Motivation.
- Durch die Prozessorientierung des Therapeuten und das grundsätzliche Vertrauen in die Ressourcen des Klienten kann der Therapeut trotz schwerer Inhalte leicht bleiben und Freude während der Arbeit empfinden.
- Die tiefe Überzeugung, dass es sinnvoll ist, den Klienten wieder in seine belastenden Erfahrungen zu führen, um diese zu integrieren, kann der Angst vieler Therapeuten, bei traumafokussierender Vorgehensweise dem Klienten möglicherweise zu schaden, entgegenwirken.
- Existentiell erlebte traumatische Erfahrungen können oft nur durch die Einbettung in eine Tiefendimension des menschlichen Daseins verstanden und integriert werden. Posttraumatisches Wachstum beinhaltet in vielen Fällen die personale Öffnung zur Transzendenz. Fehlt dem Therapeuten ein innerer Bezug zu dieser Dimension, stellt er für den Klienten auf dieser Ebene keinen gleichwertigen Partner dar.

Da wir in der Wahl unseres Welt- und Menschenbildes frei sind, ist es sinnvoll, sich seiner bisherigen meist impliziten Grundannahmen bewusst zu werden und sie hinsichtlich ihrer Auswirkungen auf Haltung und eigenes Wohlbefinden zu prüfen (Ruschmann, 1999).

Grawe (2004, S. 184) fasst zur Frage des Menschenbildes zusammen: »Da ist es schon besser, sich dieser Frage ganz explizit zu stellen. Es muss ja nicht ganz automatisch so sein, dass bei Wertefragen die kritische Vernunft dem Glauben Platz macht. Gerade die Dinge, die einen persönlich angehen, sollten es am ehesten Wert sein, zum Gegenstand wissenschaftlichen Fragens, Erkundens und Klärens zu werden.«

2 *Belastende Lebenserfahrungen* – Für eine ätiologische Orientierung in der Psychotherapie

»Wenn es nicht mehr weh tut, ist es Vergangenheit.«
(Mark Twain)

Die moderne Psychotherapie begann mit der Erkenntnis J. Breuers und S. Freuds, dass psychische Störungen durch vorhergehende schädigende Erfahrungen hervorgerufen werden.

> »Will man [...] die Symptome einer Hysterie als Zeugen für die Entstehungsgeschichte der Krankheit laut werden lassen, so muß man an die bedeutsame Entdeckung J. Breuers anknüpfen, daß die Symptome der Hysterie [...] ihre Determinierung von gewissen traumatisch wirksamen Erlebnissen des Kranken herleiten, als deren Erinnerungssymbole sie im psychischen Leben desselben reproduziert werden. [...] Ich stelle also die Behauptung auf, zugrunde jedes Falles von Hysterie befinden sich [...] ein oder mehrere Erlebnisse von vorzeitiger sexueller Erfahrung, die der frühesten Jugend angehören. Ich halte dies für eine wichtige Enthüllung, für die Auffindung eines caput nili [Quelle des Nils = Ursprung, TH[1]] der Neuropatholgie.« (Freud, 1952, S. 439).

Freud sah sich dann aufgrund gesellschaftlichen Drucks Ende 1897 gezwungen, die Theorie der realtraumatischen Erfahrungen als Grundlagen für die Symptombildung zugunsten der Verführungstheorie aufzugeben.

Es dauerte 100 Jahre, bis durch die moderne Psychotraumatologie reale belastende Lebenserfahrungen in der Kindheit wieder als zentraler ätiologischer Faktor für die Entstehung psychischer Störungen angesehen wurde. Im Unterschied zu Breuers und Freuds intuitiven Einsichten liegen heute umfassende und valide wissenschaftliche Erkenntnisse aus der Psychotraumatologie, insbesondere aus Stressforschung, Epidemiologie, Neurobiologie und Entwicklungspsychologie vor, die in ihrer Zusammenschau darauf hinweisen, dass der Faktor *belastende Kindheitserfahrung* als einfache, quasi monokausale Erklärung am besten geeignet ist, die ganze Bandbreite psychischer und körperlicher Symptome, die sich aus der dysfunktionalen Verarbeitung dieser Lebenserfahrungen ergeben, zu erklären (Anda et al., 2006). Stressmodelle an der Schnittstelle zwischen Körper und Seele ermöglichen es, eine Vielzahl von Befunden aus unterschiedlichen Forschungsansätzen plausibel und handlungsleitend zu integrieren.

---

1 TH: Ergänzung bzw. Modifikation des Autors, Thomas Hensel.

2.1 Grundlegende Bemerkungen

Bevor auf die vorliegenden Forschungserkenntnisse der letzten 20 Jahre bezüglich der Wirkung von *chronischer Stressdysregulation* näher eingegangen wird, sollen noch einige grundlegende Gedanken vorgestellt werden.

Grawe (1998, 2004) geht davon aus,

> »dass eine schwere und dauerhafte Verletzung von Grundbedürfnissen letztlich die wichtigste Ursache für die Entwicklung psychischer Störungen ist und auch für deren Aufrechterhaltung eine wichtige Rolle spielt.« (Grawe, 2004, S. 184).

Bei interpersonellen Gewalterfahrungen von Kindern liegt grundsätzlich eine Verletzung notwendiger Bedingungen für deren gesunde psychische, körperliche und soziale Entwicklung vor (Cicchetti & Valentino, 2006). Fehlen gleichzeitig protektive Faktoren wie verlässliche Beziehungen und Erfüllung von Grundbedürfnissen, entstehen kaskadenartige negative Effekte wie z. B. Zurückweisung in der Peer-Gruppe, Schulprobleme, Verhaltensauffälligkeiten. Die weitere Entwicklung der Kinder wird negativ beeinflusst und ist gefährdet (Kerig, Ludlow & Wenar, 2012). Grundlage dieser ungünstigen Entwicklung sind internale Zustände von als unkontrollierbar erlebtem Stress. Das Kind erlebt diese als *Kontrollverlust.* Diese Zustände treten nicht nur zusammen mit sogenannten stressorreaktiven Störungen wie Anpassungsstörung oder posttraumatische Belastungsstörung (PTBS) auf, sondern stellen den grundlegenden Mechanismus bei den meisten psychischen Störungen dar. Nach Grawe »ist ein erhöhtes Inkongruenzniveau [...] daher als ein höchst komplexer Stresszustand anzusehen.« (Grawe, 2004, S. 190). Dauerhafte psychische Anspannung *ist* also gleichbedeutend mit chronischem Stress. Und weiter:

> »[...] unkontrollierbaren Stress verursachende Lebenserfahrungen spielen für die Entwicklung psychischer Störungen, und zwar auch anderer Störungen als der PTSD selbst, eine ganz zentrale Rolle.« Er ergänzt: »Bei anderen Störungen ist die Quelle des unkontrollierbaren Stresses oft viel weniger offensichtlich als bei der PTSD.« (Grawe, 2004, S. 164).

Nach Le Doux (2001, S. 266) hängt

> »der Stress nicht mit der auftretenden Störung zusammen, sondern er senkt die Schwelle für eine Angststörung, macht den Betroffenen anfälliger für Angst, ohne jedoch die Art der daraus resultierenden Störung zu diktieren.«

Die Gesellschaft der US-amerikanischen Pädiater beschreibt *toxischen Stress* als »belastenden Lebenserfahrungen ausgesetzt zu sein, ohne durch stabile, unterstützende Beziehungen ein Gefühl der Sicherheit entwickeln zu können.« (Shonkoff & Garner, 2012 S. 1; Übersetzung, TH)

Im Folgenden sollen die Ergebnisse der Adverse Childhood Experiences-Studie (ACE-Studie) von Vince Felitti und seinen Mitarbeitern sowie ausgewählte, darauf aufbauende Forschungen und die sich für die Psychotherapie daraus ergebenden Schlussfolgerungen dargestellt werden.

2.2 Adverse Childhood Experiences-Study (ACE-Studie)

Die Pionierstudie, die die historische Erkenntnis Breuers und Freuds wieder in das Bewusstsein von Forschern und Psychotherapeuten gehoben hat, war die sogenannte *Adverse Childhood Experiences-Study*, kurz ACE-Studie genannt, die von Felitti und Mitarbeitern durchgeführt wurde (Felitti et al., 1998, 2002) und zu einer kaum noch zu überschauenden Anzahl an Folgestudien führte. Darin wurden über 17.400 Erwachsene aus der US-amerikanischen Mittelschicht mit einem Altersdurchschnitt von 57 Jahren mit der Fragestellung nach Zusammenhängen zwischen belastenden Kindheitserfahrungen und psychischen, körperlichen und sozialen Beeinträchtigungen im weiteren Lebensverlauf untersucht. Folgende acht Belastungsfaktoren wurden im Vorhinein festgelegt und mit jeweils einem Punkt bewertet (Prävalenz in Klammern):

Erfahrungen von:

- wiederholtem und schwerem körperlichen Missbrauch (11 %)
- wiederholtem und schwerem emotionalen Missbrauch (11 %)
- sexuellem Missbrauch (22 %)
- Aufwachsen in einem Haushalt (mit):
  - einem Alkoholiker oder Drogenkonsumenten (25 %)
  - einem Familienmitglied im Gefängnis (3 %)
  - einem geistig kranken, chronisch depressiven oder einem in eine Anstalt eingewiesenen Familienmitglied (19 %)
  - in dem die Mutter körperlich misshandelt wurde (12 %)
  - in dem beide biologische Eltern *nicht* vorhanden waren (22 %) (Felitti, 2002)

Für jeden Studienteilnehmer ergab sich somit ein Belastungswert (ACE-Punktzahl) zwischen 0 und 8 Punkten.

Felitti (2002, S. 363) resümiert, dass

- »belastende Kindheitserfahrungen überraschend häufig und in den besten Familien auftreten, obwohl sie meist verborgen und unerkannt bleiben,
- sie auch nach 50 Jahren noch tiefgreifende Auswirkungen haben, obwohl sie sich jetzt von psychosozialen Erfahrungen in Erkrankungen (Essstörungen, Süchte, Depression, Suizidversuche, Diabetes, Herzerkrankungen) und soziale Beeinträchtigungen (eingeschränkte Arbeitsfähigkeit) gewandelt haben,
- belastende Kindheitserfahrungen *Hauptdeterminanten* für Gesundheit und soziales Wohlergehen sind«.

Alle bisher untersuchten Parameter (Alkoholismus, Drogenabhängigkeit, Depression, Psychose, Suizidversuche, chronische Bronchitis, Herzerkrankungen, Hepatitis, sexuell übertragbare Krankheiten, Übergewicht, verminderte Arbeitsfähigkeit und Arbeitslosigkeit, soziale Integration) weisen auf denselben Zusammenhang zwischen früher Belastung und späterer Beeinträchtigung hin. Als Faktor, der die körperlichen Schädigungen erklären hilft, gilt die heute nachgewiesene höhere Entzündungsanfälligkeit, die durch chronischen Stress ausgelöst wird (Danese et al., 2011).

Die folgende Abbildung (▶ Abb. 2) zeigt in allgemeiner Form über mehrere Prozesse und Stufen hinweg den angenommenen theoretischen Zusammenhang zwischen belastenden Lebenserfahrungen und auftretenden Schädigungen.

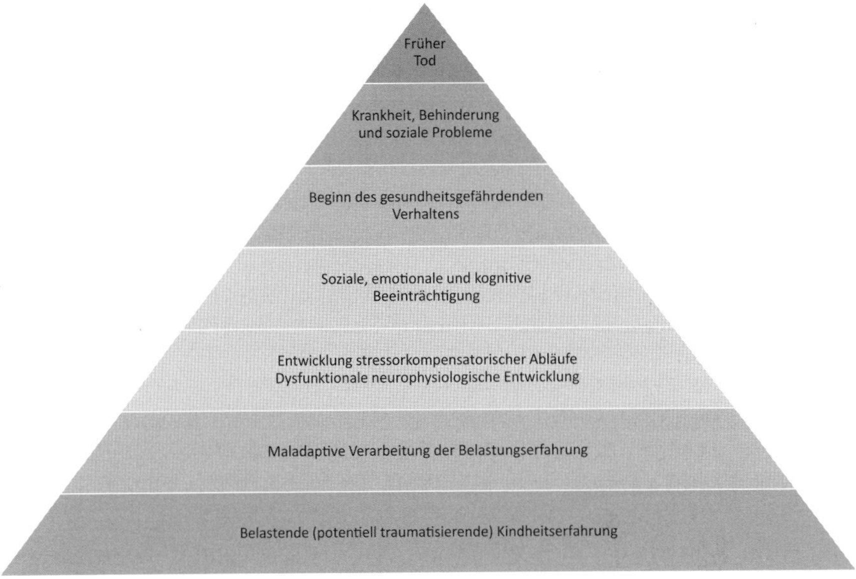
Früher Tod
Krankheit, Behinderung und soziale Probleme
Beginn des gesundheitsgefährdenden Verhaltens
Soziale, emotionale und kognitive Beeinträchtigung
Entwicklung stressorkompensatorischer Abläufe
Dysfunktionale neurophysiologische Entwicklung
Maladaptive Verarbeitung der Belastungserfahrung
Belastende (potentiell traumatisierende) Kindheitserfahrung

Abb. 2: Entwicklungsdynamik belastender Kindheitserfahrungen (modifiziert nach Felitti, 2002)

Die Pyramide veranschaulicht, »wie aus dem Gold der Kindheit das Blei des Erwachsenendaseins wird.« (Felitti, 2002).

Die Autoren sehen die psychische Dysfunktionalität, die sich in Symptomen wie Alkoholabusus, Drogenkonsum, sexuelle Promiskuität oder übermäßigem Essen ausdrückt, als Copingversuche, traumatisch bedingten Stress zu reduzieren. Ihr Pyramidenmodell versucht den Prozess abzubilden, wie über die Zeit aus belastenden Kindheitserfahrungen spätere Dysfunktionalität resultiert (Felitti, 2002).

Die Erfahrungswelten von Kindern haben sich seitdem zumindest in einigen Ländern, in denen Gewalt in der Erziehung geächtet oder verboten ist, deutlich verbessert. In anderen Ländern, in denen körperliche Gewalt gegen Kinder erlaubt (Kanada) oder in der Tendenz ansteigend ist (USA), hat sich die Situation von Kindern eher verschlechtert (Pfeiffer, 2016). Unabhängig davon belegen aktuelle epidemiologische Studien weiterhin eine hohe Rate an Gewalterfahrungen in den entwickelten Ländern. 5–35 % der Kinder erleben körperliche Gewalt, 5–30 % sexualisierte Gewalt und 20 % sind Zeugen häuslicher Gewalt (Gilber et al., 2009, S XIII). Die aktuelle Prävalenzrate für Gewalterfahrungen in der Kindheit in den USA liegt bei 12,5 % (Wildeman et al., 2014), wobei bemerkenswert ist, dass das Risiko, Gewalt zu erfahren, in der Altersgruppe von 0–5 Lebensjahren am größten ist.

Welches sind nun die zentralen Ergebnisse und Schlussfolgerungen, die aus den Ergebnissen der ACE-Studie gezogen werden können?

Drei auch für die Psychotherapie wesentliche Aussagen lassen sich aus den Forschungsergebnissen ableiten. In den folgenden Kapiteln wird ausführlich darauf eingegangen:

- *Kausalität*: Belastende Lebenserfahrungen sind die wichtigste Ursache umfassender lebenslanger psychischer, körperlicher und sozialer Schädigungen. (► Kap. 2.2.1)
- *Phänomenologische Vielfalt der Traumafolgestörungen*: Die Symptomatik kann nur transdiagnostisch als kompensatorisches Geschehen verstanden werden. (► Kap. 2.2.2)
- *Stressorkontinuum*: Jede belastende Erfahrung kann Ausgangspunkt für die Entwicklung einer psychischen Störung sein. (► Kap. 2.2.3)

2.2.1 Kausalität

Belastende Realerfahrungen (ACE) sind ursächlich für die Entstehung und Aufrechterhaltung psychischer Dysfunktionalität. Zu dieser möglicherweise als Simplifizierung wahrgenommenen Verbindung von Stressoren und Pathologie schreiben Anda et al. (2006, S. 179):

> »Die konvergierende Evidenz neurobiologischer und epidemiologischer Erkenntnisse fordert eine integrative Perspektive bezüglich der Ursprünge von Gesundheit und sozialen Problemen während der gesamten Lebensspanne. Die Ergebnisse zu den Effekten belastender Kindheitserfahrungen (childhood stressors) erinnert an die Weisheit von »Ockhams Rasiermesser«, ein berühmtes methodologisches Diktum, das besagt, dass, wenn eine einfache ganzheitliche Erklärung für eine Vielfalt von Symptome und Probleme gefunden werden kann, es naheliegend ist, dass die zutreffendste Erklärung [für die Phänomene, TH] in der *einfachsten* Beschreibung liegt (Lo Re & Bellini, 2002). […] die Verwendung dieses Diktums (hat) das Potenzial, unser Verständnis für viele scheinbar unzusammenhängende, jedoch oft komorbid auftretende gesundheitliche und soziale Probleme zu vereinheitlichen und zu verbessern, die bisher in der westlichen Kultur als voneinander unabhängige Kategorien verstanden wurden.« (Übersetzung, TH)

Und weiter:

> »Die Argumente für eine kausale Beziehung zwischen ACE und einer Vielzahl von Effekten leiten sich durch die kombinierte Evidenz der Forschungsergebnisse aus der Neurobiologie und der Epidemiologie ab. Diese Erkenntnisse spielen eine zentrale Rolle bei der Prognose, Diagnose und Behandlung und erweitern unser Verständnis der Rolle von chronischem

Stress in der Kindheit und dessen Wirkungen auf die Gehirnentwicklung in Bezug auf Gefühle, Verhalten und Bedeutungsschaffung.« (Anda et al., 2006, S. 180; Übersetzung, TH)

Diese Thesen werden durch eine ständige wachsende Anzahl von Forschungsergebnissen unterstützt. Hier einige Beispiele:

Eine repräsentative nationale Studie aus den USA (Sugaya et al., 2012) an 43.093 Probanden zum Thema »Misshandlungserfahrungen in der Kindheit« ergab bei einer Prävalenzrate von 8 % einen signifikanten Anstieg eines breiten Spektrums an psychiatrischen Erkrankungen. Am deutlichsten wirkten sich körperliche Gewalterfahrungen auf die Störungsbilder bipolare Störungen, ADHS, PTBS, Angststörungen (vor allem Panikattacken), Nikotinabhängigkeit, Depression und Störung des Sozialverhaltens aus. Die Autoren schlussfolgern, dass vielfältige psychische Störungen möglicherweise eine gemeinsame ätiologische Ursache haben, nämlich *chronische Stressdysregulation.*

Der Zusammenhang zwischen belastenden Kindheitserfahrungen und dem Störungsbild ADHS, das ja aktuell als ursächlich genetisch bedingt angesehen wird, wurde von Brown et al. (2011) in einer großangelegten repräsentativen US-Studie (N: 85.637 Kinder zwischen 2 und 17 Jahren) untersucht. Die Ergebnisse belegen, dass Kinder mit ADHS insgesamt signifikant höhere Raten an belastenden Lebenserfahrungen aufwiesen und eine lineare Beziehung zwischen der Anzahl der Belastungsfaktoren, der Schwere der ADHS-Symptomatik und der Medikation besteht. Der Verband der US-amerikanischen Pädiater hat als Schlussfolgerung aus den Daten in seinen neuen Richtlinien zu ADHS eine Empfehlung zur Durchführung eines Screenings auf belastende Lebenserfahrungen ausgesprochen.

Belastungserfahrungen in der Kindheit (vor allem Verluste) beeinflussen signifikant das Risiko für Psychosen (Varese et al., 2012). Der plötzliche Tod eines Familienmitglieds erhöht das Risiko je nach Alter um den Faktor 1,3–1,8 (Abel et al., 2014), was Duhig (2015, S. 657) zu der Aussage veranlasst, »psychologischen Stress prioritär zu behandeln anstatt nur die psychotischen Symptome zu managen«.

In einer Meta-Analyse untersuchten Risch et al. (2009) den Einfluss von *stressful life events* in der Kindheit auf die Wahrscheinlichkeit, eine Depression zu entwickeln und fanden heraus, dass beim Vorhandensein eines Ereignisses das Risiko um den Faktor 1,3, bei zwei belastenden Erfahrungen um den Faktor 1,95 und bei drei und mehr Belastungen um den Faktor 3,2 ansteigt. Ähnliche Ergebnisse fanden Teicher & Samson (2013) für andere Diagnosen (Angststörungen 2,5; Drogenmissbrauch 3,5; Alkoholabhängigkeit 1,6).

Entwicklungspsychologisch betrachtet existieren Phasen erhöhter Vulnerabilität für chronisches Stresserleben (Egger, Angold & Costello, 2004): Insbesondere in der frühen Kindheit sowie der Adoleszenz ist die Neuroplastizität des Gehirns und damit die Empfindsamkeit für Erfahrungen besonders groß. Dierkhising et al. (2013) untersuchten inhaftierte Jugendliche im Hinblick auf vorliegende traumatische Erfahrungen und kamen zu dem Ergebnis, dass bei 62 % der Jugendlichen der Beginn traumatischer Erfahrungen vor dem fünften Lebensjahr lag.

Ein verblüffendes, aber auch plausibel erscheinendes Ergebnis der ACE-Studie war die Tatsache, dass *alle* Parameter psychischer, körperlicher und sozialer Funktionalität mit ansteigendem Belastungsgrad immer gravierender eingeschränkt wurden (Dosiseffekt). Die folgende Abbildung (▶ Abb. 3) zeigt diesen Zusammenhang beispielhaft an der Variable *Suizidversuche* auf.

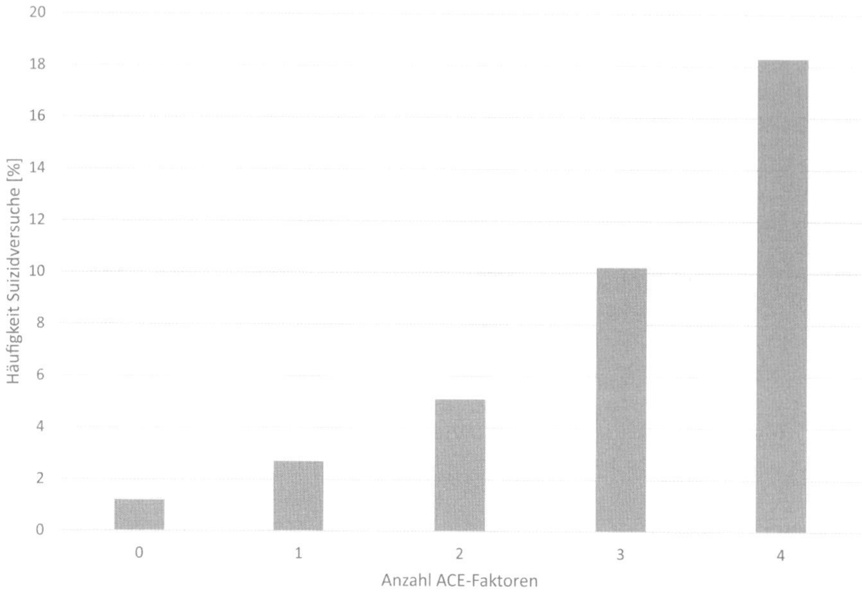

Abb. 3: ACE-Punktzahl (Suizidversuche)

Die Wahrscheinlichkeit eines Suizidversuches steigt um 1520 % bei einem ACE-Wert von vier und um 5200 % bei einem ACE-Wert von sechs gegenüber dem ACE-Wert von Null. Analoge Zusammenhänge finden sich für bipolare Störungen, ADHS, PTBS, Angststörungen (vor allem Panikattacken), Nikotinabhängigkeit, Depression und Störung des Sozialverhaltens (Sugaya et al., 2012) sowie Drogenkonsum, Herz- und Lungenerkrankungen, soziale Integration und viele weitere untersuchte Aspekte.

Generell kann ausgesagt werden, dass das Risiko, eine psychische, körperliche oder soziale Beeinträchtigung zu entwickeln, mit der Anzahl der Belastungsfaktoren zunächst linear und dann exponentiell steigt. Dies wirkt sich auch auf die Mortalität aus. Menschen mit einem ACE-Wert > 5 sterben im Durchschnitt zwanzig Jahre früher als Menschen ohne diese Belastungen (Anda et al., 2006).

Die Ergebnisse der ACE-Studie (Felitti et al., 1998) über den Zusammenhang zwischen höherer Belastung und größerer Dysfunktionalität in allen Bereichen wurden seither in unterschiedlichen Studien immer wieder bestätigt (Anda et al., 2006, Greeson et al., 2013, Jonkmann et al., 2013, Teicher et al., 2006, Solis et al., 2015). So steigt mit der Anzahl der Belastungsfaktoren sowohl die Wahrscheinlichkeit für eine diagnostizierte psychische Störung (Cook et al., 2003, Copeland et al., 2007, van der Kolk, 2009) als auch die für eine komplexere Symptomatik mit einer Vielzahl unterschiedlicher Symptome und Diagnosen (Briere, Kaltmann & Green, 2008).

Für das Kinder- und Jugendlichenalter weist dies die Studie von Copeland et al. (2007) nach (▸ Abb. 4).

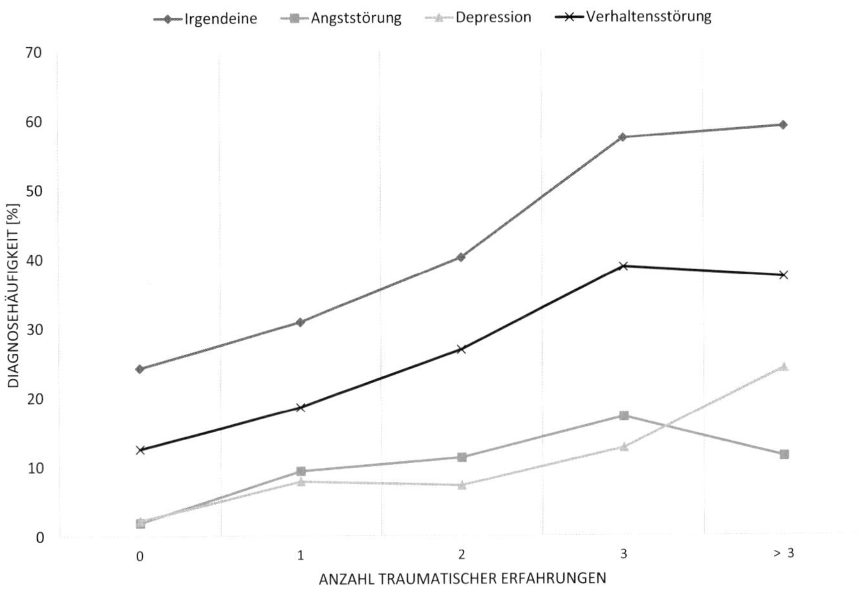

Abb. 4: Bedeutung von Trauma für die Entwicklungspsychopathologie (Copeland et al., 2007)

Bei aller Würdigung von Resilienzfaktoren gilt es jedoch zu bedenken, dass bei steigender und chronischer Dysregulation jeder Mensch im Laufe der Zeit in einen Erschöpfungszustand gerät und seine Funktionalität gefährdet ist.

Schlussfolgerungen für die Psychotherapie

- Vorrangige Fokussierung der Behandlung auf die ätiologischen Ursachen der Störung (Stressor-First-Prinzip).
- Psychotherapie bedeutet Nachverarbeitung von pathogenen Erinnerungen.

2.2.2 Phänomenologische Vielfalt der Traumafolgestörungen

Belastende Kindheitserfahrungen erhöhen das Risiko, an einer psychischen Störung zu erkranken, eine Vielzahl körperlicher Erkrankungen (Entzündungsanfälligkeit) zu entwickeln und soziale Probleme zu bekommen (Felitti et al., 1998; Ackermann et al., 1998; Anda et al., 2006; Greeson et al., 2013; Finkelhor, Ormrod & Turner, 2007; Kessler et al., 2010; Moffit & the GraweThinkTank 2012; Fairchild et al., 2012). Sogenannter *Early Life Stress* ist mit einer Vielzahl psychiatrischer Störungsbilder (Depression, Angststörung, Persönlichkeitsstörung, Schizophrenie) im Erwachsenenalter verbunden. Carr et al. (2013, S. 1007) fassen ihr Review wie folgt zusammen:

> »Early Life Stress ist ein wichtiger Faktor bei der Entstehung und Auslösung psychiatrischer Störungen. Er erhöht die Wahrscheinlichkeit, an einer psychiatrischen Störung zu erkranken, verschlimmert die Symptomatik und hält die Störung aufrecht.« (Übersetzung, TH)

Etain et al. (2013) weisen diesen Zusammenhang auch für bipolare Störungen nach. Ackermann und Kollegen (1998) untersuchten, welche Diagnosen Kinder erhalten, die nachweislich sexualisisierte und körperliche Gewalt erlebt hatten. Neben Trennungsängsten, der häufigsten Einzeldiagnose, wurden gestörtes Sozialverhalten, Phobien, ADHS, PTBS, Depression, Zwangsstörungen und weitere Störungen diagnostiziert. Die Jungen entwickelten vornehmlich externalisierende, die Mädchen in der Mehrheit internalisierende Störungsbilder.

Nach Jonkman et al. (2013) haben Kinder mit Erlebnissen chronischer interpersoneller Gewalt ein anderes Symptomprofil als solche mit singulärer Traumaerfahrung. Während monotraumatisierte Kinder häufiger die klassischen Symptome einer PTBS und direkt auf die traumatische Erfahrung bezogene Symptome zeigten, wiesen die Kinder mit interpersonellen Gewalterfahrungen hauptsächlich sogenannte *trauma-unrelated symptoms* auf. Dies waren vor allem emotionale Störungen, Störungen des Sozialverhaltens, ADHS und Probleme mit Gleichaltrigen.

Im Einleitungstext zum Kapitel trauma- und belastungsbezogene Störungen des DSM-5® (APA, 2015) wird auf diesen Umstand der möglichen Symptomvielfalt nach Belastung ebenfalls hingewiesen. »Psychologische Stresssymptome infolge der Konfrontation mit einem traumatischen oder stressreichen Ereignis können sehr verschieden sein« (APA, 2015, S. 361). Darauf weist auch Rousseau (2015, S. 137) in der Darstellung der kinder- und jugendbezogenen Neuerungen des DSM-5® hin.

> »Dabei stellen belastende Erfahrungen in Form von besonderen Veränderungen im Leben, Beziehungsproblemen oder verschiedene Formen der Vernachlässigung einen Risikofaktor bezüglich der Entwicklung oder des Verlaufs der *meisten* psychischen Störungen in der Kindheit dar.«

Es ist also nicht sinnvoll, zwischen sogenannten stressorreaktiven und nicht-stressorreaktiven Störungsbildern zu unterscheiden. Alle psychischen Störungen haben eine erfahrungsbezogene Ätiologie und sind prinzipiell einer darauf fokussierenden psychotherapeutischen Behandlung zugänglich.

Ein weiterer indirekter Beleg für die These der unspezifischen Wirkung chronischen Stresserlebens liegt in der klinischen Erfahrung, dass Patienten mit belastenden Lebenserfahrungen in der Kindheit sich von der Gruppe der nicht belasteten Patienten mit gleicher Diagnose signifikant unterscheiden und nicht gut auf traditionelle, symptomorientierte Behandlungsansätze ansprechen (Nanni, Uher & Danese, 2012; Teicher & Samson, 2013).

Auch wenn spezifische Formen von Gewalterfahrungen nicht mit spezifischen Pathologien korrellieren (Sugaya et al., 2012, Smith, Ireland & Thornberry, 2005), haben doch bestimmte Erfahrungen chronischer interpersoneller Gewalt ein größeres Schädigungspotential als andere Belastungsfaktoren (Teicher et al., 2006, Teicher & Samson, 2013). Überraschenderweise weist die Kombination, Opfer emotionaler Gewalt und gleichzeitig Zeuge häuslicher Gewalt zu sein, den höchsten Schädigungseffekt auf (Teicher & Samson, 2013).

Aus stresstheoretischer Sicht ist relevant, dass nicht nur Angst- und Bedrohungsgefühle die ganze Kaskade stressorreaktiver neurobiologischer und physiologischer Reaktionen auslösen, sondern ebenso Verluste und Erfahrungen, die ganz allgemein als Kränkungen bezeichnet werden können. Erlebte Beschämungen, Demütigungen, Isolierung in der Peer-Gruppe, Ausschluss aus gesellschaftlichen Zusammenhängen und ähnliche Erfahrungen können chronische Stressdysregulation hervorrufen. Chronische Stressdysregulation führt per se zu dauerhaften neurobiologischen Schädigungen wie z. B. Amygdala-Sensitivierung, Verringerung des Hippocampus-Volumens und dysfunktionalen epigenetischen Veränderungen, die transgenerational vererbt werden können (Klengel et al., 2013).

Colin Ross, ein anerkannter US-amerikanischer Experte für Traumafolgestörungen, präzisiert:

> »Trauma beeinflusst Beginn, Symptomatologie, Komorbidität, Verlauf und das Ansprechen auf und den Erfolg von Psychotherapie und Psychopharmakologie bei *allen Störungen des DSM-IV-TR.*« (Ross, 2007, S. 56; Hervorhebung, TH)

Seiner Ansicht nach ist ein Paradigmenwechsel vonnöten, um eine Antwort auf die Komorbiditätsfülle bei schweren psychischen Störungen geben zu können.

Schlussfolgerungen für die Psychotherapie

- Obligatorisches Screening auf Belastungserfahrungen bei *allen* Störungsbildern notwendig (Angststörungen, ADHS, Depression, Störung des Sozialverhaltens usw.).
- Die Behandlung erfolgt primär stressorbezogen und ist erst in zweiter Linie diagnoseorientiert.

2.2.3 Stressorkontinuum

Bemerkenswert ist, dass die beschriebenen Folgen belastender Erfahrungen entgegen der auch in der Fachwelt weit verbreiteten Ansicht nicht nur für sogenannte *potentiell traumatische Erfahrungen (ptE)* gelten, die das Ereigniskriterium der Diagnosemanuale erfüllen, sondern ebenso für Alltagserfahrungen von Kränkungen, Verlusten und Versagungen.

Es gibt ausreichend Belege aus der Forschung, dass Traumata (A-Kriterium nach DSM-IV (APA 1996)) und nichttraumatische, belastende Lebenserfahrungen in ihrer Wirkung ähnlich sind (Copeland et al., 2010, Anders et al., 2012, Greeson et al., 2013, Mol et al., 2005).

Mol et al. (2005) berichten aus einer umfangreichen epidemiologischen Studie mit Erwachsenen heraus, dass Nicht-A1-Ereignisse (DSM-IV; APA, 2003) deutlich häufiger zu den Symptomen einer PTBS führen als traumatische Erfahrungen im engeren Sinne. Die PTBS-Werte waren nach belastenden Lebenserfahrungen höher als nach traumatischen Ereignissen.

Anders et al. (2012) konnten zeigen, dass sogenannte Alltagskränkungen bedeutsamer für die Symptomentwicklung sind als Traumata. Nach Willard, Long & Phillips (2016) übertrifft die Wirkung belastender Erfahrungen (Nicht-A1-Ereignisse nach DSM-IV (APA, 1996)), sogenannte Small-t-Erfahrungen, auf das psychische Funktionsniveau und die PTBS-Symptomatik von Kindern den Einfluss von genuinen Traumata (Big-T-Erfahrungen) um das Fünffache.

In einer großangelegten Längsschnittstudie fanden Copeland et al. (2010) heraus, dass 66 % der Varianz der PTBS-Diagnose bei Kindern und Jugendlichen durch leichte Stressoren, die nicht den A1-Kriterien entsprechen, zu erklären ist. Insbesondere Verluste von wichtigen Bezugspersonen tragen zur Symptomatik bei.

Für Kinder haben belastende interpersonelle Erfahrungen mit wichtigen Bezugspersonen (Eltern, Lehrer, Erzieherinnen, Freunde), wie Verluste, Kränkungen, Beschämungen, Drohungen, im Stich gelassen oder verraten zu werden, ebensolche negativen Auswirkungen wie traumatische Erfahrungen im Sinne der Diagnosemanuale ICD und DSM (Anders et al., 2012). Hampel & Petermann (2001) verweisen ebenfalls darauf, dass die Anzahl der Alltagsstressoren (Mikrostressoren) bedeutsamer für die Entwicklung von Belastungssymptomen ist als sogenannte kritische Lebensereignisse. Zur Bestimmung der Stressorqualität einer belastenden Erfahrung ist die subjektive Reaktion des Kindes (Erste-Person-Perspektive), also sowohl die emotionale Initialreaktion wie auch die sich daraufhin verzögert herausbildende Attribuierung durch das Kind, deutlich besser geeignet als die objektive beschreibbare Qualität des Ereignisses (Dritte-Person-Perspektive).

Verlinden et al. (2013) konnten zeigen, dass die unmittelbare emotionale Reaktion des Kindes auf die Belastung (A2-Kriterium; DSM-IV) für die Entstehung einer PTBS eine wesentlich größere Rolle spielt als die Qualität der traumatischen Erfahrung (objektivierbare Erfahrung von ernsthafter Bedrohung der körperlichen oder psychischen Integrität: A1-Kriterium). Dies führt zu einer massiven Unterdiagnostizierung und damit zu einer falschen bzw. gar keiner Behandlung. Dieser Befund unterstützt die Ansicht, dass sich ein subjektiv bedeutsamer Stressor – die Definition findet sich im Kapitel 4.1 – grundsätzlich nicht aus der Dritte-Person-Perspektive von außen ermitteln lässt, sondern seine Belastungsqualität erst post hoc durch die vom Kind wahrgenommene Belastung und den darauffolgenden maladaptiven Verarbeitungsprozess bestimmt wird. Durch die Augen des Kindes betrachtet zeichnen sich sogenannte Risikofaktoren (mütterliche Depression, Armut) im Wesentlichen dadurch aus, dass sie die Wahrscheinlichkeit erhöhen, dass Minderjährige interpersonellen Gewalterfahrungen ausgesetzt sind (Chemtob, Gudino & Laraque, 2013).

Für die klinische Praxis ist es daher sinnvoll, von einem *Stressorkontinuum* auszugehen, da es keinen systematischen Zusammenhang zwischen der von außen definierten Intensität und Qualität der belastenden Erfahrung und der Phänomenologie und Intensität der Symptomatik gibt (Sugaya et al., 2012, Smith, Ireland & Thornberry, 2005). Rousseau (2015, S. 138) bemerkt, dass »trauma- und belastungsbezogene Störungen als Kontinuum aufgefasst werden sollten.« Sachsse & Sack (2012) plädieren ebenfalls für ein Stress-Trauma-Kontinuum und begründen dies damit, dass sich alle Belastungssymptome sich gleichermaßen mit konfrontativen Methoden erfolgreich bearbeiten lassen und es für die Behandlung wenig relevant ist, ob eine Belastungserfahrung objektiv gesehen ein Trauma darstellt oder nicht.

Bemerkenswerterweise hat das Kontinuitätsmodell auch für die Auswirkungen von psychischen Belastungen auf das Gehirn Gültigkeit, wie Stark et al. (2015) in ihrer systematischen Analyse feststellen. Sie fassen zusammen, dass chronischer Stress in jedem Fall spezifische Gehirnfunktionen unabhängig von einer sich entwickelnden psychischen Symptomatik dauerhaft verändert.

> »Dies wirft die wichtige Frage auf, ob die negativen Effekte traumatischer Erfahrungen auf das Gehirn ausschließlich als PTBS-Diagnose zu erfassen sind, oder ob subsyndromale Zustände nach traumatischen Erlebnissen nicht besser in der Form eines Kontinuums beschrieben werden sollten.« (Stark et al., 2015, S. 217; Übersetzung, TH)

Eine weitere wichtige Erkenntnis liegt darin, dass gerade Kinder in starkem Maße durch Erfahrungen belastet sein können, auch wenn sie die Diagnosekriterien für eine psychische Störung nicht vollständig erfüllen. Nur ein geringer Teil der Kinder zeigt nach einer Traumatisierung (A1-Erfahrung nach DSM) das Vollbild einer PTBS. Eine bedeutsame Anzahl zeigt nur subklinische Symptome, die aber in ähnlicher Weise als belastend erlebt werden (Carrion et al., 2002). Stark et al. (2015) konnten in einer Meta-Analyse zeigen, dass typische Effekte chronischer Stressdysregulation im Gehirn nach belastenden Erfahrungen auch bei Betroffenen nachzuweisen waren, die keinerlei Symptomatik aufwiesen.

Die American Academy of Child and Adolescent Psychiatry (ACCAP, 2010, S. 421) empfiehlt daher,

> »ein Kind oder einen Jugendlichen dann als behandlungswürdig anzusehen, wenn das Alltagsleben des Kindes oder Jugendlichen beeinträchtigt ist, auch wenn nur ein einziges Kriterium (einer PTBS) erfüllt ist.« (Übersetzung, TH)

Für die Behandlungsplanung spielen also die äußere Qualität von Stressoren (leicht, schwer, Trauma) und das spezifische Thema (Unfall, sexualisierte Gewalt, Mobbing etc.) keine bedeutsame Rolle. Ausgehend von einem Supervisionsfall, bei dem eine verlorene Socke eine entscheidende Rolle für die Aktualisierung der Symptomatik eines Adoptivkindes spielte, könnte man zugespitzt sagen:

Vom Verlust einer Socke bis zum Tod der Mutter wird klinisch alles nach dem gleichen Algorithmus behandelt.

Schlussfolgerungen für die Psychotherapie

- Mit den Augen des Kindes auf Belastungserfahrungen schauen. Was das Kind stresst, wird behandelt.
- Auch subklinische Symptome müssen behandelt werden.
- Alle Belastungssymptome lassen sich – unabhängig von der spezifischen Phänomenologie – psychotherapeutisch mit stressorbezogenen Methoden nach einem einheitlichen Algorithmus behandeln.

2.3 Epigenetik – Die gute Nachricht

> *»Ich vertrete ohnehin die Auffassung, dass die Neurobiologie für die Psychotherapie eine Hilfswissenschaft ist, wenngleich eine wichtige.«*
> (G. Roth; Neurowissenschaftler)

Menschen sind in ihrer genetischen Ausstattung unterschiedlich anfällig für die Entwicklung chronischer Dysregulation durch Stress infolge von Belastungserfahrungen (Caspi et al., 2003; Moffitt & Grawe Think Tank, 2012). Die genetische Ausstattung eines Klienten gehört in der Psychotherapie zu den Gegebenheiten und ist nicht unmittelbares Veränderungsziel von Psychotherapie. In den letzten Jahren hat allerdings die sogenannte *Epigenetik* (Kegel, 2009), die Schaltstelle zwischen unserer Hardware und unseren Erfahrungen, immer mehr Aufmerksamkeit erhalten.

> »Nachdem lange angenommen wurde, dass die Gene unser Verhalten steuern, wird in den letzten 10 Jahren immer deutlicher, dass die Analyse des Genoms nicht die unterschiedlichen Phänotypen erklären kann. Eineiige Zwillinge verhalten sich in gleicher Umgebung unterschiedlich. Es ist eher so, dass sich Gene durch »Erfahrungen« an- und abschalten lassen. Die epigenetischen Veränderungen führen zur Änderung in der Funktion des Genoms, ohne dass das Genom, d. h. seine Nukleoidsequenz, verändert wird.« (Schmidt, Petermann & Schipper, 2012).

Klengel et al. (2013) konnten zeigen, dass enormer Umweltstress durch Traumatisierungen, verbunden mit extremer Ausschüttung und hoher Konzentration von Stresshormonen, in einer *epigenetischen Veränderung* zu resultieren scheint: Durch die Abspaltung einer Methylgruppe der DNA (DNA-Demethylierung) wird die Aktivität des FKBP5-Gens massiv erhöht. Dies hat eine chronische Erhöhung des Kortisolspiegels und Veränderungen in Gehirnstrukturen, die glukokortikoidsensitiv sind, wie z. B. der Hippocampus, zur Folge. Diese permanente Veränderung ließ sich allerdings nur bei Personen, die im Kindesalter traumatisiert worden waren, und nicht bei Personen, die ausschließlich im Erwachsenenalter traumatisiert wurden, nachweisen. Bei Opfern von Kindheitstraumatisierungen scheint somit eine anhaltende Fehlsteuerung der Stresshormonachse vorzuliegen. Diese erhöht wiederum das Risiko für stressreaktive psychische Störungen im Allgemeinen. Teicher & Samson (2016) konnten zeigen, dass für die verschiedenen Funktionsbereiche im Gehirn (Corpus callosum; Hippocampus u. a.) unterschiedliche stresssensitive Phasen existieren.

Die gute Nachricht ist, dass eine erfolgreiche traumapsychotherapeutische Behandlung zwar nicht die Sequenz des Genoms verändert, wohl aber heilend bis in die epigenetischen Mechanismen der Stressregulierung und die Reparatur der DNA hineinwirkt (Morath et al., 2014).

Die Tatsache, dass Menschen unterschiedlich und unterschiedlich empfindlich für belastende Lebenserfahrungen sind, beeinträchtigt nicht die Ausgangshypothese, dass psychische Störungen primär auf maladaptiv verarbeiteten Erfahrungen beruhen (► Kap. 3), die psychotherapeutisch nachverarbeitet und dadurch integriert werden können.

Fazit

Es wird wieder Zeit, reale Lebenserfahrungen von Menschen als Ausgangspunkt psychischer Fehlentwicklungen in die Behandlungsplanung einzubeziehen. Diese ätiologische Orientierung bezieht gesellschaftliche Phänomene wie Armut und interpersonelle Gewalt in das Verständnis psychischer Störungen mit ein und hebt die *Privatisierung von Stress* (Fisher, 2013) auf.

- Der *kausale* Zusammenhang von nicht nur kindlichen Belastungserfahrungen und psychischer, körperlicher und sozialer Dysfunktionalität ist inzwischen unabweisbar.
- Die Idee, nur bestimmte psychische Störungen, wie etwa die posttraumatische Belastungsstörung (PTBS), seien als Folge sogenannter traumatischer Erfahrungen anzusehen, muss aufgegeben werden. Die Erfahrung zeigt, dass im Prinzip jegliche Symptomphänomenologie als Reaktion auf Belastungserfahrungen verstanden (und behandelt) werden kann.
- Die Unterscheidung zwischen traumatischen und nichttraumatischen Erfahrungen ist klinisch nicht relevant. Verluste und kumulative Alltagsbelastungen wirken sich weitaus negativer auf das Funktionsniveau von Menschen aus als potentiell traumatische Ereignisse (nach den Kriterien der Diagnosemanuale).

3 *Maladaptive Verarbeitung* – Der Prozess der verzerrten Symbolisierung von belastenden Erfahrungen

»Wir sehen die Welt nicht wie sie ist, sondern wie wir sind.«
(T. R. Lynch)

Nachdem in Kapitel 2 deutlich wurde, dass jede belastende Lebenserfahrung potentiell Ausgangspunkt einer Entwicklung hin zu einer psychischen Störung sein kann, stellt sich nun die Frage, warum nur ein geringer Teil der Betroffenen auch eine solche entwickelt. Die aktuelle Diskussion zu dieser Frage fokussiert oft genetisch bedingte Unterschiede in der Stressregulation nach Belastungserfahrungen, d. h. Faktoren, die in der Person liegen (Caspi et al., 2003). Diese sollen hier nicht infrage gestellt werden. Sie werden aber in ihrer Bedeutung relativiert, wenn man sich die psychotraumatologischen Forschungsergebnisse zu diesem Thema anschaut

Ob aus einer belastenden Lebenserfahrung ein Wachstumsprozess oder ein chronischer Stresszustand entsteht, wird durch viele personen- und umweltbezogene Aspekte beeinflusst (Brewin, Andrews & Valentine, 2000; Steil & Rosner, 2009; Greenberg, Brooks & Dunn, 2015). Die wichtigsten Risikofaktoren, die dazu beitragen, dass Kinder und Jugendliche nach der Traumatisierung eine psychische Störung entwickeln, sind nach einer Metaanalyse von Trickley et al. (2012): Geringe soziale Unterstützung, peritraumatisches Angstniveau, wahrgenommene Lebensbedrohung, sozialer Rückzug, komorbide psychische Probleme, niedriges familiäres Funktionsniveau und ein ungünstiger kognitiver Copingstil (z. B. Gedankenunterdrückung). Greenberg, Brooks & Dunn (2015) beschreiben in ihrer Metaanalyse für den Erwachsenenbereich peritraumatischen Stress und psychosoziale Unterstützung nach dem Trauma als die wesentlichen Einflussgrößen.

Die meisten Studien und Metaanalysen beschreiben die Faktoren *geringe soziale Unterstützung nach dem Trauma* und *akutes Bedrohungsgefühl während des Ereignisses* als die bedeutsamsten Einflussgrößen bei der Entwicklung einer psychischen Störung. Die personalen Besonderheiten der betroffenen Person spielen eine untergeordnete Rolle.

Die Entwicklung einer psychischen Störung als Folge einer, mehrerer oder chronischer belastender Erfahrungen ist ein Prozessgeschehen, das sich durch drei aufeinanderfolgende Phasen beschreiben lässt.

Am Anfang steht ein *potentiell traumatisches Ereignis,* eine *belastende Erfahrung* (hier wird der Einfachheit halber von einem Monotrauma ausgegangen), dem ein *Prozess innerer Verarbeitung* dieser Erfahrung folgt. Dieser Prozess kann adaptiv verlaufen und einen Reifungsschritt, eine Integration dieser Erfahrung und

Differenzierung der Persönlichkeit bewirken. Die Forschung spricht hier von *posttraumatischem Wachstum*, das Maercker (2009) als »positive psychologische Veränderung, die von Betroffenen als Ergebnis oder Folge des Bewältigungsprozesses von extrem belastenden Lebensereignissen berichtet wird.« Das Konstrukt umfasst nach Tedeschi & Calhoun (2004) folgende Aspekte: Erhöhte Wertschätzung des eigenen Lebens, intensivierte persönliche Beziehungen, Bewusstwerden der eigenen Stärke, Entdeckung neuer Möglichkeiten und intensiviertes spirituelles Bewusstsein. Alisic et al. (2008) untersuchten die psychologischen Folgen von belastenden Lebenserfahrungen bei Kindern und fanden heraus, dass Symptome posttraumatischen Stresses und posttraumatischen Wachstums gleichzeitig und nebeneinander bestehen können.

Das Erleben psychischer Belastung, verbunden mit psychophysiologischem Stress, ist nicht nur unabdingbarer Teil unserer Lebens- und Erfahrungswelt, sondern ein an sich vorteilhaftes Geschehen, das uns lernen lässt und Entwicklung stimuliert. Seery, Holmann & Silver (2010) und Gunnar et al. (2009) konnten zeigen, dass eine begrenzte Kumulation belastender Erfahrungen in der Regel resilienzfördernd ist. Thoma (2016) nennt dieses Phänomen *Steeling* (Stählung), ein Konzept, nach dem ein gewisses Maß an Belastung oder Stress den Organismus widerstandsfähiger macht.

Unter ungünstigen Umständen kann es aber auch zu einer *maladaptiven Verarbeitung* dieser Erfahrung kommen, die sich, allgemein gesprochen, in einem erhöhten inneren psychophysiologischen Stressniveau zeigt. Kommt es drittens zu einer *Chronifizierung dysfunktionaler Regulations- und Attributionsprozesse*, entstehen kompensatorische Symptombildungen. Ein einfaches Beispiel soll diesen Ablauf prototypisch verdeutlichen:

Maja, 4 Jahre (Maladaptive Verarbeitung)

Die vierjährige Maja hat zusammen mit ihrer Mutter einen Autounfall erlebt. Beide sind mit einem großen Schrecken davongekommen (Erfahrungsebene). In der Folgezeit nimmt Maja wahr, wie ihre Mutter sich außerhalb des Hauses sehr ängstlich und schreckhaft verhält und Maja immer wieder ermahnt, im Straßenverkehr sehr, sehr vorsichtig zu sein. Eine posttraumatische Belastungsstörung (PTBS) der Mutter ist der größte Risikofaktor für Vorschulkinder, selber eine PTBS zu entwickeln. Darauf entwickelt sich bei Maja eine chronisch erhöhte Anspannung beim Verlassen des Elternhauses und eine Attribuierung des »Außerhäusigen« als gefährlich. Nach einer gewissen Zeit entwickelt sich im Zuge einer Generalisierung der Anspannung eine Ängstlichkeit mit Symptomwert.

Bevor nun auf verschiedene Konzepte und Elemente maladaptiver Verarbeitung eingegangen wird, sollen die Begriffe *Trauma, Erfahrung* und *Verarbeitung einer Erfahrung* genauer bestimmt werden.

3.1 Begriffsklärung: Trauma, Erfahrung, Verarbeitung

3.1.1 Der Traumabegriff

Wird mit dem Begriff des Traumas gearbeitet, so ist oft eine uneindeutige Verwendung dieses Begriffs zu beobachten. Ist das objektive Ereignis gemeint, die Erfahrungsqualität des betroffenen Menschen oder die Folgen einer Erfahrung in Form einer Beeinträchtigung oder Störung?

Das Konzept der drei E's (Ereignis – Erfahrung – Effekt; Substance Abuse and Mental Health Services Administration, 2014, S. 8) kann hier eine Klärung herbeiführen. In der folgenden Tabelle (▸ Tab. 2) wird zwischen der objektivierenden Dritte-Person-Perspektive, die Sachverhalte mit dem Blick von außen auf den Menschen beschreibt und der Innensicht der Person, ihrer persönlichen Erfahrungswelt (Erste-Person-Perspektive), unterschieden.

Tab. 2: Die (Dritte-Person- und Erste-Person-Perspektive) Außen- und die Innensicht belastender Lebenserfahrungen und ihrer Folgen

Dritte-Person-Perspektive (objektivierend)	Erste-Person-Perspektive (subjektiv)
Feld 1: Ereignis Definition eines Traumas anhand äußerer Kategorien • Diagnosekriterium: A-Kriterium DSM-5® • Konzeptuelle Beschreibung (z. B. sexueller Missbrauch) • Ereignisbeschreibung (z. B. Autounfall) • Qualitätsbeschreibung (z. B. Lebensbedrohung)	**Feld 2: Erfahrung** Beschreibung der Erfahrung anhand subjektiver Kriterien: • Wahrnehmung von Bedrohung im weitesten Sinne (existenziell, sozial, Selbstbild) • Assoziiertes unmittelbares Erleben (Angst, Hilflosigkeit, Ausgeliefertsein, Kränkung, Leere)
Maladaptive Verarbeitung (mangelnde Emotionsregulation//Kontrollverlust-Erleben)	
Feld 3: Effekt (Außenperspektive) • Diagnose PTBS (ICD; DSM) • Symptomphänomenologie	**Feld 4: Effekt** (Innenperspektive) • Belastungserleben • Beeinträchtigung des täglichen Lebens (Schwierigkeiten bei der Emotionsregulation, im Denken, in Beziehungen, in der Verhaltenssteuerung) • Kontrollverlusterleben und Einschränkungen persönlicher Freiheit

3.1.2 Der Erfahrungsbegriff

Unter dem Begriff der *Erfahrung* finden sich zwei grundsätzlich unterschiedliche Bedeutungen. Die eine wird im Pschyrembel (Margraf & Maier, 2012, S. 277) wie folgt beschrieben: »Bezeichnung für Wissen, das sich im Laufe der Lerngeschichte eines Menschen angesammelt hat.« Dieser Aspekt von Erfahrung baut auf Erinnerungen auf und bezeichnet das Allgemeingültige, das aus vielen Einzelerfahrungen extrahiert und in das Selbstkonzept übernommen wurde. Es kann sich dabei um bewusstes oder unbewusstes, implizites oder deklaratives Erfahrungswissen handeln.

Im Kontext des stressorbasierten Therapieansatzes soll auf die zweite Bedeutungsvariante – den singulären Erfahrungsmoment – Bezug genommen werden, der auch als *unmittelbare Erfahrung* bezeichnet werden kann. Obwohl der Begriff der *Erfahrung* in der klinischen Pragmatik und im psychotherapeutischen Alltag einer der am häufigsten benutzten Begriffe darstellt, wird er erstaunlicherweise – soweit mir bekannt – nur im personzentrierten Ansatz (Rogers, 1987; Ruschmann, 1990, 2012; Ruschmann, 1999) – präzise nach wissenschaftlichen Kriterien definiert, ausgearbeitet und als Terminus technicus innerhalb der jeweiligen Störungslehre verwendet.

Rogers (1987, S. 23) definiert *Erfahrung* als »all das, was sich innerhalb des Organismus *in einem bestimmten Augenblick* [Hervorhebung, TH.] abspielt.«

Ein *Erfahrungsmoment* beinhaltet zwei zentrale Elemente: Ausgangspunkt ist eine explizite oder implizite Wahrnehmung, die den kognitiven Aspekt repräsentiert und drei Komponenten beinhaltet: Merkmale von Raum (wo?) und Zeit (wann?) und einen Bedeutungsaspekt (was?).

Nach der Wahrnehmungstheorie von Prinz (2012) ist *Wahrnehmung* eine tätigkeitssteuernde Aktivität. Allem, was eine Person tut, liegt eine explizite oder implizite Wahrnehmung zugrunde. Der Wahrnehmungsakt beinhaltet Struktur- und Bedeutungseigenschaften und dient dem Erkennen der Bedeutung von Umgebungsbestandteilen. Dabei wird eine primäre Kodierung, quasi ein implizites Erkennen, das ständig abläuft, von einem sekundären Prozess abgegrenzt, der als selektive Ausarbeitung oder Nachverarbeitung einzelner Teile im Sinne einer *größeren Bewusstheit* beschrieben werden kann.

Direkt verbunden mit jedem einzelnen Wahrnehmungssegment ist ein spontanes emotional gefärbtes Erleben. Dieses *unmittelbare Erleben* geht allen nachfolgenden kognitiven Verarbeitungsaktivitäten (Denken, Schlussfolgern, Befürchtungen entwickeln etc.) zeitlich voraus. Während die kognitiv-behaviorale Modellbildung Emotionen im Wesentlichen als Folge von Kognitionen auffasst, konnte Zajonc (1980, 1984, 2000) in Experimenten zeigen, dass es Emotionen *ohne vorangehende Kognitionen* gibt. Kaluza (2011) spricht von präkognitiven Emotionen, die den Kognitionen zwar vorauseilen, aber durch eine Haltung der *inneren Achtsamkeit* (Kabat Zinn, 2003; Linehan, 1996) dennoch einer bewussten Reflexion zugänglich sind. Plassmann konstatiert ein *Primat des Emotionalen*: »Erst wird gefühlt, dann gedacht.« (Plassmann, 2009, S. 21).

Neurobiologische Erkenntnisse (LeDoux, 2001) bestätigen dieses klinisch gewonnene Konstrukt des *unmittelbaren Erlebens*. Es gibt einen kurzen Weg der Verarbeitung von Informationen als direkte Verbindung des sensorischen Thalamus (sensorischer Input) zur Amygdala. Jedes Ereignis, d. h. eine Wahrnehmung dieses Ereignisses, löst eine unmittelbare emotionale Reaktion aus.

In unterschiedlichen modernen Therapiekonzeptionen (Schematherapie (Roediger, 2009), Dialektisch-behaviorale Therapie (Linehan, 1996), Emotionsfokussierte Therapie (Greenberg, 2011), Cognitive Processing Therapy (König & Resick,

2012)) wird die Kategorie des *unmittelbaren Erlebens* aus dem personzentrierten Ansatz als sogenannte *primäre (natürliche) Emotion* wieder aufgegriffen.

Klinisch ist es von grundlegender Bedeutung, zwischen unmittelbarem Erleben, wie es hier beschrieben wurde, und Gefühlen, die aus Verarbeitungsprozessen entstehen (▸ Abschn. 3.1.3), zu differenzieren. Die Qualität der unmittelbaren Erfahrung ist gegeben, ohne dass bewusst darauf Einfluss genommen werden kann oder es die Möglichkeit einer Steuerung gäbe. Sie taucht wie von selbst in der inneren Welt, dem Bewusstsein, auf. Daraus leitet sich für die psychotherapeutische Praxis die Notwendigkeit einer bedingungsfreien Akzeptanz gegenüber diesen Erlebensqualitäten ab (Rogers, 1983; Linehan, 1996; Lynch, 2017). Auf nachfolgende Verarbeitungsprozesse beispielsweise Attribuierungen kann dagegen Einfluss genommen werden.

Diese differenzierte inhaltliche Klärung des Erfahrungsbegriffs ist notwendig, um innerhalb des stressorbasierten Therapiemodells das entscheidende Bindeglied zwischen der belastenden Lebenserfahrung der Person (Feld 2: Erfahrung) und der Folgesymptomatik (Feld 4: Effekt), nämlich den *maladaptiven Verarbeitungsprozess einer Erfahrung,* präzise bestimmen und abgrenzen zu können. Außerdem spielt der Begriff der Erfahrung in der Behandlungsplanung eine zentrale Rolle, wenn komplexe klinische Phänomene auf einzelne *Erfahrungsmomente* heruntergebrochen werden, um sie nachzuverarbeiten.

3.1.3 Der Begriff der Verarbeitung einer Erfahrung

»Jeder Angst beginnt mit einem Gedanken.«
(Le Doux, Neurobiologe und Angstforscher)

Obwohl psychische Prozesse sehr komplex sind, wobei unmittelbares Erleben und nachfolgende Verarbeitung von Erfahrung untrennbar Hand in Hand gehen, macht es aus neurobiologischen Gründen und klinischer Erfahrung heraus Sinn, die beiden Aspekte als getrennte Prozesse zu betrachten. Phänomenologisch betrachtet manifestieren sich psychische Störungsbilder – nach einer Initialreaktion des Organismus - erst nach einer gewissen Zeit. Es muss also einen Verarbeitungsmechanismus geben, in dem und durch den die einzelnen Erfahrungsmomente Teil des eigenen Selbst und damit strukturell psychisch wirksam werden.

Der Pschyrembel (Margraf & Maier, 2012, S. 277) spricht in diesem Zusammenhang von *Erfahrungswissen* und definiert es als »Resultat der kognitiv/emotionalen Verarbeitung von [biographischen, TH] Ereignissen.«

Auf der Verarbeitungsebene sind nun die bestimmenden Elemente das Denken in allen seinen Formen (Weltbilder, Glaubenssätze, Befürchtungen, Erwartungen etc.) auf der kognitiven Seite und damit verbunden die sogenannten *Gedankengefühle,* auch *sekundäre Emotionen* genannt (Linehan, 1996; Greenberg, 2011), die sich aus Kognition speisen. Hierzu zählen Angst, Schuld, Scham und Eifersucht, die im Gegensatz zum unmittelbaren Erleben einen Denkvorgang voraussetzen und sich auf ihn beziehen. Beispielsweise handelt es sich bei dem Gefühl *Scham* um ein Erleben, das die Integrität unseres existierenden Selbstbildes schützen soll. Mit anderen Worten, die Tatsache, dass wir Scham fühlen, ist der Tendenz geschuldet, unser (altes) Selbstbild aufrechterhalten zu wollen, wenn wir beispielsweise eine verinnerlichte soziale Regel verletzt haben (Maitri, 2009). Linehan (1993, S 84) schreibt zum Phänomen der sekundären Gefühle:

> »Ein Großteil des emotionalen Stresses, den Menschen mit einer Borderline-Persönlichkeitsstörung erleben, ist das Resultat sekundärer Reaktionen (z. Bsp. intensive Scham, Angst oder Wut) auf primäre Gefühle. In der Regel [eigentlich grundsätzlich, TH] sind die primären Gefühle adaptive und angemessene Reaktionen auf den Kontext. Um diesen sekundären Stress zu reduzieren, muss auf die primären Gefühle in einer nichtwertenden Atmosphäre fokussiert werden.« (Linehan, 1993, S. 84; Übersetzung, TH).

Auch die Existenz und Funktionalität des Konstrukts der *nachfolgenden Verarbeitung* konnte von LeDoux (2001) auf der Ebene der Neurobiologie nachgewiesen werden. Der sensorische Input, also der Wahrnehmungsaspekt, wird in diesem Fall über den Thalamus in die sensorische Rinde weitergeleitet, dort mit bereits im biografischen Gedächtnis vorhandenen Wissensaspekten abgeglichen und erhält erst dann in der Amygdala seine emotionale Prägung. Es handelt sich um ein langsameres und komplexeres Geschehen als das spontane unmittelbare Erleben. Die emotionale Färbung einer Erfahrung wird in diesem Fall wesentlich durch Vorerfahrungen mitbestimmt.

Dieses Grundverständnis bietet jetzt die Möglichkeit einer differenzierten Sichtweise auf die psychischen Prozesse bei Menschen mit belastenden Lebenserfahrungen. Nach diesem Modell ist es nicht die Erfahrung selbst, die für die Stresssymptomatik verantwortlich ist, sondern der durch sie initiierte Verarbeitungsprozess, der adaptiv oder mehr oder weniger maladaptiv verlaufen kann.

3.2 Modelle maladaptiver Verarbeitung

Maladaptive Verarbeitungsprozesse nehmen in vielen psychotherapeutischen Ansätzen eine zentrale Rolle als Störungsauslöser ein. Sie werden dem jeweiligen Störungsverständnis entsprechend konzeptualisiert und begrifflich gefasst. Im Folgenden soll eine Auswahl von Modellen beschrieben werden, die zum Verständnis der Herausbildung von Stressoren beitragen.

Zunächst sollen ausgewählte Ansätze vorgestellt werden, die nicht spezifisch traumaorientiert ausgerichtet sind, sondern grundsätzliche Aussagen über Prozesse machen, die für das Entstehen von psychischer Dysfunktionalität verantwortlich sind.

3.2.1 Der personzentrierte Ansatz (Rogers, 1987)

Gerade weil dieser Ansatz heute aufgrund gesellschaftspolitischer Entwicklungen (Psychotherapierichtlinien) und der Dominanz kognitiv-behavioraler und neuroologischer Paradigmen dabei ist, aus dem Bewusstsein von Psychotherapeuten zu verschwinden, ist es wichtig festzuhalten, dass seine Grundannahmen und sein Störungsverständnis wieder in der aktuellen Theoriebildung auftauchen, ohne dass dies jedoch explizit benannt wird.

Mit seiner Grundannahme, dass chronischer Stress (Inkongruenz) dadurch entsteht, dass unter bestimmten Bedingungen *Erfahrungen nicht korrekt, sondern verzerrt symbolisiert (oder verleugnet) und dadurch in maladaptiver Form in das eigene Selbstbild aufgenommen werden* (Rogers, 1987), kann dieser Ansatz als historischer Vorläufer aktueller psychotraumatologischer Störungsmodelle verstanden werden. Am auffälligsten ist die Übereinstimmung mit dem sogenannten Adaptiven Informationsprozessierungsmodell (AIP-Modell) des EMDR (Shapiro, 2012), wie später deutlich werden wird.

Rogers (2016) geht von einer natürlichen Fähigkeit im Menschen aus, seinen Organismus zu aktualisieren und seine Erfahrungen exakt im Gewahrsein zu symbolisieren. Unter bestimmten Bedingungen, auf die gleich noch eingegangen werden wird, ist es aber speziell dem Kind nicht möglich, seine eigenen Erfahrungen als valide und zu ihm gehörig anzusehen und widerspruchsfrei in sein Selbstkonzept zu integrieren. Dieses Selbst kann als psychische Substruktur verstanden werden, in der verarbeitete Erfahrungen als organisierte und in sich geschlossene Gestalt gespeichert sind und als eigene Identität wahrgenommen werden. Ein Teil dieser Selbststruktur beinhaltet die Repräsentationen von Beziehungserfahrungen, die in der Bindungstheorie als *Inner Working Modell* (Bowlby, 2006) konzeptualisiert werden.

Sind Erfahrungen nicht mit dem Selbstkonzept vereinbar, müssen sie *verzerrt symbolisiert (oder verleugnet)* werden. Es entsteht eine Diskrepanz bzw. eine Inkongruenz zwischen den unmittelbaren Realerfahrungen des Kindes und seinen Möglichkeiten, diese Erfahrungen als die eigenen anzunehmen, d. h. adaptiv und korrekt zu symbolisieren. Diese Form der Inkongruenz wird heute als Stress bezeichnet.

Ein Beispiel soll dies verdeutlichen:

Jonas, 5 Jahre (interpersonelle Gewalterfahrung)

Der fünfjährige Jonas erfährt durch seinen alkoholabhängigen Vater immer wieder körperliche Gewalt, wenn dieser betrunken ist. Eine korrekte Symbolisierung dieser Erfahrung wäre etwa »Wenn Papa betrunken ist, dann wird er ganz gemein zu mir, dann schlägt er mich, obwohl ich gar nichts Böses gemacht habe. Ich habe dann große Angst vor ihm und bin gleichzeitig wütend auf ihn, weil er das gar nicht darf. Ein Papa muss lieb zu seinen Kindern sein.« Nach aller klinischer Erfahrung wird die Symbolisierung aber eher so aussehen, dass der Junge diese Erfahrungen als »Ich muss böse sein, sonst würde mich der Papa nicht schlagen« in sein Selbstbild übernehmen wird.

Neben einer kognitiven Unreife (präoperationale Phase nach Piaget (1992)), die Zusammenhänge und Verantwortungen noch nicht klar erkennen kann, ist die reale und gefühlte Abhängigkeit des Kindes von seinen Bezugspersonen die wesentliche Komponente, die zu dieser *maladaptiven Verarbeitung* notwendigerweise beiträgt. Rogers (1987, S. 49) spricht davon, dass dem Kind ein *Bedürfnis nach positiver Beachtung* durch wichtige Bezugs- bzw. Bindungspersonen grundsätzlich eigen ist. Er lässt offen, ob dieses Bedürfnis angeboren ist, wie Bowlby (2006) es annimmt, oder erlernt.

Erfahrungen werden jetzt so interpretiert, dass dieses Bedürfnis möglichst wenig gefährdet oder verletzt wird. Der Glaubenssatz *»Ich muss böse sein, sonst würde mich der Papa nicht schlagen«* erfüllt den Wunsch nach einer kohärenten Erklärung der Ereignisse, ohne die Beziehung zum Papa infrage stellen zu müssen und evtl. seine *positive Beachtung* zu verlieren.

Rogers hat ein allgemeines und grundsätzliches Störungsmodell entwickelt. Seine Zeit lag vor den Erkenntnissen der modernen Psychotraumatologie. Heute weiß man, dass Verzerrungen in der Symbolisierung nicht nur, wie Rogers annahm, durch interpersonelle Konflikterfahrungen ausgelöst werden können, sondern auch bei Überwältigung durch ein Schocktrauma. Die Verzerrungen oder Verleugnung der Symbolisierung nehmen dann andere Formen an, z. B. Fragmentierung und Desintegration der verschiedenen Modalitäten von Erinnerungen oder Dissoziation (van der Kolk, 2016). Als Folge *maladaptiver Verarbeitungsprozesse* entwickelt sich eine chronische Dysregulation; Stress als Ursache psychischer Störungen tritt in beiden Fällen (interpersonelle Gewalt, Schocktrauma) auf.

3.2.2 Das Störungsmodell nach Grawe (1998, 2004)

Der wesentliche Unterschied zwischen dem Störungsmodell von Grawe (2004) und Rogers Verständnis besteht darin, dass Grawe die Entstehung psychischer Störungen auf die Verletzung von Grundbedürfnissen zurückführt. Er postuliert vier basale Bedürfnisziele: Orientierung und Kontrolle, Bindung, Selbstwerterhöhung und Wohlfühlen sowie ein übergeordnetes Streben nach *Konsistenz*. Damit ist die Tendenz des Organismus gemeint, alle aktuell ablaufenden inneren Prozesse in eine möglichst widerspruchsfreie Gestalt zu integrieren. Es kann als Bedürfnis nach Aufrechterhaltung der Selbststruktur bzw. Identität verstanden werden. Die wichtigste Komponente in diesem Prozess ist die Etablierung eines subjektiven *Kontrollempfindens* durch die Herausbildung von subjektiv befriedigenden Erklärungs- und Vorhersagemustern für den Umgang mit der äußeren Realität.

Sogenannte *motivationale Schemata* steuern nach Grawe (2004) das Verhalten in Richtung Konsistenz und einer umfassenden und ausgewogenen Befriedigung der Bedürfnisse. Stimmen die realen Erfahrungen nicht mit den motivationalen, auf die Bedürfnisse ausgerichteten Zielen überein, entsteht *Inkongruenz,* die sich hauptsächlich in einem erhöhten Pegel negativer Gefühle ausdrückt. *»Ein erhöhtes Inkongruenzniveau ist daher als ein höchst komplexer Stresszustand anzusehen.«* (Grawe, 2004, S. 190). Im Weiteren argumentiert Grawe, sich auf Huether (1998) beziehend, ganz ähnlich wie Rogers.

> »Psychologischer Stress entsteht, wenn die aktuellen Wahrnehmungen der Welt einer Person [als handlungsleitender Teil seiner *Erfahrung,* TH] nicht mit den existierenden Glaubenssätzen dieser Person über die Welt [als Teil seines *Selbstkonzeptes,* TH] übereinstimmen.« (Grawe, 2004, S. 238 f.).

Entscheidend für die Herausbildung einer Störung – und nicht nur einer Traumafolgestörung im engeren Sinne – ist die Frage, ob die Inkongruenz als kontrollierbarer oder als *unkontrollierbarer Stress* erlebt und attribuiert wird. *Unkontrollierbarer Stress* stellt eine zentrale Verletzung des Strebens nach Konsistenz des Bedürfnisses nach einem Kontrollgefühl dar. Dieses Erleben bringt motivationale *Vermeidungsschemata* hervor, die die Funktion haben, die Inkongruenz zu vermindern. Hierin liegt ihre kompensatorische Funktion (► Kap. 5).

3.2.3 Traumaorientierte Modelle maladaptiver Verarbeitung

Obwohl es, wie deutlich wurde, keinen prinzipiellen Unterschied zwischen belastenden Alltagserfahrungen wie Kränkung, Verlust und Bedrohungssituation und traumatischen Erfahrungen im engeren Sinne (nach A-Kriterium DSM-5® (APA, 2015)) gibt, haben psychotraumatologische Konzepte doch einen enormen Erkenntnisgewinn über die spezifischen Mechanismen der Verarbeitung belastender Erfahrungen hervorgebracht. Die wichtigsten Modelle sollen in ihren Kernaussagen hier kurz referiert werden.

3.2.3.1 Das psychodynamische Modell von Fischer & Riedesser (1998)

Fischer & Riedesser waren mit ihrem Lehrbuch *Lehrbuch der Psychotraumatologie* (1998) die Pioniere der wissenschaftlichen Psychotraumatologie im deutschsprachigen Raum. Deshalb soll ihr Ansatz hier als erster gewürdigt werden.

In ihrer Definition von Trauma finden sich bereits zentrale Aussagen:

> »Trauma ist ein *vitales Diskrepanzerlebnis* zwischen bedrohlichen Situationsfaktoren und individuellen Bewältigungsmöglichkeiten, das mit Gefühlen von *Hilflosigkeit und schutzloser Preisgabe* einhergeht und so eine *dauerhafte Erschütterung von Selbst- und Weltbild* bewirkt.« (Fischer & Riedesser, 1998, S. 79)

Das Trauma ist nicht das Ereignis selbst, sondern die spezifische Form der Wahrnehmung des Ereignisses und der damit verbundenen Erlebensqualitäten. Erlebt wird die Unmöglichkeit, konstruktiv auf die Situation einzuwirken. Natürliche adaptive Reaktionen wie die physiologisch verankerten Flight-Fight-Muster können aufgrund der Situationsfaktoren nicht erfolgen, die Möglichkeit, ein Kontrollempfinden aufzubauen, ist nicht gegeben, sodass ein Zustand unkontrollierbaren Stresses entsteht, der als Hilflosigkeit, Todesangst, totale Beschämung, bodenlose Verlassenheit usw. erlebt wird. Diese gesamten Erfahrungsaspekte, intensive negative Gefühle, Blockade adaptiver Reaktionsmöglichkeiten i. S. von erstarrten motorischen Impulsen, werden im Organismus als Erinnerung im sogenannten *Traumaschema* gespeichert. Diese Erfahrung ist regelhaft unvereinbar mit implizit bestehenden Glaubenssätzen wie »*Ich bin sicher*«, »*Ich kann Men-*
n vertrauen«, »*Die Welt ist kontrollierbar*« (Janoff-Bulmann, 1985). Das
t der Person ist zutiefst in seiner Selbst- und Weltsicht erschüttert und die neue
ntnis, etwa »*Ich kann nicht allen Menschen vertrauen*«, ist mit dem bishe-

rigen Selbstkonzept nicht vereinbar. Weil diese Erfahrung mit dem bestehenden Selbstbild so grundsätzlich inkompatibel ist, aktiviert die Psyche als Selbstheilungsversuch gegenregulatorische Kräfte, die von Fischer & Riedesser (1998) *traumakompensatorisches Schema* genannt werden. Dessen Funktion ist es, die traumatische Erfahrung bewusstseinsfern zu halten, um wieder ein Kontrollempfinden zu generieren. Das *Traumaschema* soll so wenig wie möglich bewusst erlebt werden. Die Traumafolgesymptomatik wird in diesem Modell als Kompromiss verstanden und als *minimal kontrolliertes Handlungs- und Ausdrucksfeld* bezeichnet. Auch wenn dieses »Überlebensmuster« eine gewisse Handlungsfähigkeit beinhaltet, stellt diese Abschirmung der Erfahrung vor dem Bewusstsein, dieses subjektive Nicht-Wahrhaben-Können, dass diese Erfahrung der Person wirklich zugestoßen ist, eine Vermeidungsreaktion dar, die mit chronischem Stresserleben verbunden ist.

3.2.3.2 Kognitiv-behaviorale Ansätze

Kognitiv-behaviorale Ansätze gehen davon aus, dass dysfunktionale subjektive Bewertungsprozesse von belastenden Ereignissen kausal für die negativen Gefühle und die darausfolgenden symptomatischen Verhaltensweisen verantwortlich sind. Meiser-Stedmann et al. (2009) konnten zeigen, dass Kinder nach traumatischen Erfahrungen zwei generalisierte Muster dysfunktionaler Selbst- und Weltsicht entwickelten. Zum einen empfanden sie sich als *eine schwache Person in einer bedrohlichen Welt*, andererseits schätzten sie *die Welt als beunruhigend und unkontrollierbar* ein. Neben der inhaltlichen Dysfunktionalität der Kognitionen werden speziell im Ansatz von Ehlers & Clarke (2000) Prozessmerkmale im Umgang mit Kognitionen (Rumination, Gedankenunterdrückung) als störungsverursachend beschrieben.

3.2.3.3 EMDR (Eye Movement Desensitization and Reprocessing; Shapiro, 2012)

Theoretische Grundlage der EMDR-Methode ist das *Modell der adaptiven Informationsverarbeitung* (Adaptive Information Processing Modell – AIP; Shapiro, 2012). Es wird postuliert, dass sogenannte *pathogene Erinnerungen* die primären Auslöser vieler psychischer Störungen darstellen. Die krankheitsverursachende Wirkung dieser Erinnerungen liegt darin begründet, dass es sich um belastende Erfahrungen handelt, die nicht zu Ende verarbeitet und dysfunktional abgespeichert wurden. Die unvollständige Integration ist mit chronischem Stress gekoppelt. Diese Konzeptualisierung weist große Ähnlichkeiten zum personzentrierten Modell auf.

> »Psychische Fehlanpassung besteht dann, wenn der Organismus bestimmte Erfahrungen der Gewahrwerdung verweigert oder deren bewusste Wahrnehmung so stört, dass diese nicht exakt symbolisiert in die Gestalt der Selbststruktur integriert werden können.« (Rogers, 2016, S. 30).

3.2.3.4 Neurobiologische Modelle

Die neurobiologisch ausgerichtete Forschung beschreibt diesen Verarbeitungsprozess als *mangelhafte Enkodierung des Erlebten ins episodische Gedächtnis* (van der Kolk & Fisler, 1995; Grawe, 2004). Traumatischer Stress führt dazu, dass die beiden für unser Thema wichtigsten Gedächtnissysteme in der Amygdala, die die emotionalen Aspekte einer Erfahrung abspeichert, und im Hippocampus, der für kognitive Anteile, insbesondere Kontextelemente wie raumzeitliche Einordnung des Ereignisses zuständig ist, dissoziieren und das emotionale Erleben somit nicht als ein spezifisch verortetes Ereignis abgespeichert wird (Schauer, Neuner & Elbert, 2011). Zudem ist die Funktion des Brocazentrums, das für die Versprachlichung des Erlebten zuständig ist, beeinträchtigt, sodass die Erfahrungen oft nicht in Worte gefasst werden können und damit einer bewussten Symbolisierung unzugänglich bleiben. In der Folge reagiert die Person mit der damaligen emotionalen Qualität, z. B. Bedrohungserleben, auf aktuelle sogenannte Auslösereize (Trigger), obwohl real keine Bedrohungssituation vorliegt.

3.3 Die Phänomenologie maladaptiver Verarbeitung

Maladaptive Prozesse lassen sich aber nicht nur auf kognitiver Ebene durch Modelle beschreiben, sondern zeichnen sich aus der Perspektive der betroffenen Person auch durch ganz konkrete Erlebensqualitäten aus. Die beiden wichtigsten sind die mangelnde Affektregulation und das Kontrollverlustempfinden, das dadurch entsteht.

3.3.1 Chronische Emotions- und Stressdysregulation

Als zentraler innerpsychischer Wirkmechanismus der adaptiven oder dysfunktionalen Konsolidierung einer Erfahrung gilt heute die *emotionale Regulationsfähigkeit* (Bradley, 2003; Barish, 2009; De Vries, Schüßler & Petermann, 2014). »Die mangelnde Fähigkeit, das eigene Erregungsniveau konstruktiv zu modulieren, kann als zentraler, das dysfunktionale Vermeidungsverhalten steuernder Mechanismus begriffen werden« (Briere, Hodges & Godbout, 2010). Subjektiv werden Erfahrungen emotionaler Dysregulation als *Kontrollverlust* erlebt.

In der psychotraumatologischen Forschung wird *mangelnde Affektregulation* als Moderatorvariable zwischen einer belastenden Erfahrung und der phänomenologischen Vielfalt der stressorbedingten Symptomatik betrachtet (Barnow, 2011; van Dijke et al., 2011). Dieser Zusammenhang konnte in aufwendigen Studien, zum Beispiel für gestörtes Sozialverhalten, ausreichend belegt werden (Kehrig & Becker, 2010; Kehrig et al., 2012; Ford, Albert & Hawke 2008). In der traumaorientierten Therapieforschung (Cloitre et al., 2012) wurde nachgewiesen, dass eine Verbesserung der Affektregulation allein – auch ohne Trauma-

Fokussierung – zu einer signifikanten Verbesserung stressbedingter Symptome führt.

Interessanterweise entdecken im Zuge der *emotionalen Wende* in der Psychotherapie immer mehr Forscher, die sich nicht explizit auf psychotraumatologisch orientierte Stressmodelle berufen, gleichfalls diese transdiagnostische Prozessvariable.

Mit einer *transdiagnostischen* Sichtweise betritt Berking (2010) – ein Schüler Klaus Grawes – in vielen Bereichen Neuland, wie er im Vorwort seines Buches schreibt. Er weist darauf hin, dass bei 80 Prozent der im DSM beschriebenen psychischen Störungen ein dysfunktionaler Umgang mit Emotionen ein wichtiges Störungskriterium darstellt. In der mangelnden Fähigkeit, Emotionen aller Art zu ertragen und adäquat zu regulieren, sieht er den zentralen Wirkfaktor für die Entwicklung der meisten psychischen Störungen. Seine Analyse der Studien über den Zusammenhang zwischen dysfunktionaler Emotionsregulation und Diagnosen im Allgemeinen und Verhaltensauffälligkeiten bei Kindern im Besonderen führt ihn zu seiner zentralen These (Berking, 2010, S. 6), dass »Defizite [im Bereich der Emotionsregulation, TH] auch einen *kausalen* Einfluss auf die Entwicklung und Aufrechterhaltung psychischer Störungen haben« (Hervorhebung T.H.).

Berking (2010) betrachtet dieses Muster psychischer Dysfunktionalität nicht nur für die posttraumatische Belastungsstörung (PTBS) als relevant, sondern sieht auch affektive Störungen, Angst- und Essstörungen sowie Abhängigkeitserkrankungen und die Borderlinepersönlichkeitsstörung durch mangelnde Emotionskontrolle mitverursacht. Er fasst zusammen, dass Interventionen, die auf eine Verbesserung gestörter Emotionsregulation abzielen, bei einer ganzen Reihe von Störungen effektiv sind, und verweist auf nicht störungsspezifische Interventionsverfahren wie Emotionsfokussierte Therapie (EFT; Greenberg, 2011), Akzeptanz- und Commitment-Therapie (ACT; Hayes et al., 2004), die achtsamkeitsbasierten Therapieformen (Kabat Zinn, 2003) und den transdiagnostischen Behandlungsansatz für emotionale Störungen (*Unified protocol for transdiagnostic treatment of emotional disorders*) von Barlow, Ellard & Fairholme (2010). Greuel et al. (2015) konnten in einer Studie nachweisen, dass es keine Hinweise auf emotionsspezifische Regulationsdefizite gibt, sondern dass mangelnde Affektregulation einen emotionsübergreifenden Mechanismus darstellt.

In Berkings Modell (Berking, 2010) der Entstehung psychischer Störungen wird mangelnde Affektregulation auf das Erleben unkontrollierbaren Stresses zurückgeführt. Als eigentlichen Auslöser für die Entstehung einer psychischen Störung sieht er externe Ereignisse, die mit massiven Bedrohungen und/oder Verletzungen der Bedürfnisse oder Ziele einer Person einhergehen. Sind diese Inkongruenzerfahrungen im Sinne Grawes (1998) intensiv oder dauerhaft, entsteht intensiver Stress, der mit starken negativen Gefühlen verbunden ist. Bei mangelnder Möglichkeit adäquater Regulation der negativen Gefühle erfolgt ein subjektiv erlebter *Kontrollverlust*. Als psychische Schutzreaktion auf den aversiv-unkontrollierbar erlebten Zustand entwickelt sich ein stressorkompensatorisches Vermeidungsmuster. Die Gefahr einer Chronifizierung der Symptome entsteht (► Kap. 5).

3.3.2 Kontrollverlustempfinden – Subjektiver Kern der maladaptiven Verarbeitung

Nach Grawe (2004), der sich auf Epstein (1990) beruft, ist das Bedürfnis nach Orientierung und Kontrolle das grundlegendste Bedürfnis eines jeden Menschen. Ich teile diese Ansicht und möchte sie im Folgenden theoretisch fundieren:

Aus den Lebenserfahrungen bildet sich im Zuge ihrer Verarbeitung eine innere psychische Struktur, die nach Rogers (2016) das Selbst genannt werden kann.

Das Selbst wird hier definiert als

> »organisierte, in sich geschlossene Gestalt, die Wahrnehmungscharakteristika des Ich, die Wahrnehmungen der Beziehung zwischen dem Ich und anderen und verschiedenen Lebensaspekten, einschließlich der mit diesen Erfahrungen verbundenen Werte.« (Rogers, 2016, S. 26)

In der spirituell-philosophischen Tradition des Ostens wird dieser strukturierte Teil der Psyche das Ego genannt (Almaas, 2010).

Mit dem bewussten Teil der Selbststruktur ist das Individuum identifiziert. Es wird Ich oder Personalität genannt. Man könnte jetzt sagen, diese Struktur sei konservativ in dem Sinne, dass sie versucht, die bisherige Sicht der Realität aufrechtzuerhalten und Diskrepanzen zu minimieren. Es lebt also in dem ständigen Bemühen, die aktuellen Wahrnehmungen auf die äußere Realität so auszurichten, dass sie mit den bisherigen Erfahrungen und momentanen Zielen übereinstimmen. Ist dies der Fall, erlebt die Person diese Übereinstimmung gefühlsmäßig als *alles unter Kontrolle* und fühlt sich sicher und entspannt. Es liegt ein Kontrollempfinden vor. Gibt es in der Wahrnehmung eine Diskrepanz zwischen dem größtenteils impliziten Selbst und der Realität, entsteht nach Rogers eine innerpsychische Spannung. Grawe und auch Rogers (2016) sprechen hier von Inkongruenz, und Grawe setzt sie mit Stress gleich (Grawe, 2004, S. 238). Nehmen die Diskrepanzen ein gewisses Ausmaß an, so fühlt sich das Individuum als Person durch die Identifikation mit seinem Selbst in seiner Kernidentität psychisch bedroht. Das Kontrollbedürfnis sorgt nun dafür, dass die Bedrohung durch entsprechendes Handeln verringert wird.

Es ist verständlich, dass das Bedürfnis, das eigene Selbst, d. h. die eigene Identität zu bewahren, grundlegend ist und etwa vor Lustbefriedigung oder Selbstwerterhöhung vorrangig erfüllt sein will. Maßstab ist hier nicht die objektive Bedrohung, sondern das internal generierte Bedrohungserleben, das nicht nur Gefühle wie Angst und Hilflosigkeit, sondern auch komplexe Affekte wie Kränkung, Schuld und Scham beinhaltet.

Diese Inkongruenz kann in zwei unterschiedlichen Varianten von einem Menschen wahrgenommen werden. Als *kontrollierbarer Stress*, der bewältigbar erscheint und im Falle der Bewältigung sowohl zu seelischem als auch Synapsenwachstum führt und die allgemeine Stressresilienz dieses Menschen erhöht.

Macht eine Person eine Erfahrung *unkontrollierbaren Stresses*, so erleidet sie subjektiv einen Kontrollverlust, der von intensiven negativen Gefühlen und psychophysiologischem Stresserleben begleitet ist. Kann diese Erfahrung im Nachhinein nicht durch innere Ressourcen (positive Qualitäten wie Urvertrauen, sichere Bindung, Reflexionsfähigkeit, Erfahrungsoffenheit (Rogers, 2016) und durch bereichernde Beziehungserfahrungen) oder äußere Unterstützung aufgearbeitet und in einen raumzeitlichen Kontext integriert werden, besteht die Gefahr, dass sich implizite Muster nicht gelungener Affektregulation bilden und chronifizieren.

Auf kognitiver Ebene werden in einem zeitlich längeren Prozess durch diese einmaligen oder wiederkehrenden Erfahrungen von Kontrollverlust basale positive Grundüberzeugungen der Person wie etwa *»Ich bin sicher«*, *»Ich bin wertvoll«*, *»Ich kann Menschen vertrauen«* und *»Die Welt ist kontrollierbar«* erschüttert (Janof-Bulman, 1985) und es bilden sich stabile dysfunktionale Selbstüberzeugungen. Bei Kindern zeigt sich dies einerseits darin, *eine schwache Person in einer bedrohlichen Welt zu sein*, andererseits *die Welt als beunruhigend und unkontrollierbar* zu erleben (Meiser-Stedmann et al., 2009). Das Selbst der Betroffenen wird vulnerabel.

Treten dann später wieder ähnliche Wahrnehmungsreize auf – in der Traumafachsprache ist von sogenannten *Triggern* die Rede –, laufen die konditionierten impliziten Muster dysfunktionaler Emotionsregulation autopilotmäßig ab (Storch & Krause, 2002) und werden zum Ausgangspunkt weiterer retraumatisierender Erfahrungen von Kontrollverlust.

Infolge dieser innerpsychischen Entwicklung entwickelt sich aus einer belastenden Lebenserfahrung ein *subjektiv bedeutsamer Stressor* als pathogen gespeicherte Erinnerung, die die eigentliche Ursache stressorreaktiver Störungen darstellt. Darauf wird im nächsten Kapitel (▸ Kap. 4) ausführlich eingegangen.

Fazit

Menschen und Situationen sind unterschiedlich und nicht jede Belastungserfahrung führt zu einer psychischen Symptomatik. Im Gegenteil ist ein gewisses Maß an bewältigbarer Herausforderung Voraussetzung für eine gesunde psychische Entwicklung. Persönliche Vulnerabilität, mangelnde interpersonelle Unterstützung oder die Art und Intensität der Belastung können aber dazu führen, dass die persönlich verfügbaren Bewältigungsmöglichkeiten nicht ausreichend sind und sich kompensatorische psychische Abläufe entwickeln.

- Die Belastungsqualität einer spezifischen Erfahrung lässt sich nicht anhand äußerer Kriterien ermitteln, sondern nur aus der Innenperspektive der betroffenen Person erfassen.
- Die unterschiedlichen Modelle einer maladaptiven Verarbeitung weisen als gemeinsames Merkmal eine suboptimale Symbolisierung der Erfahrung mit der Folge chronischer Stress- und Affektregulation auf.
- Subjektiv werden die Folgen maladaptiv verarbeiteter Belastungen als *Kontrollverlustempfinden* erlebt.

4 *Subjektiv bedeutsamer Stressor* – Ursache und organisierendes Prinzip psychischer und somatischer Dysfunktionalität

»Gebt mir einen festen Punkt, und ich hebe die Welt aus den Angeln.«
(Archimedes; griechischer Philosoph, 287–212 v. Chr.)

Eine biografische Primärerfahrung gilt dann als abgeschlossen, wenn das Ereignis zeitlich vorüber ist. Diese Eindrücke werden, unabhängig vom Grad ihrer bewussten Wahrnehmung, zunächst ins Kurzzeitgedächtnis aufgenommen. Der darauffolgende Prozess der Verarbeitung wird in der Neurobiologie Konsolidierung genannt. Dadurch wird aus einer biografischen Erfahrung durch biochemische Fixierung eine spezifische, in das Selbstkonzept eines Individuums integrierte Erinnerung. Die verschiedenen Komponenten einer Erfahrung – Wahrnehmungsaspekte, Erleben (Affekte), Denken (Bedeutungszuschreibungen) und Körperempfindungen – werden assoziativ in unterschiedlichen Gehirnstrukturen gespeichert und bilden neurobiologisch betrachtet ein Netzwerk. Im Falle einer erneuten Aktivierung wird schließlich die konsolidierte Fassung der Primärerfahrung als Erinnerung im Bewusstsein erscheinen.

4.1 Definition: Subjektiv bedeutsamer Stressor

Der Prozess der Konsolidierung kann zu einer korrekten Symbolisierung führen oder aber in verzerrter oder unvollständiger Weise erfolgen. Eine maladaptive Verarbeitung verleiht der konsolidierten Erinnerung eine besondere Qualität; sie wird zu einem *subjektiv bedeutsamen Stressor*. Nicht die belastende biografische Primärerfahrung an sich ist für das chronisch erhöhte Anspannungsniveau im Organismus verantwortlich, sondern die *pathogen gespeicherte Erinnerung* (Arne Hofmann; persönliche Mitteilung 2015). Nach Rubin, Berntsen & Johansen (2008) sind PTBS-Symptome daher nicht die Folge der traumatischen Erfahrung selber, sondern entwickeln sich vielmehr aus einer gespeicherten und nachfolgend immer wieder veränderten Erinnerung an das Ereignis. Schon Freud & Breuer (1969) wiesen darauf hin, »daß das psychische Trauma, respektive die Erinnerung an dasselbe, nach Art eines Fremdkörpers wirkt, welcher noch lange Zeit nach seinem Eindringen als gegenwärtig wirkendes Agens gelten muß.« (Freud, 1969, S. 85).

Wie in Kapitel 3 beschrieben, hat die aus der Beobachterposition zutreffende Unterscheidung zwischen traumatischen Erfahrungen (A-Kriterium nach DSM-5®)

und nichttraumatischen Erfahrungen klinisch wenig Relevanz (Willard et al., 2016). Es ist sinnvoller, von einem *Stressorkontinuum* zu sprechen. Einzig der Klient kann aus seinem Empfinden heraus wahrnehmen, ob ein belastendes Ereignis psychisch noch bedeutsam ist, d. h., ob es die Merkmale eines *subjektiven Stressors* erfüllt.

Definition: Subjektiv bedeutsamer Stressor

Bei einem subjektiv bedeutsamen Stressor handelt es sich um eine dysfunktional gespeicherte Erinnerung i. S. einer verzerrten Symbolisierung einer biografischen Primärerfahrung, verbunden mit einem dauerhaft erhöhten psychophysiologischen Spannungszustand. Dabei wirkt der Stressor sowohl selbst als Ursache chronischer Stressdysregulation als auch als Ausgangspunkt für weitere dysfunktionale Prozesse. Er führt als organisierendes Prinzip zu einer assoziativen Ausweitung der Stressaktivierung auf reizähnliche Konstellationen, sogenannte Trigger, und weiter zu einer darauf folgenden kompensatorischen Symptomentwicklung. Wird eine der Stressorkomponenten aktualisiert, kann dies mit und ohne Beteiligung des Bewusstseins erfolgen. Es entstehen akute Belastungsgefühle. Subjektiv wird die Aktivierung des Stressors in der Regel als Kontrollverlust erlebt.

Eine belastende Lebenserfahrung kann immer nur im Nachhinein als subjektiv bedeutsamer Stressor definiert werden. Das zentrale Kriterium, ob sie adaptiv integriert wurde oder dysfunktional weiterwirkt und damit als Stressor definiert werden muss, liegt in ihrer aktuellen, vom Betroffenen gespürten Belastungsqualität. Im psychotherapeutischen Kontext wird die Höhe der Belastung im Allgemeinen mit der sogenannten *SUD-Skala* (subjective unit of discomfort/distress; Wolpe, 1990) zwischen Null und Zehn bestimmt.

Die klinische Erfahrung zeigt, dass eine vorrangige Nachverarbeitung dieser subjektiven Stressoren den größten Effekt für die Auflösung der Symptomatik bewirkt. Sie sollte daher – soweit möglich – am Beginn jeder Psychotherapie erfolgen (Stressor-First-Prinzip). Die Integration von Stressoren und damit die Auflösung ihres Störungspotentials führt zu einer natürlichen Wiederherstellung der Regulationsfähigkeiten des Kindes, oft ohne dass weitere therapeutische Maßnahmen notwendig sind. Die Ergebnisse einer RCT-Studie (Wanders, Serra & de Jongh, 2008) belegen diese Annahme.

Studie: Wanders, Serra & de Jongh, 2008

31 Kinder mit aggressiven Verhaltensauffälligkeiten im Alter zwischen 8 und 13 Jahren erhielten je drei Sitzungen EMDR (Behandlung von 3 Stressoren) oder kognitiv-behaviorale Therapie (Arbeit an den Symptomen). In der Sechs-Monats-Katamnese waren die stressorbehandelten Kinder der EMDR-Gruppe in ihrer aggressiven Symptomatik signifikant besser reguliert, obwohl mit ihnen nicht an der Symptomatik gearbeitet worden war.

Therapeutische Arbeit mit Stressoren bedeutet, dass Themen, Konflikte und Probleme des Klienten auf einzelne konkrete Erfahrungsmomente fokussiert werden, in denen sich ihre Dysfunktionalität wie in einem Brennglas verdichtet. Durch diese Strukturierung auf Stressoren, die im Übrigen nicht in allen Bedeutungsaspekten verstanden werden müssen, reduziert sich die klinische Komplexität des Störungsgeschehens enorm. So ergibt sich beispielsweise aus den Antworten eines Jugendlichen mit Schulproblemen auf die Frage *Was waren die fünf schlimmsten Erfahrungen, die du in der Schule gemacht hast?* eine zielgerichtete Möglichkeit, dieses Thema in tiefer Weise nachzuverarbeiten.

4.2 Die vielen Gesichter des subjektiven Stressors

4.2.1 Entfremdung vom eigenen Selbst

Den Klienten ist im Allgemeinen die Stressorwirkung pathogen gespeicherter Erinnerungen im Alltag nicht bewusst. Dennoch organisieren diese ganz wesentlich, gerade durch ihren *impliziten Modus*, deren Erleben und Verhalten (Ecker, Ticic & Hulley, 2016). In den wichtigsten Entwicklungsphasen des Menschen, im Kindes- und Jugendalter, wirken sich unbehandelte Stressoren in besonders starkem Maße entwicklungshemmend aus.

Grundsätzlich ist davon auszugehen, dass ein Stressor zu einem erhöhten Spannungsniveau innerhalb des Organismus des Klienten führt. Dies hat zur Folge, dass die Person ein Stück weit in ihrem Kontakt nach innen, im Spüren ihrer emotionalen Welt eingeschränkt ist und, bezogen auf die Umwelt, weniger funktional und adaptiv reagieren wird. Ihre Freiheitsgrade im Erleben und Handeln nehmen ab, da eine Aktivierung des Stressors subjektiv als Kontrollverlust erlebt wird. Mit Grawe (1998) könnte man von fest konditionierten motivationalen Schemata, sogenannten Handlungsbereitschaften, sprechen. Chronische Stressoren haben im weiteren Verlauf Vermeidungstendenzen zur Folge, die sich als defensives, rigides, unsicheres oder reaktives Verhalten äußern können. Mangelnde Affektkontrolle, das Kernsymptom maladaptiver Verarbeitung, öffnet die Tore für weitere belastende Erfahrungen im Alltag und in Beziehungen zu anderen Menschen. Die Dynamik der Stressorbildung führt in der Regel zu einer Fixierung der dysfunktionalen Dynamik. Dies kann eine Verschärfung der Spannungen, die sich dann u. a. auch körperlich niederschlagen, mit sich bringen.

Diese Dynamik kann alle Bereiche des menschlichen Lebens betreffen: Emotionen, physiologische Abläufe, Konzentration und Verhalten, den Bezug zum eigenen Selbst sowie den ganzen Bereich zwischenmenschlicher Beziehungen und gesellschaftlicher Anforderungen.

In der Eigenwahrnehmung beschreiben Klienten *subjektiv bedeutsame Stressoren* in einer großen phänomenologischen Vielfalt. Liegt ein Schocktrauma vor, sind in der Regel klare Erinnerungen vorhanden, die oft unwillkürlich ins Bewusstsein drängen (Intrusionen, Flashbacks) und von Angstgefühlen begleitet sind. Bei einem dissoziativ geprägten Verarbeitungsgeschehen wird die Erfahrung möglichst vom Bewusstsein ferngehalten und ist nicht unmittelbar zugänglich. Sie kann sich aber z. B. in körperlichen Symptomen äußern. Handelt es sich um chronisch belastende Alltagserfahrungen, sind dem Klienten die zugrundeliegenden biografischen Primärerfahrungen oft nicht bewusst, er nimmt nur deren Auswirkungen wahr. Die Schule stresst dann, der Vater nervt, Anforderungen des Lebens werden als belastend erlebt oder dysfunktionale Selbstüberzeugungen (»*Ich bin ein Versager*«) führen zu chronisch negativen Erlebenszuständen. Der Bezug zu vorangegangenen belastenden Lebenserfahrungen ist in der Regel nicht mehr vorhanden, der Klient ist sich des Vermeidungscharakters seines Zustandes nicht bewusst. Er leidet und fühlt sich ausgeliefert, ohne dass ihm die Entstehungsgeschichte seines Zustandes verständlich ist.

Laing (1983) weist auf den gesellschaftlichen Aspekt der Entfremdung hin. Soziale Adaption an dysfunktionale Gesellschaftsnormen erscheint ihm fragwürdig, was ihn in seinem berühmten Beispiel zu der Frage führt, ob der perfekt angepasste Bomberpilot nicht mehr einer Entfremdung unterliege als der Schizophrene, der glaubt, dass eine Bombe in seinem Kopf platziert sei.

Dies sind nur Facetten der Auswirkungen von Zuständen chronischer Dysregulation. Es gibt noch weitere maladaptive Folgen zu benennen.

4.2.2 Vom Schneeball zur Lawine

Die vielfältigen und langanhaltenden maladaptiven Folgen der Stressorenbildung können kaskadenartig zu weiteren dysfunktionalen Phänomenen führen. Über assoziative Lernvorgänge werden mit der Zeit reizähnliche Alltagskonstellationen mit dem Stressor verbunden und dadurch immer größere Bereiche des täglichen Lebens in die Stressordynamik einbezogen. Personen, die dem Verursacher der damaligen Belastung ähnlich sehen, lösen Angst aus; Tageszeiten (z. B. Dämmerung), die mit dem Ereignis assoziiert sind, führen zu unspezifischem Unwohlsein, Herausforderungen des Lebens werden aufgrund negativer Selbstbildentwicklung (»*Ich bin unfähig*«) zu großen Anstrengungen, Vermeideverhalten und sozialer Rückzug zeigen sich.

Das zweite unmittelbare Phänomen, das sich mit der Etablierung eines Stressors entwickelt, sind gegenregulatorische kompensatorische Prozesse, die ab einer gewissen Intensität als Symptome einer psychischen Störung bezeichnet werden. Zunächst versucht der Organismus, dadurch das Bewusstsein des Klienten vor dem Kontakt mit dem beunruhigenden psychischen Material zu schützen. Diese ursprüngliche Funktion wird mit der Zeit aber zu einer zunehmenden Belastung, da der Klient sein Leben mehr und mehr um dieses Muster herum im Sinne einer Vermeidung zu organisieren beginnt. Darauf wird ausführlich in Kapitel 5 eingegangen. Zur Veranschaulichung dieser Prozesse folgt hier eine Fallvignette.

Anton, 12 Jahre (*vom Schneeball zur Lawine*)

Anton erlebt auf dem abendlichen Nachhauseweg nach dem Fußballtraining eine anale Vergewaltigung durch zwei ältere Jugendliche. Nach der Schockphase entwickelt er zunächst Ängste, die ihn veranlassen, mit Beginn der Dämmerung das Elternhaus nicht mehr zu verlassen. Er gibt das Fußballtraining auf, obwohl die Eltern bereit sind, ihn zu begleiten und ihn auch wieder abzuholen. Den Schulbesuch kann er zunächst aufrechterhalten, aber aus bisherigen sozialen Aktivitäten zieht er sich mehr und mehr zurück. Vier Monate nach dem Vorfall beginnt Anton mit Zwangshandlungen (Waschzwang), die innerhalb kürzester Zeit große Teile seines Alltags in Anspruch nehmen. Als der Schulbesuch nicht mehr aufrechterhalten werden kann, wird eine stationäre Aufnahme in die Kinder- und Jugendpsychiatrie in die Wege geleitet. Die symptomatische Behandlung der Zwangsstörung (Exposition mit Reaktionsverhinderung) hat nicht den gewünschten Erfolg. Wieder zuhause mit inzwischen arrangierter häuslicher Beschulung, entwickelt sich eine mittelschwere Depression, die auf eine Pharmakotherapie nicht anspricht und persistiert.

4.2.3 Adaptive negative Gefühle

Nicht alle Gefühlszustände, die der Klient als in irgendeiner Weise unangenehm erlebt, besitzen eine Stressorqualität. Beispielsweise sind Trauer und Schmerz über den Verlust einer geliebten Person natürlicher Ausdruck der Verbundenheit mit diesem Menschen und einer gefühlsmäßigen Wahrnehmung der unwiederbringlichen Abwesenheit dieser Person. Auch hier würde der Klient zunächst eine aktuell gespürte Belastungsqualität verbunden mit einem hohen SUD-Wert (Wolpe, 1990) angeben. Der Therapeut ist aber in diesem Fall in seinem Empfinden für natürliche und angemessene erlebensmäßige Reaktionen und in seinem Differenzierungsvermögen gefordert. Situationsadäquates Erleben bedarf der Anerkennung und Würdigung, stellt es doch im Sinne Rogers' (1973) eine korrekte Symbolisierung der jeweiligen Erfahrung dar und verhindert so gerade die Entwicklung eines Stressors.

4.3 Somatische Folgen chronischer Stressdysregulation

Am prägnantesten kann die Wirkung eines subjektiv bedeutsamen Stressors durch das Bild eines *sowohl psychisch wie somatisch wirksamen chronischen Entzündungsherds* im Organismus beschrieben werden. In der Psychotraumatologie wird oft die Metapher vom *Splitter im Finger* verwendet, um diesen Prozess anschaulich zu machen. Ross (2000) spricht von *Gehirnfieber*.

Während die klassischen Modelle von Inkongruenz (Rogers, 2016), Inkonsistenz (Grawe, 1998, 2004) und maladaptiven Emotionen (Greenberg, 2011), um nur einige zu nennen, primär die psychischen Folgen beschreiben, hat die psychotraumatologisch ausgerichtete Forschung (Felitti, 2002; Danese et al., 2007, 2008, 2011; Anda et al., 2006) auch die somatischen Veränderungen infolge der Dysregulation des biologischen Stresssystems in den Blick genommen.

Belastende Kindheitserfahrungen führten zu einer dauerhaften Dysregulation der Ausschüttung einer Reihe stressregulierender Hormone (De Bellis & Zirk, 2014). Während die autonome Regulation auf Erhalt einer Homöostase ausgerichtet ist, verlagert sich die Regulation nach Etablierung subjektiv bedeutsamer Stressoren auf die chronische Aktivierung von Fight/Flight/Freeze-Reaktionen. Insbesondere langfristig erniedrigte Cortisolwerte führen zu einer generell erhöhten Anfälligkeit für Entzündungserkrankungen (Herz-Kreislauf-Erkrankungen). Danese et al. (2007) konnten in einer Longitudinalstudie an neuseeländischen Personen, die von ihrer Geburt bis zum 32. Lebensjahr begleitet wurden, nachweisen, dass Teilnehmer, die als junge Kinder körperliche oder emotionale Gewalt erlebt hatten, doppelt so häufig deutlich erhöhte Entzündungsparameter (CRP-Wert) im Blut aufwiesen wie unbelastete Personen. Hormonelle Dysregulation ist keineswegs uniform, sondern hängt vom Geschlecht, dem Alter des Kindes bei Beginn der Traumatisierung, der Dauer der belastenden Erfahrungen, der psychosozialen Unterstützung und der individuellen genetischen Disposition des Kindes ab.

In einer aktuellen Studie (Böck et al., 2016) konnte gezeigt werden, dass interpersonelle Gewalterfahrungen in der Kindheit nicht nur zur Erhöhung von Entzündungsparametern führen, sondern dass es bis in die Zelle hinein zu Schädigungen kommt.

Chronisch dysregulierter Stress schädigt ebenfalls das kindliche Gehirn in seiner normalen Entwicklung: Apoptosis (programmierter Zelltod), Verzögerung in der Myelinisierung, Hemmung der Neurogenese und Abnahme des Gehirnvolumens sind als mögliche Konsequenzen bekannt (De Bellis & Zirk, 2014). Nach Teicher & Samson (2016) sind eine Reihe wichtiger Gehirnregionen (z. B. das Corpus callosum) unmittelbar durch chronische interpersonelle Gewalterfahrungen in der Kindheit morphologisch verändert. Die Amygdala ist hypersensitiv für Bedrohungsreize und das Striatum ist hyposensitiviert für erwartete Belohnungen.

Das Immunsystem wird ebenfalls in seiner Funktionsweise beeinträchtigt (Danese et al., 2009). Eine Reihe biologischer Marker für eine ausgewogene Funktionsweise des Immunsystems sind pathologisch erhöht oder erniedrigt und führen – statistisch signifikant – zu Übergewicht, Diabetes (Huffhines, Noser & Patton, 2016) und weiteren chronischen Regulationsstörungen.

Zuletzt beeinträchtigt eine somatische Dysregulation auch wiederum die Psyche. Dies wird im Prozess der Entwicklung einer Depression deutlich, bei der nicht nur Verluste und Kränkungen maßgeblich an der Entstehung beteiligt sind, sondern auch zahlreiche, mit der Fehlregulation der Stresshormonachse verbundene somatische Effekte, die die Herausbildung eines chronisch-depressiven Zustandes begünstigen.

Mit der Konsolidierung einer belastenden biografischen Erfahrung zu einer pathogenen Erinnerung ist die stressorbezogene Dynamik im Organismus des Klienten aber noch nicht abgeschlossen. Wie im Somatischen aktiviert die *Entzündung* auch im Psychischen gegenregulatorische Heilungs- und Schutzkräfte. Es ist der Versuch des Organismus, die negativen Folgen der verzerrten Symbolisierung für das Bewusstsein des Klienten so gering wie möglich zu halten und ihm einen möglichst großen Handlungsspielraum zu ermöglichen (Fischer, 2007). Im folgenden Kapitel wird ausführlich auf die Bedeutung dieser transdiagnostischen Sichtweise für das Verständnis der Symptomatik des Klienten eingegangen.

Fazit

Es ist nicht die belastende Erfahrung an sich, die für die Herausbildung einer psychischen Symptomatik verantwortlich ist, sondern der sich daraus im Zuge einer ungünstigen Verarbeitung herausbildende *subjektiv bedeutsame Stressor*. Der Stressor enthält – verstanden als Netzwerkstruktur – die Gesamtheit der dysfunktionalen und verzerrt symbolisierten Elemente (Erlebensqualitäten, dysfunktionale Selbstüberzeugungen, Körperspannungen, Vermeidungsverhalten usw.).

- In der Regel wirken Stressoren im impliziten Modus. Sie entwickeln über die Zeit eine zunehmende innere Dynamik, die zu rigiden Strukturen im Sinne einer Vermeidung des ursprünglichen Belastungserlebens führt.
- Die subjektiv erlebten Folgen der Herausbildung eines Stressors sind vielfältig, beinhalten aber immer den Verlust an Wahlfreiheit und eine Blockierung eigener Entwicklungsmöglichkeiten.
- *Stressoren* wirken psychosomatisch als *chronische Entzündungen*. Körperliche Organe und Funktionen sind ebenso von chronischer Stress- bzw. Affektdysregulation betroffen wie der seelische Bereich.

5 *Stressorkompensatorisches Schema* – Transdiagnostisches Verständnis der Symptomatik

»Das Symptom ist nicht das Problem.«
(Colin Ross)

Mit der Etablierung der beiden beschreibenden Diagnosesysteme ICD-6 (WHO, 1949) und DSM-I (APA, 1952) war ein enormer Fortschritt in der systematischen Erfassung von psychischen Störungen verbunden. Kliniker und Forscher einigten sich auf ausschließlich beschreibende Diagnosekriterien und entwickelten eine gemeinsame Sprache, die die vorherige Aufsplitterung in schulenbezogene Sichtweisen überwand. Dieser Fortschritt war aber auch mit der Preisgabe einer ätiologischen Orientierung verbunden und führte zu einer immer artifizielleren Abgrenzung von postulierten eigenständigen Störungsbildern. Wie die deutschen Übersetzer des DSM-5® im Vorwort bemerken, ist diese Zielsetzung »durch die Definition zunehmend feinerer diagnostischer Kategorien, möglichst homogene Patientengruppen zu identifizieren, an ihre Grenzen gestoßen.« (DSM-5®; APA, 2015, S. LII).

5.1 Aktuelle Entwicklungen in der Diagnostik stressorreaktiver Störungen

Bevor der Frage nachgegangen wird, inwieweit eine kategoriale Diagnostik für das stressorbasierte Behandlungsmodell relevant ist, sollen überblicksartig die aktuellen diagnostischen Ansätze zur Klassifizierung stressorreaktiver Störungen dargestellt werden. Diese Diagnosegruppe ist die einzige, die eine konkrete Erfahrung, d. h. eine Belastungserfahrung oder ein Trauma, als ätiologische Ursache einer Störung beschreibt und somit über das deskriptive Paradigma der ICD- und DSM-Diagnosesysteme hinausgeht.

5.1.1 DSM-5® (Diagnostisches und statistisches Manual psychischer Störungen)

Die aktuelle Edition des DSM beinhaltet gegenüber der Vorgängerversion einige bedeutende Unterschiede in der Klassifizierung von Belastungsstörungen. Die

Einstufung der PTBS als Angststörung, die fehlenden Kriterien für Menschen mit komplexen Traumafolgestörungen sowie die mangelnde Alterssensitivität der auf Erwachsene bezogenen Kriterien für Vorschulkinder waren die Hauptkritikpunkte an den PTBS-Kriterien des DSM-IV TR (Saß et al., 2003) gewesen. Diese Einwände wurden zum Teil in den neuen Kriterienkatalog aufgenommen.

Stressorreaktive Störungen wurden in einer neuen Kategorie *Trauma- and Stressor-Related Disorders* zusammengefasst. Damit wurde anerkannt, dass es sich bei einer Posttraumatischen Belastungsstörung nicht um eine reine Angststörung handelt, sondern auch andere belastende Gefühle wie Ärger, Schuld, Scham, Wut und externalisierendes Verhalten (Störung des Sozialverhaltens) als Symptome auftreten können.

Weiterhin war man zwar nicht bereit, eine eigene Diagnose für Menschen mit komplexen Traumafolgestörungen zuzulassen, verschiedene Phänomene komplexer Traumatisierung wurden jedoch in die Diagnosekriterien für eine PTBS integriert. Zwei neue Symptomgruppen *Negative Veränderungen von Gedanken und Emotionen* und *Veränderungen im Verhalten* wurden aufgenommen und ein dissoziativer Subtyp definiert.

Für Vorschulkinder wurden eigene altersspezifische Stresssymptome kodifiziert und damit die jahrzehntelange Forschung von Scheeringa und Kollegen anerkannt (Scheeringa et al., 2003, 2006, 2011).

5.1.2 ICD-11

Das Diagnosesystem ICD-11 soll 2018 verbindlich werden und wird sich nach dem aktuellen Vorschlag der Vorbereitungsgruppe (Maercker et al., 2013, Cloitre et al., 2013) erstmals in wesentlichen Punkten vom DSM-5® unterscheiden. Neben der einfachen PTBS, deren Kriterienkatalog vereinfacht wird, gibt es eine Diagnose *Komplexe posttraumatische Belastungsstörung*. Dafür müssen zunächst die Kriterien einer einfachen PTBS erfüllt sein und zusätzlich Beeinträchtigungen im Bereich der Affektregulation, der Beziehungen zu anderen Menschen und ein chronisch negatives Selbstbild von Wertlosigkeit und Machtlosigkeit vorliegen.

Neben diesen beiden offiziellen Diagnosemanualen sind alternative Modelle entwickelt worden, um stressorreaktive Störungen zu erfassen.

5.1.3 Modell der Anpassungsstörung (Maercker, Einsle & Köllner, 2007)

Mit diesem Konzept greifen Maercker, Einsle & Köllner (2007) die Erkenntnis auf, dass es klinisch betrachtet wenig Sinn macht, zwischen Belastungserfahrungen und sogenannten potentiell traumatischen Erfahrungen (A1-Kriterium nach DSM-IV TR (Saß et al., 2003)) zu unterscheiden (Stressorkontinuum). Es werden alle aus der Life-Event-Forschung bekannten belastenden Lebensereignisse (Verluste, finanzielle Probleme, Kränkungen) als mögliche auslösende Erfahrungen für die Anpassungsstörung anerkannt. Anpassungsstörungen werden als ein generelles dysfunktionales Reaktionsmuster auf psychosoziale Stressoren konzeptualisiert, das den bekannten Kriterien einer PTBS folgt (Intrusion, Vermeidung und chronische physiologische Fehlsteuerung). Zusätzlich definieren sie Subkategorien (mit Depression, Angst und Impulskontrollstörungen/Störung des Sozialverhaltens) und tragen damit der Tatsache Rechnung, dass sich die Phänomenologie stressorreaktiver Störungen nicht auf die klassischen Symptome einer PTBS beschränken lässt.

5.1.4 Entwicklungsbezogene Traumafolgestörung (van der Kolk et al., 2009)

Mit dem Diagnosevorschlag, den führende Traumafachleute im Kinder- und Jugendbereich in zehnjähriger Vorarbeit entwickelten, wurde der Versuch unternommen, das klinische Bild von Kindern und Jugendlichen mit chronischen interpersonellen Gewalterfahrungen genauer abzubilden, als dies die klassischen Kriterien einer monotraumatisch verursachten PTBS ermöglichten. Der Diagnosevorschlag, der nicht den Weg in das DSM-5® fand, wird durch unmittelbare Erfahrung oder Zeugenschaft wiederholter und schwerer Episoden interpersoneller Gewalt und eine signifikante Unterbrechung schutzgebender Versorgungssysteme definiert (A1- und A2-Kriterium). Zentrale diagnostische Merkmale sind die Dysregulation der Emotionen und Physiologie (B-Kriterium), der Aufmerksamkeit und des Verhaltens (C-Kriterium) und des Selbstkonzepts und der Beziehungen (D-Kriterium) sowie weitere Symptome der klassischen PTBS (E-Kriterium; Schmid, Petermann & Fegert, 2010).

5.1.5 Der Ökophänotyp »Interpersonelle Gewalterfahrungen in der Kindheit« (Teicher & Samson, 2013)

Dieser Ansatz von Teicher & Samson (2013) teilt die wesentlichen Kritikpunkte an der traditionellen Diagnostik von Traumafolgestörungen, hält es aber nicht für sinnvoll, eine neue Diagnose zu entwickeln, sondern plädiert dafür, für die wesentlichen Diagnosen jeweils einen Subtypus *Interpersonelle Gewalterfahrungen in der Kindheit* einzuführen. Diese Konzeptualisierung beinhaltet eine speziell auf diese Erfahrungen bezogene Diagnostik und ein spezifisches traumafokussierendes Therapiemodul, das am Beginn des therapeutischen Prozesses stehen soll. Die Begründung liegt im Wesentlichen darin, dass Personen, die chronische Belastungen während ihrer Entwicklung erfahren mussten und nun diagnostische Kriterien unterschiedlicher psychiatrischer Erkrankungen aufweisen, sich klinisch, neurobiologisch und epigenetisch signifikant von wenig belasteten Patienten der gleichen Diagnosekategorie unterscheiden. Sie haben einen früheren Krankheitsbeginn, einen schwereren Krankheitsverlauf, reagieren häufig nicht gut auf symptombezogene Behandlungsansätze und weisen mehr Rezidive auf.

5.2 Kritik der kategorialen Diagnostik stressorreaktiver Störungen

Obwohl die Veränderungen im DSM-5® und die zu erwartenden Neuerungen im ICD-11 ein realistischeres Abbild der Phänomene nach Belastungserfahrungen beinhalten, bleiben dennoch grundsätzliche Probleme ungelöst, die in den folgenden Abschnitten diskutiert werden sollen.

5.2.1 Traumafolgestörungen sind nur als Prozessgeschehen nachzuvollziehen

Horowitz (1986) betont den zeitlichen Prozesscharakter der Integration einer belastenden Erfahrung durch ein Pendeln zwischen den Polen Aktualisierung (Intrusion) und Distanzierung (Vermeidung) und einer allmählichen Einarbeitung der Erfahrung in bestehende Strukturen des Selbst. Gelingt diese Verarbeitung nicht oder unvollständig, heißt dies, dass der Integrationsprozess in einer spezifischen Phänomenologie steckengeblieben ist. Die Punktdiagnose der Manuale täuscht dann ein eigenständiges Krankheitsbild vor, etwa eine Störung des Sozialverhaltens, während es sich in Wirklichkeit um eine Phase einer misslingenden Verarbeitung handelt, deren Erscheinungsweise sich im weiteren Verlauf höchstwahrscheinlich wieder ändern wird.

5.2.2 Das Problem der Komorbidität

Ein zentraler Kritikpunkt an der kategorialen Diagnostik bezieht sich auf das Phänomen der Komorbidität. Nach Harvey et al. (2004) sind die Schnittmengen zwischen verschiedenen Störungsbildern erheblich, sodass keineswegs von unabhängigen Krankheitsformen gesprochen werden kann. Außerdem weisen allgemein hohe Komorbiditätsraten auf gemeinsame ätiologische Wurzeln hin. Die Behandlung einer spezifischen Störung führt regelhaft zur Verbesserung auch bei komorbiden Störungen. Ross (2007) weist auf die diagnoseunspezifische Wirkung der SSRI-Medikamente hin. Serotoninwiederaufnahmehemmer bestehen aus nur einer Substanz, haben also nur einen Wirkmechanismus. Daraus lässt sich auch schlussfolgern, dass die verschiedenen Störungen auf der biologischen Ebene nicht distinkt sind.

So weist beispielsweise die PTBS regelhaft eine hohe Komorbidität mit einer Fülle körperlicher und psychischer Störungen auf. Zu den häufigsten komorbiden Störungen bei posttraumatischen Belastungsstörungen bei Kindern zählen internalisierende Störungen und externalisierende Verhaltensprobleme, Depression und somatoforme Störungen. 87,5 % der Kinder mit PTBS hatten eine weitere Diagnose, 77,5 % hatten zwei oder mehr zusätzliche Diagnosen (Giaconia et al., 1995; Goenjian et al., 1997; Essau, Conrad & Petermann, 1999).

Der erfahrene Traumaforscher und Therapeut Bessel van der Kolk formuliert in Bezug auf das Problem der Komorbidität bei komplextraumatisierten Kindern prägnant:

> »Durch die Aufspaltung der vollen Bandbreite der traumabezogenen Probleme in scheinbar nicht zugehörige »komorbide« Zustände besteht die Gefahr, dass fundamentale traumabezogene Störungen einer wissenschaftlichen Untersuchung vorenthalten bleiben und Kliniker wenig hilfreiche Heilbehandlungen anwenden.« (van der Kolk, 2009, S. 579)

Im Gegensatz zum Konzept der Komorbidität, dem eine systematische Bezogenheit der unterschiedlichen diagnostischen Phänomene fehlt, sieht das Modell der Traumafolgestörungen ein gemeinsames Wirkprinzip zugrundeliegen, das Anda et al. (2006) wie folgt charakterisieren:

> »Zahlreiche Studien haben ergeben, dass Überlebende frühkindlichen Missbrauchs viele sich überschneidende psychische Störungen aufweisen, die als komorbide Störungen beschrieben wurden. Der Begriff Komorbidität impliziert jedoch die Annahme, dass jede Störung eine unterschiedliche Ätiologie aufweist. Eine alternative Erklärung stellt die Annahme dar, dass verschiedene Störungen (z. B. Depressionen, PTBS, dissoziative Störungen, Substanzmissbrauch, Borderline-Persönlichkeitsstörungen) in unterschiedlichem Grad durch eine gemeinsame Ätiologie bestimmt sind. Die Beziehung zwischen Stressor und Störung wird durch Genetik (Caspi et al., 2003) und der Schwere und Dauer der Stressexposition, beispielsweise durch Missbrauch in der Kindheit, moderiert. In diesem Kontext wurde der Begriff Traumafolgestörung geprägt, um die gemeinsame Ätiologie zu betonen. Hinzu kommt, dass die künstliche Unterscheidung zwischen psychischen und physischen Störungen ein Hindernis für eine effektive Behandlung der zahlreichen Probleme Überlebender von Kindheitsmissbrauch dargestellt.« (Übersetzung, TH)

Ross (2007), ein bekannter US-amerikanischer Angst- und Traumaforscher, hat ein eigenes Traumamodell entwickelt. Seiner Ansicht nach ist ein Paradigmenwechsel vonnöten, um eine Antwort auf die Komorbiditätsfülle bei schweren psychischen Störungen geben zu können. Er geht davon aus, dass jedes Symptom unterschiedliche Ätiologien in verschiedenen Patienten mit derselben Störung oder aber dieselbe Ätiologie in verschiedenen Patienten mit unterschiedlichen Störungen aufweisen kann. Diagnostische Kategorien lassen also keine Rückschlüsse auf die Ätiologie zu. Gleiche Diagnosen lassen sich unterscheiden in solche mit und ohne Traumabeteiligung. Die Diagnose kann also den Behandlungsplan nur bei Klienten ohne Traumaerfahrungen festlegen. Je mehr Traumata im Sinne von Stressoren eine Rolle spielen, desto mehr zeigen sich Komorbidität, Komplexität und chronische Verläufe. Das Traumamodell geht davon aus, dass Stressoren die Hauptursache und das organisierende Prinzip bei multikomorbiden Patienten darstellen. Er fasst zusammen:

> »Trauma beeinflusst Beginn, Symptomatologie, Komorbidität, Verlauf und das Ansprechen auf und den Erfolg von Psychotherapie und Psychopharmakologie, bei *allen Störungen* [Hervorhebung, TH] des DSM-IV-TR.« (Ross, 2007, S. 56)

5.2.3 Diagnostische Kategorien sind nicht handlungsleitend für die Behandlungsplanung

Wie schon Teicher & Samson (2013) und Ross (2007) anmerkten, bietet die kategoriale Diagnostik keine sinnvollen Informationen für eine Behandlung stressorbezogener Störungsbilder an. Dies gilt auch und im Besonderen für den Kinder- und Jugendlichenbereich (Rosner, 2010). Kritisiert wird beispielsweise die Unangemessenheit des A-Kriteriums (traumatische Erfahrung) zur Definition einer PTBS im Kindesalter. Die zwingende Berücksichtigung dieses Kriteriums führt zu einer massiven Unterdiagnostik dieser Traumafolgestörung. Wie schon in Kapitel 2.2.3 dargestellt, sind sogenannte Nicht-A-Erfahrungen (leichte Stressoren) bei Kindern in wesentlichem Maße an der Entwicklung einer PTBS beteiligt (Anders et al., 2012; Copeland et al., 2010). Chronische Vernachlässigung etwa erfüllt nicht das Kriterium für eine Traumastörung.

Grundsätzlich wird durch die rein deskriptive Beschreibung von Störungsbildern deren funktionale Bedingtheit etwa als kompensatorische Schutzreaktion außer Acht gelassen. Die Folgen dieser nicht adäquaten Diagnostik für Kinder sind enorm.

5.2.3.1 Kinder erhalten keine Diagnose

Trotz nachgewiesener längerfristiger chronischer interpersoneller Gewalterfahrungen zeigen diese Kinder oftmals nicht die Kriterien für das Vollbild einer psychischen Störung. In einer Untersuchung von Richardson et al. (2008) erfüllten Kinder, die länger als ein Jahr misshandelt worden waren, zu 47 % nicht die Kriterien für irgendeine DSM-IV-Diagnose. Auch nach einem Monotrauma zeigt nur ein geringer Teil der Kinder das Vollbild einer PTBS, ein bedeutsamer Anteil aber ausschließlich subklinische Symptome, die jedoch in ähnlicher Weise als belastend erlebt werden (Carrion et al., 2002). Die American Academy of Child and Adolescent Psychiatry empfiehlt daher,

> »ein Kind oder einen Jugendlichen dann als behandlungswürdig anzusehen, wenn das Alltagsleben des Kindes oder Jugendlichen beeinträchtigt ist. Dies unabhängig davon, ob sie die Diagnose PTBS erhalten haben oder nicht.« (AACAP, 2010, S. 421)

5.2.3.2 Kinder erhalten falsche bzw. nicht zielführende Diagnosen

Schon für Kinder mit singulärer Traumatisierung entspricht die auftretende Symptomatik in der Regel nicht den dafür in den Manualen vorgesehenen Diagnosen. So zeigt die klinische Erfahrung, dass Trennungsangst im Vorschulalter die häufigste Störung nach Belastungserfahrungen darstellt. Ein daraus resultierender diagnoseorientierter Behandlungsplan, der etwa auf die Mutter-Kind-Interaktion zielen würde, wäre unangebracht und wenig effektiv.

Noch unbefriedigender ist die Ausrichtung auf Diagnosen für chronisch beziehungstraumatisierte Kinder. Sie zeigen in der Regel eine Breitbandsymptomatik mit verschiedenen Verhaltensauffälligkeiten. Jonkmann et al. (2013) konnten zeigen, dass Kinder und Jugendliche (und Erwachsene), die von chronischer interpersoneller Gewalt betroffen sind, andere Störungsphänomenologien zeigen, die durch die klassischen Merkmale einer PTBS nicht erfasst werden. Nicht traumaspezifische Symptome, sogenannte *trauma unrelated symptoms*, waren vorherrschend. Die vorliegende Multimorbidität führt zu einem Nebeneinander verschiedener Störungsdiagnosen, die das eigentliche Krankheitsgeschehen nicht konsistent abbilden und zu einer unzureichenden Behandlungskonzeption führen.

Ackermann und Kollegen (Ackermann et al., 1998) untersuchten beispielsweise Kinder mit nachgewiesener Misshandlung und/oder sexuellem Missbrauch. Die Kinder wiesen im Durchschnitt 2,8 verschiedene Diagnosen auf, wobei die Anzahl der Diagnosen hoch mit der Anzahl der Einrichtungen korrellierte, in denen die Kinder bereits untergebracht worden waren. Die folgende Tabelle gibt Auskunft über die Häufigkeit der erhaltenen Diagnosen (▸ Tab. 3).

Tab. 3: Häufigkeit der Diagnosen bei Kindern mit nachgewiesener Misshandlung und/oder sexuellem Missbrauch (Ackermann et al., 1998)

Diagnose	Diagnosehäufigkeit %
Trennungsangst/Überängstlichkeit	59 %
Störung des Sozialverhaltens/Oppositionelles Verhalten	57 %
Phobien	36 %
PTBS	36 %
Dysthymie/Depression	32 %
ADHS	29 %
Zwang	14 %

Bemerkenswert sind die geschlechtsspezifischen Unterschiede in der Diagnosezuteilung, wie sie Tab. 4 zeigt.

Tab. 4: Geschlechtsspezifische Unterschiede bei der Diagnosezuteilung (Ackermann et al., 1998)

Jungen (vorwiegend externalisierend)		Mädchen (vorwiegend internalisierend)	
Störung des Sozialverhaltens	67 %	Trennungsangst/Überängstlichkeit	79 %
ADHS	67 %	Phobien	58 %
Oppositionelles Verhalten	64 %	PTBS	53 %
Trennungsangst	59 %	Oppositionelles Verhalten	47 %

Rosner & Steil (2012, S. 49) stellen zusammenfassend fest,

> »dass die Folgen interpersoneller Traumatisierung oft unzureichend behandelt werden, weil eher die rein behaviorale Kontrolle der Symptomatik betont wird, anstatt anzuerkennen, dass durch die interpersonelle Traumatisierung die gesamte Entwicklung des Betroffenen in unterschiedlichsten Bereichen beeinträchtigt wird und damit eine weitergehende Intervention erforderlich ist.«

5.3 Ein transdiagnostisches Modell der Traumafolgestörungen

»Form folgt Funktion.«
(Gestaltungsgrundsatz in der Bauhausarchitektur)

In den vorherigen Kapiteln wurden die der Symptombildung vorausgehenden Prozesse (belastende Lebenserfahrung, maladaptive Verarbeitung, Konsolidierung eines chronischen Stressors) und die Unzulänglichkeiten einer kategorialen Diagnostik beschrieben. Jetzt ist es an der Zeit, ein für das stressorbasierte Modell stimmiges Verständnis stressorreaktiver Symptome zu entwickeln. Auf einer phänomenologischen Ebene haben Schmid, Fegert & Petermann (2010) dies für das Kindes- und Jugendalter bereits sehr anschaulich dargestellt (► Abb. 5).

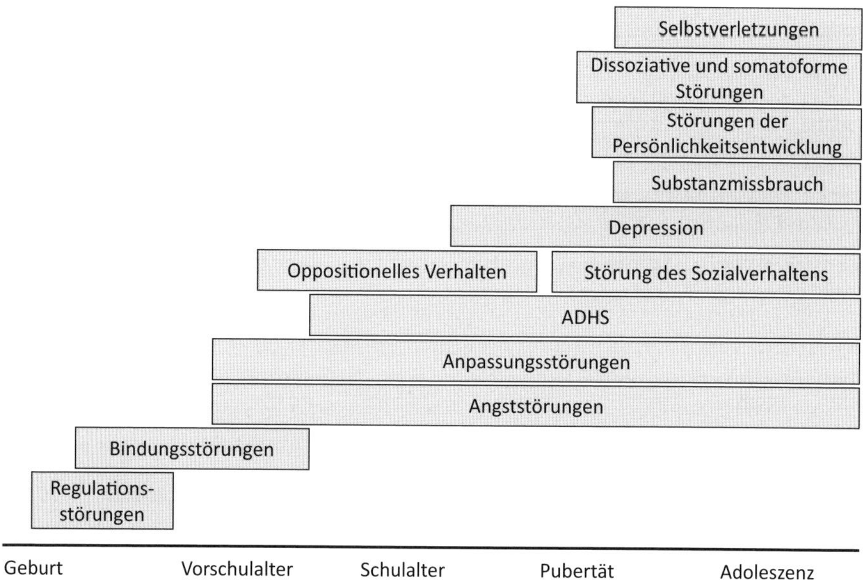

Abb. 5: Stressorreaktive Störungen in Abhängigkeit vom Lebensalter (modifiziert nach Schmid et al. 2010)

Mit der Darstellung der altersabhängigen Symptomvielfalt sind aber noch nicht die Prozesse abgebildet, die anscheinend eine solche Symptombildung notwendig werden lassen. Es stellt sich die Frage nach einer allgemeinen, die spezifische Symptomatologie übersteigenden Dynamik, die ein grundlegendes Verständnis stressorreaktiver Symptombildung ermöglicht. Im stressorbasierten Therapieansatz wird davon ausgegangen, dass dem Symptomgeschehen generell eine kompensatorische Funktion zukommt. Dies soll in den folgenden Kapiteln (▶ Kap. 5.3.1 & 5.3.2) ausgeführt werden.

5.3.1 Die Symptomatik als stressorkompensatorisches Schema

Schon Felitti et al. (1998) gingen davon aus, dass die beobachteten Symptome nach interpersonellen Gewalterfahrungen in der Kindheit Copingstrategien zur Minimierung des entstandenen chronischen Stresses darstellen. Einfach gesprochen liegt ein Vermeidungsmuster vor. Der Organismus etabliert motivationale Schemata, wie Grawe (2004) es nennt, deren Aufgabe darin besteht, den Kontakt zu den Quellen des Stressempfindens so weit wie möglich zu vermeiden. Dies entspricht auch der Ansicht von Ross (2007), der für komorbide Störungen prägnant formuliert »It's all avoidance.« (Ross, 2007, S. 206). Als anschauliches Beispiel führt er das sogenannte Hochrisikoverhalten von Jugendlichen an. Gefahren aufzusuchen erhöht die Ausschüttung von Noradrenalin mit daraus folgender Hypervigilanz (Wachsamkeit). Physiologische Gegenregulation durch Serotonin löst dann eine Entspannungsreaktion aus. Aufgrund des niedrigen Serotoninspiegels entsteht ein Gefühl von Unsicherheit. Dieses hormonell mitbedingte Unsicherheitsgefühl forciert das beruhigungsheischende, aber auch selbstgefährdende Verhalten.

Das stressorbasierte Therapiemodell betrachtet die Funktionalität von Symptomen und nicht ihre Phänomenologie als das wesentliche Bestimmungsmerkmal für die Behandlungsplanung. Allerdings sollen, bevor ausführlicher auf diese Bedeutungszuschreibung eingegangen wird, zunächst zwei Kategorien von Stressoren unterschieden werden.

Die klassischen Symptome der posttraumatischen Belastungsstörung, von Plassmann (2007) *primäre Krankheitsphänomene* genannt, beinhalten das unwillkürliche Wiedererleben der traumatischen Erfahrung und zeigen sich als physiologische Übererregung, Flashbacks, Albträume und spontane dissoziative Phänomene. Diese Reaktionen können ähnlich wie ein Asthmaanfall von den Klienten *nicht kontrolliert* werden. Im stressorbasierten Ansatz werden sie den *Stressoren* (▶ Kap. 4) zugerechnet.

Alle anderen, sich bildenden Erlebens- und Verhaltensweisen, nach Plassmann (2007) *sekundäre Störungen*, zeichnen sich in erster Linie durch ihren kompensatorischen Charakter aus. Sie stellen maladaptive Copingmechanismen dar, die sowohl der Vermeidung traumabedingten Wiedererlebens dienen als auch ein Mindestmaß an Kontrollgefühl (oft über den eigenen Körper, beispielsweise bei Anorexie) bewirken sollen. In diesem Prozess schafft die Vermeidungsreaktion der Person ein nur kurzfristiges Kontrollgefühl und damit einhergehend eine gewisse Entspannung und Erleichterung. Dieser Mechanismus ist beispielsweise für die Zwangsstörung evident, wenn das Händewaschen kurzfristig den mentalen Druck, sich angesteckt zu haben und in Gefahr zu sein, reduziert. Eine ständige Aktivierung dieses Ablaufs führt auf Dauer aber zu einem Erschöpfungszustand, der dann als komorbide Depression diagnostiziert wird. Als Beleg für eine solche Dynamik kann die Tatsache gesehen werden, dass bei häufig anzutreffendem Auftreten von Angst, Zwang oder einer PTBS zusammen mit einer Depression die komorbiden Symptome immer die Primärdysfunktionalität darstellen und der depressiven Störung zeitlich vorausgehen.

Dieser Aspekt wird auch von Ross (2007) betont, der besonders auf die vergiftenden Effekte der ständigen Retraumatisierungen durch die Symptomatik im Alltag hinweist. Die wiederkehrenden Kontrollverluste durch die Fixierung im stressorkompensatorischen Muster entwickeln im weiteren Verlauf eine sich selbst aufrechterhaltende Dynamik und generieren weitere Symptome, sodass mit der Zeit immer komplexere Störungsbilder mit kaskadenartigen negativen Effekten entstehen. Das ungelöste Trauma verursacht neue Traumata. Das Symptom wird selber zu einem Teil des Stressornetzwerks. Es etabliert sich eine Dynamik, die als Entwicklung *vom Schneeball zur Lawine* bezeichnet werden kann. Dieser Überlebensmodus (Ford, Albert & Hawke, 2008) erschöpft sich schnell und endet oft in einem Zustand der Hoffnungslosigkeit und Entkräftung.

In diesem Modell werden alle symptomatischen Phänomene unter dem Begriff des *stressorkompensatorischen Schemas* zusammengefasst, die funktional darauf abzielen, die Aspekte des Traumaschemas, insbesondere die damit verbundenen belastenden Gefühle, vom Bewusstsein fernzuhalten. Diese Vorstellung ist aus dem von Fischer & Riedesser (1998) entwickelten Modell entstanden. Sie bezeichnen die mit der belastenden Erfahrung verbundenen psychischen und Verhaltensaspekte als Traumaschema. Dem traumakompensatorischen Schema schreiben sie eine doppelte Funktion zu. Zum einen bietet es der Person einen gewissen Schutz vor dem Wiedererleben der traumabezogenen Gefühle (Todesangst, Hilflosigkeit, Scham ...), während es ihr aber gleichzeitig auch einen gewissen Handlungsspielraum eröffnet. In der von Fischer (2007) begründeten Mehrdimensionalen Psychodynamischen Traumatherapie (MPTT) wird der vordergründig funktionale Anteil des traumakompensatorischen Schemas im Dienste der Adaption als dynamisch aktive Struktur gewürdigt. Sie wirkt dem Traumaschema, das die Tendenz hat, sich immer wieder spontan zu aktualisieren, entgegen (Dreiner, 2012). Dadurch entsteht für die betroffene Person ein zumindest minimales, wenn auch nur kurzzeitiges Gefühl der Kontrolle.

So sehr im Kontakt mit dem Klienten die Phänomenologie des stressorkompensatorischen Schemas als einzige für ihn zunächst mögliche und sinnvolle Überlebensreaktion gewürdigt werden muss (Ecker, Ticic & Hulley, 2016), so wichtig ist es aber auch, auf die dysfunktionalen Aspekte aufmerksam zu machen und den Klienten zu motivieren, sich nicht mit der anstrengenden, sein Leben und seine mögliche Entwicklung einschränkenden Lösung abzufinden. Der ursprüngliche, reparative Versuch gelingt nicht, d. h., die emotionale Belastung verringert sich nicht, die Person wird kontinuierlich geschwächt (Retraumatisierung) und in ihrer Entwicklung behindert.

5.3.2 Die Symptomphänomenologie folgt der Funktion

Die spezifische Ausprägung des Kompensationsgeschehens, d. h. der Symptomatik, richtet sich ganz nach den inneren Notwendigkeiten der betroffenen Person. Der zunächst als Selbstheilungsversuch initiierte Copingversuch nutzt dazu die intrapersonellen Ressourcen des Klienten, um einen möglichst optimalen Schutz vor der Gewahrwerdung der Belastungsgefühle zu gewährleisten. Die Ausformung des individuellen Störungsmusters repräsentiert also keine distinkte Erkrankung, sondern reflektiert den letztlich misslingenden Versuch einer Bewältigung. Es handelt sich um einen Prozess, angesichts subjektiv überwältigend empfundener Gefühle ein Kontrollempfinden aufrechtzuerhalten. Die Kompensation kann darin bestehen, dass die Symptomatik *hilft*

- *ein Kontrollgefühl zu empfinden.*
  Dies ist bei Zwangsstörungen und bei der Anorexie offensichtlich, kann aber auch bei vielen anderen Störungsbildern beteiligt sein.
- *belastende Gefühle direkt zu vermeiden.*
  Hier sind Angststörungen aller Art gemeint, die kein ausgeprägtes gegenregulatorisches Coping-Verhalten beinhalten.
- *das Fühlen und Spüren an sich zu betäuben.*
  Dissoziative Symptome, depressive Zustände und Suchtmittelmissbrauch bringen es mit sich, dass belastendes Erleben nicht mehr gespürt wird.
- *eine unmittelbare Spannungsabfuhr zu bewirken.*
  Hierzu zählen Impulskontrollstörungen jeglicher Art und spezifische Formen von Störung des Sozialverhaltens.
- *eine ständige Suche nach einer Wiederholung einer »guten Erfahrung« aufrechtzuerhalten.*
  Dies steht paradigmatisch für Verhaltenssüchte (Rauchen, Spielsucht etc.).
- *eine große Komplexität zu entwickeln, die dem Klienten eine größere Vielfalt von kompensatorischen Handlungsmöglichkeiten bietet.*

Der Blick des Therapeuten richtet sich also nicht in erster Linie auf die Phänomenologie der Symptomatik, sondern ihre *Funktion* als Stressorkompensatorik. Oder wie Ross (2007, S. 201) es ausdrückt »Das Symptom ist *nicht* das Problem«. Dieses symptomübergreifende, d. h. transdiagnostische Grundverständnis hat natürlich eine entscheidende Auswirkung sowohl auf die Psychoedukation, d. h. das Erklärungsmodell, das der Therapeut dem Klienten für seine Störung vorschlägt, als auch auf die Behandlungsplanung. Diese wird sich primär auf die Nachverarbeitung der Auslöser des kompensatorischen Geschehens beziehen und weniger versuchen, die Gegenregulation selber »in den Griff« zu bekommen.

Fazit

Eine kategorial und komorbiditätsorientierte Erfassung psychischer Störungen verkennt die stressorreaktive Dynamik der Symptombildung. Trotz gewisser Fortschritte in der Erfassung von Traumafolgesymptomen im DSM-5® und im ICD-11 bleibt das grundsätzliche Problem erhalten, dass ein kategorialer Ansatz nur für die offiziell als stressorreaktiv anerkannten Störungsbilder (F 43.x ICD-10) sinnvoll ist.

- Eine handlungsleitende Sichtweise verlangt eine transdiagnostische Ausrichtung, die zugrundeliegende Prozesse wie chronische Affektdysregulation und gegenregulative Kompensationsbildung berücksichtigt.
- Psychische Symptome lassen sich am besten über ihre Funktion als stressorkompensatorisches Schema verstehen. Trotz ihrer vielfältigen Erscheinungsweisen verbindet sie ihre Funktion als Versuch des seelischen Apparats, Aktivierungen des Traumaschemas vom Bewusstsein fernzuhalten und ein Kontrollempfinden zu generieren.

6 *Stressornetzwerk* – Ansatzpunkt klinischen Handelns

Viele Wege führen nach Rom.

In der Psychotraumatologie hat sich, ausgehend von neurobiologischen Modellen, das Konstrukt *Traumanetzwerk* etabliert. Der Begriff *Netzwerk* beinhaltet die Vorstellung, dass alle Elemente eines Systems in nicht zu trennende Weise wie bei einem Mobile miteinander verbunden sind. Organisierender Faktor dieser Verkoppelungen sind in der Regel die erlebnismäßigen Qualitäten von Erfahrungen. Netzwerke bilden sich also um bestimmte Gefühle und Körperempfindungen herum. Bekannt ist etwa das Furchtnetzwerkmodell von Foa und Rothbaum (1998). In der Narrativen Expositionstherapie (Schauer, Neuner & Elbert, 2011) ist das primäre Ziel der Behandlung, die unterschiedlichen Netzwerke der heißen Daten (sensorisch-perzeptuelles Gedächtnis; Amygdala) und die der kalten Daten (explizites Wissen um Ort, Zeit, Faktum; Hippocampus) wieder miteinander zu verbinden, um eine korrekte Symbolisierung der belastenden Ereignisse zu ermöglichen.

Der *stressorbasierte Therapieansatz* bedient sich ebenfalls dieser Begrifflichkeit und bezeichnet das basale Konstrukt seines Ansatzes als *Stressornetzwerk*.

6.1 Das Stressornetzwerk

Das Stressornetzwerk beinhaltet alle Elemente, an denen fokussiertes therapeutisches Handeln ansetzen kann. Das Grundverständnis dieses Behandlungsmodells (▸ Abb. 1) baut in seiner ätiologischen Orientierung darauf auf, dass belastende Lebenserfahrungen unter ungünstigen Umständen zu einer dysfunktionalen Dynamik in Psyche und Körper führen können. Die Herausbildung eines subjektiv bedeutsamen Stressors (▸ Kap. 4) und eines kompensatorischen Symptomgeschehens (▸ Kap. 5) wurde schon ausführlich beschrieben. Neben diesen beiden Aspekten gibt es ein weiteres, drittes Kernelement des Stressornetzwerkes nämlich sogenannte *Trigger* (▸ Kap. 6.1.3). Assoziative Vorgänge führen mit der Zeit dazu, dass sich aktuelle Reizkonstellationen mit den ursprünglichen Belastungserfahrungen verbinden und ebenfalls Teil des Stressornetzwerkes werden. Aktuelle Wahrnehmungen können dann stressor-assoziiertes Erleben (Angst), Verarbeitungsdenken (»*Ich bin in Gefahr*«) und die damit verbundenen Handlungsbereitschaften (Flucht) auslösen. Ein weiteres assoziatives Element besteht aus Befürchtungen aller Art, die sich auf zukünftige Ereignisse beziehen und durch Trigger ausgelöst werden können.

Das Stressornetzwerk beinhaltet somit drei Aspekte (▶ Abb. 6).

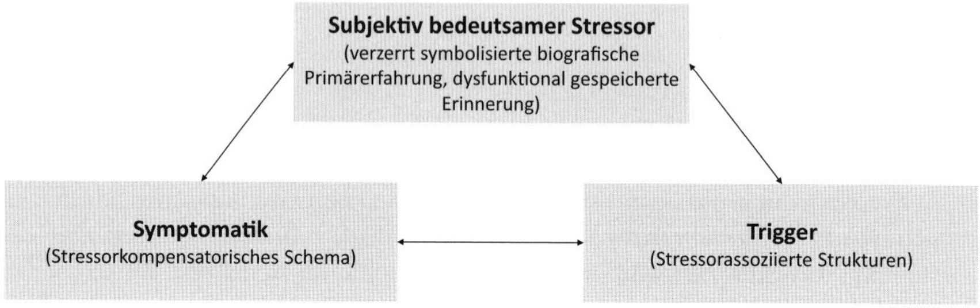

Abb. 6: Kernelemente des Stressornetzwerks

Für die klinische Praxis ist es bedeutsam, dass alle drei Aspekte des Stressornetzwerkes in gleicher Weise als Eingangstüren für therapeutisches Transformationsgeschehen genutzt werden können. Dies erleichtert die Arbeit mit dem Material des Klienten sehr, da der Therapeut nicht mehr darauf angewiesen ist, ausschließlich biografische Belastungserfahrungen adressieren zu müssen. Beispielsweise hat es sich in der Behandlung von Zwangsstörungen mit EMDR (Marsden, 2016) gezeigt, dass die Fokussierung auf Trigger in der Regel vorrangig vor der Bearbeitung biografischer Belastungserfahrungen erfolgen sollte.

6.1.1 Der subjektiv bedeutsame Stressor (verzerrt symbolisierte biografische Primärerfahrung)

Bezogen auf diesen Aspekt sprechen Fischer & Riedesser (1998) von einem *Traumaschema,* das alle psychischen Inhalte enthält, die direkt mit dem traumatischen Ereignis assoziiert sind, darunter auch Kampf-, Flucht-, Totstell- und Täuschungsimpulse. Diese Charakterisierung verweist darauf, dass konsolidierte Erinnerungen sich aus verschiedenen Modalitäten zusammensetzen, die auch in ganz unterschiedlichen Regionen des Gehirns abgespeichert werden. Eine abgespeicherte Erfahrung umfasst im wesentlichen Erlebensaspekte (Fühlen und Körperempfinden), Wahrnehmungscharakteristika, assoziierte Denkvorgänge sowie motivationale Schemata (Handlungsbereitschaften).

Die unterschiedlichen therapeutischen Ansätze schreiben jeweils einer bestimmten Modalität der konsolidierten Erinnerung eine primäre pathogene Funktion zu.

Autoren aus dem humanistischen und psychodynamischen Bereich (Plassmann, 2007; Lane et al, 2015; Greenberg, 2011) weisen dem Erleben, den sogenannten *impliziten Emotionen,* auch maladaptive sekundäre Emotionen genannt, einen zentralen Stellenwert in der Ätiologie von Traumafolgestörungen zu

(Amygdalapräferenz). Neuner (2016) spricht davon, dass die fehlende Kontextualisierung dysfunktional konditionierter emotionaler Reaktionen in Raum und Zeit das pathogene Element darstellt. Kognitiv verhaltenstherapeutisch orientierte Modelle (Ehlers & Clarke, 2000; König & Resick, 2012; Wells, 2011) betonen dagegen dysfunktionale kognitive Prozesse wie beispielsweise Rumination und Gedankenvermeidung als Ausgangspunkt dysfunktionaler Emotionen. Van der Kolk (2003, S. 86) schließlich beschreibt die zentrale Qualität des Stressors wie folgt:

> »Per *definitionem* ist ein Erlebnis dann *traumatisch*, wenn es *anschließend* die Art, wie die Betroffenen ihre *Wahrnehmung* organisieren, entscheidend prägt.«

6.1.2 Die kompensatorische Symptombildung (Gegenregulationsversuche des Organismus)

Wie schon im Abschnitt über Menschenbildannahmen (► Kap. 1) dargestellt, wird davon ausgegangen, dass im Menschen wie im gesamten Universum Selbstregulations- und Selbstorganisationskräfte (Maturana & Varela, 1987; Prigogine & Stengers, 1999) wirksam sind. Das bedeutet, dass auch *nach* der Konsolidierung eines Stressors ein natürliches Prozessgeschehen innerpsychisch aktiv bleibt, das auf Verringerung der Inkongruenz (Stress) abzielt. Zunächst handelt es sich um *spontane Versuche, die Homöostase wiederherzustellen*. So können Albträume als ein Prozess verstanden werden, die traumatische Erfahrung im Nachhinein in einer adäquaten Form ins Selbstkonzept zu integrieren. Das Aufwachen unterbricht diesen Selbstheilungsversuch.

Gelingt dies nicht, werden *kompensatorische Schutzmuster* entwickelt, die funktional darauf abzielen, stressorbezogene psychische Aspekte vom Bewusstsein möglichst fernzuhalten. Fischer & Riedesser (1998) sprechen von einem *traumakompensatorischen Schema* und betonen den zunächst konstruktiven Charakter dieses Prozesses. Andere Autoren stellen den Vermeidungscharakter dieser Schemata (Ross, 2007) in den Vordergrund. In Kapitel 5 wurde ausführlich auf die unterschiedlichen Konzepte eingegangen.

6.1.3 Die assoziative Verknüpfung mit aktuellen Reizkonstellationen (Trigger)

Dysfunktional gespeicherte Erinnerungen haben die Tendenz, sich assoziativ mit anderen, reizähnlichen Eindrücken und Mustern zu verbinden. Die entsprechenden, dafür verantwortlichen Gesetzmäßigkeiten sind bekannt. Es sind die verschiedenen Formen des Lernens (Priming, Kindling, Generalisierung, Konditionierungsvorgänge), die dazu beitragen, dass die maladaptiven Wirkungen innerpsychisch immer mehr Raum einnehmen. So erfährt das Stressornetzwerk eine ungünstige Ausweitung, mit der Folge, dass Wahrnehmungen aus der aktuellen Gegenwart des Klienten dessen biografische Stressoren aktivieren. Diese *Triggerung* kann sowohl Aspekte der traumatischen Erinnerung selbst als auch der gegenregulatorischen kompensatorischen Symptomatik beinhalten. Sie schließt Wahrnehmungen innerer Signale wie z. B. physiologische Zustände von Unterzuckerung bei Hunger, propriozeptive Signale über Körperhaltungen und sich entwickelnde Befürchtungen (Worst-Case-Fantasien) bezüglich der Zukunft mit ein.

Aktuelle Eindrücke werden nicht nur assoziativ in das Stressornetzwerk eingebunden, sondern sie erhalten durch Sensitivierungsprozesse von Gehirnstrukturen, insbesondere der Amygdala, zusätzlich eine hypertrophe Bedeutungs- und Erlebensqualität.

Definition: Stressornetzwerk

Bei einem Stressornetzwerk handelt es sich um eine integrierte Gedächtnisstruktur, in der sowohl die verzerrt symbolisierte biografische Primärerfahrung als auch das kompensatorische Geschehen (Symptombildung) und assoziierte Inhalte (Trigger) gespeichert sind. Alle Aspekte dieser Gedächtnisstruktur sind untrennbar miteinander verbunden. Wird eines der Elemente dieses Netzwerks aktualisiert – was mit und ohne Beteiligung des Bewusstseins erfolgen kann –, entstehen akute Belastungsgefühle mit fest konditionierten motivationalen Schemata (Handlungsbereitschaften). Subjektiv wird die Aktivierung des Stressornetzwerkes als Kontrollverlust erlebt.

Die Aktivierung und Nachverarbeitung einer Komponente des Netzwerkes trägt das Potential in sich, auch die anderen Elemente zu verändern, ohne dass diese bewusst adressiert werden müssen.

Das oben skizzierte Konzept einer integrierten Gedächtnisstruktur mit unterschiedlichen therapeutischen Zugangsmöglichkeiten zu den dysfunktionalen, eine pathogene Dynamik hervorrufenden Erinnerungen befindet sich im Einklang mit aktuellen Entwicklungen der Modellbildung innerhalb der Psychotherapie. Prozess- und wirkfaktorenorientierte Metamodelle therapeutischen Transformationsgeschehens gehen über verfahrensbezogene Erklärungsmodelle hinaus. Sie beziehen neurobiologische Erkenntnisse ein und versuchen ein Verständnis dafür zu entwickeln, dass letztlich alle verfahrensspezifischen psychotherapeutischen Zugänge effektiv sind und dass im Jahresrhythmus neue, ebenfalls wirksame Methoden entwickelt werden (► Kap. 11).

Stefan, 12 Jahre (körperliche und emotionale Gewalt, Zeuge häuslicher Gewalt)

Stefan musste, bevor er mit 5 Jahren in Obhut genommen wurde und seitdem in einer Pflegefamilie lebt, immer wieder erleben, dass sein Vater seine Mutter und Geschwister bedrohte und auch schlug. Auch er selbst wurde Opfer körperlicher Gewalt und häufiger Abwertungen. Dies geschah insbesondere dann, wenn der Vater Alkohol getrunken hatte. Er und seine Geschwister wurden zudem zur Bestrafung immer wieder über längere Zeit ohne Essen eingesperrt.

In der Pflegefamilie fiel Stefan nach einer ruhigen und angepassten Eingewöhnungszeit zunehmend durch aggressives Verhalten, Stehlen von Geld für Süßigkeiten und Verstecken und Horten von Lebensmitteln auf. In der Schule wurde er mehr und mehr zum Mobbingopfer, zeigte aber auch unkontrollierte Wutausbrüche. Auf die Vorfälle angesprochen brach er zusammen, weinte und wertete sich sehr ab (»*Ich bin eh nichts wert. Ihr könnt mich gleich weggeben. Mich kann sowieso keiner leiden hier*«).

Eine Analyse dieser Erfahrungsbereiche anhand des Stressornetzwerks ergibt folgendes nicht vollständige Feld therapeutischer Handlungsmöglichkeiten:

- Subjektiv bedeutsame Stressoren
  - Erfahrungen körperlicher und emotionaler Gewalt
  - Zeugenschaft häuslicher Gewalt gegen Mutter und Geschwister
  - Hungergefühle mit Todesangst (Nicht wissen, wann er wieder etwas zu Essen bekommt)
  - rigides selbstabwertendes Selbstkonzept (»*Ich bin nichts wert*«) als Folge maladaptiver Verarbeitung der Gewalterfahrungen
- Symptomatik
  - stehlen von Geld und Horten von Lebensmitteln
  - reaktiv aggressives Verhalten (in Schule und Familie)
  - unterwürfiges Verhalten in der Peergruppe
- Trigger
  - dominantes Auftreten eines Gegenübers
  - physiologische Unterzuckerung (Hungergefühl)
  - Vorwurf eines Fehlverhaltens
  - Aufforderungen

Für die Behandlung der unterschiedlichen Aspekte des Stressornetzwerks stehen inzwischen eine ganze Reihe von Methoden zur Verfügung (► Kap. 11), von denen hier einige paradigmatisch genannt werden.

- Die biografischen Primärerfahrungen können seriell mit Verfahren wie EMDR (Shapiro, 2012), Progressiv Counting (Greenwald, 2013), Imagery Rescripting & Reprocessing Therapie (IRRT; Schmucker & Köster, 2014) oder TRIMB (Trauma Rekapitulation with Imagination, Motion and Breath; Spangenberg, 2016) durchgearbeitet werden. Jede dieser spezifischen Vorgehensweisen hat ihre eigenen Stärken, die Art der Prozessierung kann passgenau ausgewählt werden.
- Um das starre, negative und inkonsistente Selbstbild zu verändern und die Kohärenz eines adaptiven Selbstkonzepts zu fördern, können narrative Techniken eingesetzt werden (EMDR, Lovett, 2014; ResonaT, Hiller & Hensel, 2017).
- Die Kohärenztherapie (Ecker, Ticic & Hulley, 2016) hat spezielle Techniken entwickelt, die die innere Notwendigkeit des symptomatischen Verhaltens als Reaktion auf die traumatischen Erfahrungen verständlich machen. Dies kann beispielsweise über sogenannte emotionale Wahrheitskarten (emotional truth cards) erfolgen, für die ein Beispiel folgt. Mit dem Jungen wird ein Zusam-

menhang zwischen seinen Erfahrungen und dem, was er daraus *implizit* gelernt hat, erarbeitet. Dies wird schriftlich festgehalten und mit nach Hause gegeben. Hier ein Beispiel einer Wahrheitskarte für Stefan:
So sehr ich auch die Finger vom Geld der Mama lassen will, es ist besser, ich sorge für mich selbst, als auf andere angewiesen zu sein.
Deshalb hole ich mir alles selber, das ist die einzig sichere Methode, für mein Wohlbefinden zu sorgen.
In weiteren Schritten wird die Erkenntnis des Klienten bezüglich der emotionalen Notwendigkeit seines Symptoms vertieft. Die innere Auseinandersetzung und ansteigende Akzeptanz für seine symptomkreierenden biografischen Erfahrungen führen in der Regel schon zu einer Erleichterung.
In der Traumapädagogik werden ähnliche Interventionen genutzt. Bekannt ist das Konzept des guten Grundes, aus dem die *Du tust das, weil*-Intervention entstanden ist (Weiß, 2013; Gahleitner et al, 2014).

- Symptomatiken können auf einzelne Belastungsmomente heruntergebrochen und dann ebenfalls fokussiert mit den unterschiedlichen Methoden bearbeitet oder mit spezifischen Methoden der Externalisierung (Hensel, 2014) prozessiert werden.
- Triggersituationen können mit den gleichen Methoden bearbeitet werden wie biografische Primärerfahrungen. Die klinische Praxis hat gezeigt, dass dadurch Traumafolgestörungen in ähnlicher Weise gut beeinflusst werden wie durch eine Bearbeitung der Traumata selber. Hier bietet sich ein weites Feld für die Arbeit mit Klienten an, für die aus welchem Grund auch immer eine Aktualisierung der alten Wunden zu einem bestimmten Zeitpunkt nicht infrage kommt.

Das Fallbeispiel von Stefan zeigt in typischer Weise auf, dass ein stressorbasiertes Vorgehen auf vielfältige Art und Weise umgesetzt werden kann. Dieses therapeutische Vorgehen darf keineswegs mit einer simplifizierenden Vorstellung von Traumatherapie im Sinne von ausschließlichem »*Was ist das Schlimmste, was du erlebt hast?*« verwechselt werden.

6.2 Integriertes Gedächtnismodell (Lane et al., 2015)

In ihrem Beitrag *Memory Reconsolidation, Emotional Arousal, And The Process Of Change In Psychotherapy: New Insights From Brain Science* entwickeln Lane et al. (2015) ein vielbeachtetes und breit diskutiertes verfahrenübergreifendes Modell grundlegender psychotherapeutischer Veränderungsprozesse. Sie betrachten dysfunktional gespeicherte Erinnerungen als Ausgangspunkt psychischer Fehlentwicklung. Die Dysfunktionalität besteht dabei vor allem in impliziten emotional-kognitiven Mustern, die mit diesen Erinnerungen assoziiert und unbewusst handlungsleitend sind. Die Gedächtnisstruktur, die alle dysfunktionalen

Elemente als Folge einer belastenden Lebenserfahrung enthält und in ihrer Grundidee dem *Stressornetzwerk* entspricht, nennen Lane et al. (2015) *Integriertes Gedächtnismodell.* Sie sehen darin einen metatheoretischen Ansatz, der in der Lage ist zu erklären, warum unterschiedliche Psychotherapiemethoden alle ähnlich effektiv sind. Die verschiedenen therapeutischen Ansätze nutzen nach Lane et al. (2015) lediglich unterschiedliche Aspekte als *Eintrittspforten in diese Gedächtnisstruktur.*

Das Gedächtnismodell besteht aus drei Komponenten, die untrennbar interaktiv miteinander verbunden sind (▸ Abb. 7).

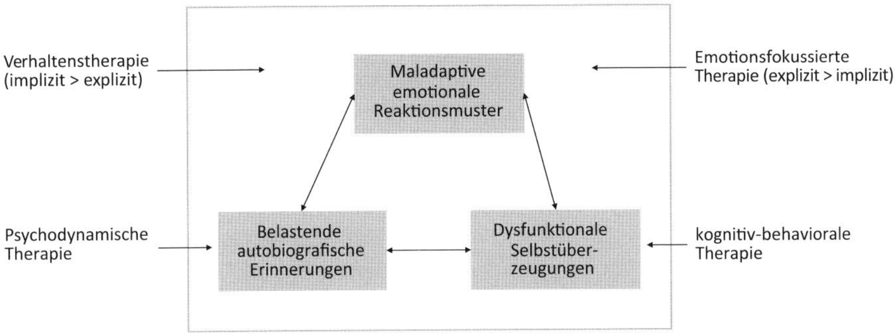

Abb. 7: Integriertes Gedächtnismodell (modifiziert nach Lane et al., 2015)

6.2.1 Belastende autobiografische Erinnerungen (pathogen gespeicherte Erinnerungen)

Diese Erinnerungen werden im sogenannten episodischen Gedächtnis gespeichert. In den psychodynamischen Verfahren sehen Lane et al. (2015) die primären Vertreter dieses Zugangs. Dem liegt die Überzeugung zugrunde, dass frühe Beziehungserfahrungen für die Art und Weise verantwortlich sind, wie der Mensch heute Beziehungen gestaltet. Es ist daher nachvollziehbar, dass die emotionale Tönung alter Beziehungserfahrungen in der therapeutischen Beziehung wiedererlebt (Übertragung) und durch neue korrigierende Beziehungserfahrungen verändert wird.

6.2.2 Dysfunktionale Selbstüberzeugungen

Wie schon im Kapitel 3 über maladaptive Verarbeitung gezeigt wurde, beinhalten verzerrte oder verleugnete Symbolisierungen von Erfahrungen auch einen kognitiven Anteil. Dieser drückt sich inhaltlich in dysfunktionalen Selbstüberzeugungen aus, d. h. in handlungseinschränkenden und Belastungserleben verursachenden Glaubenssätzen über sich und die Welt. Zusätzlich wird auch die Art des Denkens selber in ungünstiger Weise beeinträchtigt (Rumination). Ziel der kognitiven Therapie ist es, diese dysfunktionalen Gedanken zu identifizieren und zu verändern. Die Auflösung des pathogenen Moments (ungünstiges Denken) geschieht über eine Veränderung der semantischen Strukturen der Gedächtnisstruktur.

6.2.3 Implizite und explizite maladaptive emotionale Reaktionsmuster/Schemata

Die überwiegende Anzahl emotionaler Reaktionen, verstanden als persönlich gefühlte innere Stellungnahme gegenüber Ereignissen und Wahrnehmungen der Umwelt, bleibt implizit in dem Sinne, dass sie nicht bewusst oder sprachlich symbolisiert wird. Dennoch sind diese *Gefühle ohne Kognitionen* (Zajonc, 2000) im weiteren Verlauf in wesentlichem Maße handlungsbestimmend. Dies gilt besonders für maladaptive sekundäre Emotionen als Reaktion auf Belastungserfahrungen. Hier setzen Verfahren an, die vorrangig Erlebenskomponenten beeinflussen wollen. In der (prolongierten) Exposition, einer der wesentlichen Methoden der Verhaltenstherapie, sollen in intensiver Form Angstgefühle erlebt und ausgehalten werden. In der *emotionsfokussierten Therapie* werden dysfunktionale Erlebensqualitäten mit adaptiven Gefühlen zusammengebracht.

Fazit

Entgegen traditioneller Vorstellungen in der Traumabehandlung bieten sich nicht nur die biografischen Primärerfahrungen als Einstieg in die stressorfokussierte Therapie an. Das Konstrukt des *Stressornetzwerks* bietet mit seinen drei Elementen *Belastungserfahrung*, *kompensatorische Symptombildung* und *stressorassoziierte Triggerentwicklung* ein breites Feld für klienten- und situationsangepasste Interventionen an.

Folgende grundlegende Schlussfolgerungen der Autoren Lane et al. (2015) gelten auch für den *stressorbasierten Ansatz:*

- Alle Aspekte der Gedächtnisstruktur sind untrennbar miteinander assoziiert.
- Aktivierung und Veränderung einer Komponente haben das Potential, andere Modalitäten und Inhalte zu verändern, ohne dass diese explizit adressiert werden müssen.
- Alle Elemente des Netzwerks eignen sich als Ausgangspunkt für fokussierte Veränderungsarbeit. »Alle Manifestationen der dysfunktionalen Information eignen sich als Ziele für die EMDR-Sitzung.« (Shapiro, 2012, S. 114)
- Methodenvielfalt – so der Therapeut darüber verfügt – ermöglicht eine optimale Passung zwischen Klient, Therapeut und Methode.

Diese Art der Konzeptualisierung gibt dem Therapeuten ein großes Maß an Freiheit und Flexibilität. Es fordert ihn aber auch, sich nicht auf einer *One-size-fits-all*-Methode auszuruhen, sondern eine Vielzahl von Techniken und methodischen Ansätzen zu beherrschen, um passgenau für den Klienten an der Restrukturierung und Transformation des Stressornetzwerks arbeiten zu können.

7 *Gedächtnisrekonsolidierung* – Ein neues Paradigma psychotherapeutischer Transformationsprozesse

Menschen sind lernende Wesen.
(E. Ruschmann)

Nachdem in den vorangegangenen Kapiteln die konstituierenden Merkmale der Störungslehre dargestellt wurden, sollen jetzt die beiden zentralen Aspekte beschrieben werden, die eine Heilung des Klienten von den Schrecken seiner Vergangenheit bewirken können. Die Theorie der therapeutischen Wirkfaktoren von Klaus Grawe (1998) bietet eine allgemein anerkannte Struktur der Elemente, die verfahrensübergreifend für psychotherapeutisch induzierte Veränderungsprozesse notwendig sind. Der Prozess der Veränderung selbst kann durch Lerngesetze erfasst werden. Sie beschreiben, auf welche Weise Wirkfaktoren kombiniert werden müssen, um therapeutische Heilungsprozesse zu ermöglichen. Vor einigen Jahren wurde von Gedächtnisforschern (Pedreira, Perez-Cuesta & Maldonado, 2004) eine neue Form des Lernens, die sogenannte *Gedächtsrekonsolidierung* entdeckt, die ein neues Verständnis psychotherapeutischer Transformationsprozesse ermöglicht (Dahlitz, 2015).

Zunächst werden beide Elemente beschrieben und anschließend in ihrem Zusammenspiel als allgemeiner Algorithmus für die Veränderung maladaptiver Erinnerungen dargestellt.

7.1 Das Modell der allgemeinen Wirkfaktoren in der Psychotherapie (Grawe 1998)

Nach Grawe (1998) gibt es folgende Wirkfaktoren einer gelingenden Psychotherapie: Ressourcenaktivierung, Problemaktualisierung (prozessuale Aktivierung), Problembewältigung und therapeutische Klärungsarbeit sowie ein spezifisches Beziehungsangebot.

Für die Arbeit an Stressoren sind Problemaktualisierung und der Einsatz von Ressourcen von zentraler Bedeutung. Was verändert werden soll, muss zunächst aktualisiert werden. Oder wie Greenberg (2011, S. 84) es ausdrückt: »Man kann einen Ort nicht verlassen, bevor man dort angekommen ist.« Diese *prozessuale Aktivierung* des zu verändernden psychischen Materials kann auf unterschiedlichen Ebenen der

Bewusstheit (implizit oder explizit) und über verschiedene Modalitäten (Fühlen, Denken, Körperempfinden, Imagination, sensomotorische Schemata) erfolgen.

Die Aktivierung von Ressourcen stellt den zweiten unverzichtbaren Faktor im therapeutischen Heilungsgeschehen dar. Ressourcen sind ganz allgemein definiert als erlebnismäßig wahrnehmbare positive Zustände. Dazu wiederum Grawe (1998, S. 94):

> »Wenn es in einer Therapiesitzung zu Problemaktualisierungen kommt, die mit starken negativen oder aversiven Gefühlen und Körperempfindungen verbunden sind, dann wird es nur dann zu einem produktiven Sitzungsergebnis kommen, wenn gleichzeitig mit den Problemen in starkem Ausmaß auch Ressourcen der Klientin aktiviert sind/werden.«

7.2 Gedächtnisrekonsolidierung – ein natürlicher neurobiologischer Selbstheilungsprozess

Bis zur Entdeckung des neurobiologischen Mechanismus der Rekonsolidierung (Nadel, Hupach & Gomez, 2012) war die Gedächtnisforschung davon ausgegangen, dass eine einmal gespeicherte und über lange Zeit fixierte Erinnerung nicht mehr verändert werden kann. Aufbauend auf den bahnbrechenden Forschungsergebnissen des Angstforschers LeDoux galt die Annahme, dass Angsterleben, einmal konditioniert, in seiner Erinnerungsqualität unveränderbar konsolidiert ist.

> »Unbewusste Furchterinnerungen, die von der Amygdala gebildet wurden, scheinen unauslöschlich ins Gehirn gebrannt zu sein. Sie bleiben uns wahrscheinlich ein Leben lang erhalten.« (LeDoux 2001, S. 271).

Ähnlich äußerten sich van der Kolk & Fisler (1995) »Emotional memories are forever«.

Die Forschung zur Gedächtnisrekonsolidierung hat dieses Dogma der Unveränderbarkeit biografischer Erinnerungen in den letzten 20 Jahren infrage gestellt. Eine Übersicht über die wichtigsten Studien findet sich bei Ecker (2015) und Beckers & Kindt (2017). Die Neuroplastizität des Gehirns erlaubt es, diese verzerrt symbolisierten, als Erinnerung gespeicherten alten Erfahrungen im Nachhinein nicht nur zu verändern, sondern zu transformieren, d. h., in ihrer Wirkung auf die Gegenwart vollständig zu neutralisieren. Dabei bleibt der Wahrnehmungsteil der Erinnerung (Zeit, Ort, Faktum) erhalten, erscheint eventuell sogar präziser und differenzierter. Lediglich der Anteil der maladaptiven emotionalen Verarbeitung an der Erinnerung wird im Sinne adaptiver Erlebensqualitäten überschrieben.

Nadel & Moscovitch (1997) fanden heraus, dass die Aktualisierung einer alten Erinnerung diese in einen fragilen, *veränderungsoffenen* Zustand bringt. Veränderungsoffen bedeutet, dass jetzt neue Informationen assoziiert werden können, bevor ein erneuter Konsolidierungsprozess einsetzt, der Rekonsolidierung genannt wird. Sie subsumierten ihre Erkenntnisse zunächst unter dem Begriff *Multiple Trace*

Theory (MTT), bevor sich die Bezeichnung *Gedächtnisrekonsolidierung* für dieses Lernparadigma durchsetzte.

In weiteren Studien wurden die Details, genauen Abläufe und Randbedingungen dieser Form des Lernens genauer untersucht. Schiller et al. (2010) fanden beispielsweise heraus, dass eine vollständige *Löschung* einer Angstreaktion am besten gelang, wenn die Aktualisierung der Angst zehn Minuten *vor* der Rekonsolidierung erfolgte. Sie schreiben:

> »Durch die Aktualisierung einer Angsterinnerung wird diese *labil* und kann durch die Hinzufügung einer Nicht-Angst-Information *in einem Zeitfenster* so verändert werden, *dass in der Zukunft kein Angstgefühl mehr mit der ursprünglichen Erinnerung verbunden ist.* Diese *Überschreibung* beeinflusst nicht andere Erinnerungen und ist mindestens ein Jahr stabil.« (Schiller et al., 2010, S. 49; Übersetzung, TH)

Björkstrand et al. (2015) konnten zeigen, dass die Löschung einer konditionierten Angstreaktion durch Rekonsolidierungsmaßnahmen nach 18 Monaten noch stabil war.

Aktuell wird davon ausgegangen (Björkstrand et al., 2016), dass es ein *Zeitfenster von bis zu fünf Stunden* gibt, in dem nach der emotionalen Aktualisierung einer Erinnerung neue Erfahrungselemente hinzugefügt werden können. Sowohl auf der Verhaltensebene (Triggerfreiheit) als auch auf der Ebene der Speicherung in der Amygdala waren die positiven Folgen der Löschung der Furchtreaktion nachweisbar. Im Gegensatz dazu hatten Maßnahmen zur Löschung der Furchtreaktion keinen Effekt, wenn sie *sechs Stunden* nach Aktivierung durchgeführt wurden. Das Veränderungsfenster war geschlossen.

Suzuki et al. (2004) verweisen darauf, dass die Dauer der Exposition einen Einfluss darauf zu haben scheint, ob ein Ereignis unter den Bedingungen der Extinktion oder der Rekonsolidierung verarbeitet wird. Eine *kurze Exposition* löst den Mechanismus der Rekonsolidierung aus, während verlängerte Exposition (prolonged exposure) zur Bildung einer neuen Erfahrung führt, die mit der ursprünglichen Erfahrung in Konkurrenz steht (Extinktion). Diese Hypothese würde auch erklären, warum EMDR mit seiner kurzen Stimuluskonfrontation andere Verläufe und zügigere Ergebnisse als die Prolongierte Exposition (lange Konfrontation mit dem Stimulus) hervorbringt.

In bildgebenden Verfahren konnte gezeigt werden, dass bei Rekonsolidierungsprozessen tatsächlich die Gehirnareale aktiviert und verändert werden, in denen die Erinnerungen gespeichert sind und andere hemmende Areale wie der ventromediale präfrontale Cortex, der bei der Extinktion eine große Rolle spielt, nicht aktiviert werden (Schiller et al., 2010; Agren et al., 2012; Rüegg, 2015).

Die folgende Abbildung (▸ Abb. 8) veranschaulicht den Prozess der Modifikation der Rekonsolidierung (in Abgrenzung zum Extinktionslernen).

Bevor im nächsten Abschnitt ausführlich darauf eingegangen wird, welche Implikationen das neue Lernparadigma für die Psychotherapie beinhaltet, sollen die beiden Lernvarianten Extinktionslernen und Gedächtnisrekonsolidierung in Bezug zueinander gesetzt werden. Auf diese Weise kann die Neuartigkeit einer auf Rekonsolidierung beruhenden Psychotherapie sehr prägnant von traditionellen Ansätzen, die das Extinktionsprinzip beinhalten, unterschieden werden.

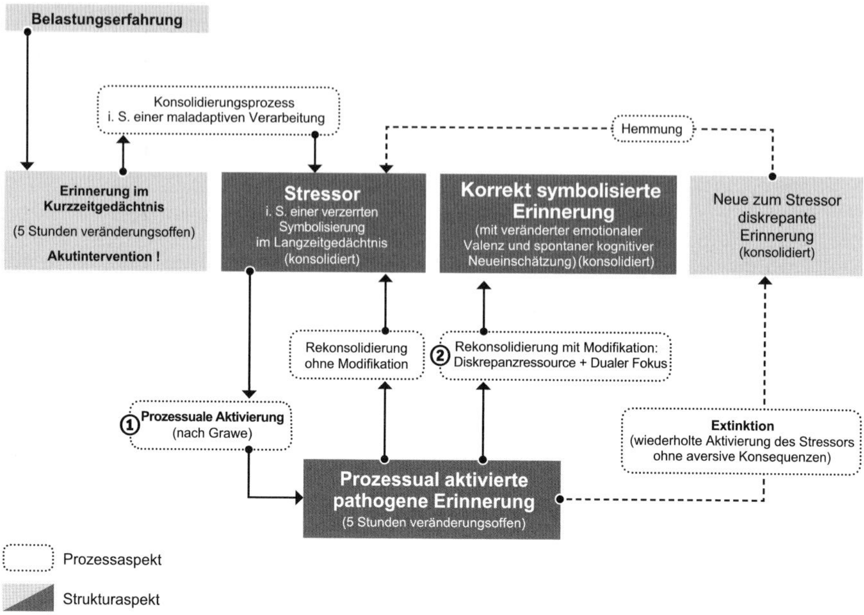

Abb. 8: Veränderung von pathogenen Erinnerungen – der Prozess der Modifikation der Rekonsolidierung von Stressoren (modifiziert nach Ross et al., 2017; © Andreas Anselm, Offenburg)

Exkurs: Extinktion und Rekonsolidierung – zwei unterschiedliche Formen des Lernens

Aufbauend auf den bereits erwähnten Forschungen von LeDoux (2001) wurde lange davon ausgegangen, dass maladaptiv gespeicherte Erinnerungen per se nicht zu verändern sind. Mit dieser Sichtweise war die Annahme verbunden, dass gelernte, meist implizite Gefühlszustände nur durch sogenanntes *Extinktionslernen,* d. h. durch den Aufbau einer aktiven Hemmung positiv beeinflusst werden können. Extinktionslernen ist also ein aktives Umlernen, bei dem die alte Gedächtnisspur erhalten bleibt, aber durch eine zweite konkurrierende Lernerfahrung, die durch wiederholtes Üben aufgebaut werden muss, gehemmt wird. Therapie wird somit als Aufbau von hemmenden Prozessen konzipiert (Grawe, 2004). Der zentrale Aspekt psychotherapeutischer Methoden, die sich auf dieses Wirkmodell berufen, ist der *Aufbau gegenregulatorischer Prozesse* beim Klienten. Es handelt sich um ein zusätzliches Lernen, nicht um eine Löschung alter Lerninhalte. Das Fortbestehen konkurrierender Erinnerungsqualitäten beinhaltet das Risiko eines Rückfalls in das maladaptive Erlebensmuster.

Neuere Forschungergebnisse (Prenouveau et al., 2013; Vervliet, Craske & Hermans, 2013; Lueken & Maslowski, 2012) deuten darauf hin, dass nicht nur die klassische und operante Konditionierung, sondern auch die Habituation letztlich auf gegenregulatorischem Extinktionslernen beruht.

Extinktionslernen und die zuvor beschriebene Gedächtnisrekonsolidierung sind distinkte Veränderungsprozesse, die sich neurobiologisch (Schiller et al., 2010, 2013) und biochemisch (Maren, 2011) differenzieren lassen. Allerdings sind Ergebnisse der Grundlagenforschung zu den genauen Konditionen, unter denen die beiden unterschiedlichen Lernprozesse stattfinden, aktuell noch inkonsistent (Schwabe, Nader & Pruessner, 2014; Beckers & Kindt, 2017).

Die folgende Tabelle (► Tab. 5) fasst die aktuell bekannten Unterschiede der beiden Lernparadigmen zusammen.

Tab. 5: Unterschiede zwischen Extinktionslernen und Lernprozessen nach dem Rekonsolidierungsparadigma

Extinktionslernen	Rekonsolidierung
Aufbau gegenregulatorischer Prozesse und Handlungsmöglichkeiten	Überschreiben dysfunktional gespeicherter Aspekte von Erinnerungen
Das neu Gelernte steht in Konkurrenz zur alten Gedächtnisspur.	Das neue Gelernte löscht den maladaptiven Teil der alten Erinnerung.
Die Konfrontation mit dem zu verändernden Material muss lang andauernd sein, damit sich eine neue Erfahrung konsolidieren kann.	Eine kurze Exposition fördert Rekonsolidierungslernen (Suzuki et al., 2004).
Ein höheres Arousal zu Beginn der Exposition führt zu besserem Lernen (Foa et al., 1995).	Ein moderates Arousal infolge einer Distanzierung durch duale Aufmerksamkeitsfaktoren führt zur besseren Verarbeitung (Sack et al., 2016).
Lange Exposition günstig (Foa & Rothbaum, 1998)	Kurze Exposition günstig (Suzuki et al., 2014)
Die Symptomreduktion erfolgt graduell und langsam.	Die Symptomreduktion erfolgt oft unmittelbar bzw. zügig.
Das neu Gelernte ist kontextabhängig.	Das Überschreiben ermöglicht eine kontextübergreifende Generalisierung.
Die Gefahr eines Rückfalls ist gegeben.	Das Rückfallrisiko ist gering.
Die neue Gedächtnisspur braucht zur Etablierung häufige Wiederholungen.	Die Notwendigkeit gegenregulatorischer Aktivitäten entfällt. Neues Verhalten gelingt oft anstrengungsfrei.

7.3 Grundlagen einer rekonsolidierungsorientierten Psychotherapie – das systematische, aktive und adaptive Verändern pathogen gespeicherter Erinnerungen

> *»Diese Sichtweise versteht Psychotherapie als einen Prozess, der nicht nur neue Erfahrungen ermöglicht, sondern auch die Bedeutung alter Erfahrungen in fundamentaler Weise durch Veränderung unser Erinnerungen transformiert.«*
> (Lane et al., 2015, S. 13; Übersetzung, TH)

Der Rekonsolidierungsansatz geht davon aus, dass dysfunktional abgespeicherte Erinnerungen – Ecker, Ticic & Hulley (2016) sprechen von implizit emotional Gelerntem (implicit emotional learning) – im Nachhinein nicht nur verändert, sondern *transformiert* werden können. Sie sind in ihrer Wirkung auf die Gegenwart vollständig zu neutralisieren. Es kommt in diesem Prozess der Gedächtnisveränderung zu einem Überschreiben, Updaten oder Löschen der alten Erinnerung. Die Forschung verwendet hierfür unterschiedliche Begrifflichkeiten. Der Wahrnehmungsteil der Erinnerung (raum-zeitlicher Kontext, Faktizität des Geschehens) bleibt erhalten, erscheint oft sogar im Nachhinein differenzierter. Lediglich die im Zuge der maladaptiven Verarbeitung entstandenen emotional-kognitiven Verzerrungen inklusive körperbezogener Korrelate werden aufgelöst. Nach einer erneuten Abspeicherung der modifizierten Erinnerung wirkt diese nicht mehr als chronischer Stressor.

Das Vorgehen nach Rekonsolidierungskriterien führt *ausschließlich* zu einer Transformation *dysfunktionaler* psychischer Aspekte des *Stressornetzwerks*. Es handelt sich bei diesem Vorgang um einen natürlichen neurobiologischen Selbstheilungsmechanismus.

Die klinische Erfahrung zeigt gerade in der Arbeit mit kleinen Kindern immer wieder, dass mit der Löschung der Belastungserinnerung die Symptome sich sofort lösen können. Hierzu eine kleine Fallvignette:

Charlotte, 4 Jahre (Angststörung)

Die vierjährige Charlotte wurde von einem Schäferhund angefallen und im Halsbereich verletzt. Sie entwickelte die klassischen Traumafolgesymptome des Vorschulalters (Trennungsangst, Schlafstörungen, Hundephobie), die sie und ihre Mutter im Alltag sehr belasteten. Nach einer einzigen EMDR-Sitzung im Beisein der Mutter, in der sie mit der alten Erfahrung konfrontiert wurde und im Laufe des Prozesses der böse Hund spontan kräftig ausgeschimpft und mit Nahrungsentzug für einen Tag bestraft wurde, war das Mädchen völlig symptomfrei und zeigte keinerlei Angstreaktionen mehr, wenn sie einem Hund begegnete.

Im Folgenden werden die drei Kernelemente eines psychotherapeutischen Rekonsolidierungsprozesses ausführlich dargestellt: Problemaktualisierung, spezifische

Ressourcenaktivierung und Nachverarbeitung unter den Bedingungen der dualen Aufmerksamkeit. Auf der Ebene der klinischen Pragmatik lassen sich die notwendigen Bedingungen für dieses spezifische Prozessgeschehen auf unterschiedliche Art und Weise realisieren, wie die Vielzahl der einsetzbaren Methoden zeigt, die in Kapitel 11 vorgestellt werden.

7.3.1 Problemaktualisierung

»The only way out is through.«
(T. R. Lynch)

Die Transformation einer verzerrt symbolisierten Erfahrung, d. h. einer dysfunktional gespeicherten Erinnerung, setzt deren prozessuale Aktivierung voraus. In der klinischen Praxis ist dieser Schritt oft der heikelste Punkt der ganzen psychotherapeutischen Behandlung. Die wichtigsten Herausforderungen seien kurz benannt:

Zunächst braucht es für die Bearbeitung belastender Erinnerungen eine klare und stabile Motivation des Klienten. Diese ist aufgrund der vorhandenen kompensatorischen Vermeidungstendenzen nicht immer gegeben. Den Klienten zu motivieren ist oft die eigentliche Arbeit im stressorbasierten Ansatz (▸ Kap. 10.4).

Ein zweiter wichtiger Punkt betrifft die Ebene der Symbolisierung der pathogenen Erinnerungen. In der Arbeit mit Kindern müssen Symbolisierungsformen angeboten werden, die das kindliche Ich in seiner Affekttoleranz nicht überfordern. So findet etwa in der Spieltherapie die Aktivierung auf der sogenannten *Als-Ob-Ebene* des analogen Spielgeschehens mit Puppen, Tieren und Figuren (Fahrig, 1991), auch *zweite Realitätsebene* (Weinberg, 2006) genannt, statt. Es wäre ein Kunstfehler, die Erlebnisse des Kindes auf dieser symbolischen Ebene in sein Alltagsbewusstsein (*erste Realitätsebene*) heben zu wollen. Ebenso können kreative Materialien, Sandspiel (Kalff, 2000), Fremdbeispiele (Dührssen, 1992) oder das Mittel des Geschichtenerzählens (Hiller & Hensel, 2017) zur prozessualen Aktivierung verwendet werden. Da der Veränderungsalgorithmus keine *intensive* emotionale Aktivierung verlangt, reicht beispielsweise die Identifikation des Kindes mit dem Protagonisten einer Erzählgeschichte völlig aus, um einen Transformationsprozess in Gang zu setzen.

Drittens hat sich gezeigt, dass auch bei Säuglingen und Kleinkindern eine Problemaktualisierung erfolgreich durchgeführt werden kann. Dies gilt ebenso bei älteren Kindern und Erwachsenen für präverbale und nicht erinnerbare Erlebnisse aus dieser ersten Lebensphase. In der Arbeit mit Säuglingen (Boger, 2015) reicht die Aktivierung sensomotorisch kodierter Erinnerungen aus, um erfolgreich dysfunktionale Muster zu verändern. Das Einnehmen bestimmter Körperhaltungen (Ruf et al., 2012), das Darbieten von Reizen aus dem präverbalen Erfahrungsschatz (Bilder eines Brutkastens; Geräusche einer Beatmungsmaschine) oder eine narrative Schilderung der frühen Ereignisse sind geeignete Mittel, um bewusstseinsferne Inhalte zu aktualisieren. Es stellt in diesem Zusammenhang eine sinnvolle Hypothese dar, dass jede Erfahrung im Organismus gespeichert und prinzipiell aktivierbar ist.

Ungeklärt ist zurzeit noch die Frage, ob es überhaupt einer *emotionalen* Aktualisierung bedarf, um den Veränderungsprozess durch Rekonsolidierung in Gang zu setzen (Ecker, 2015).

7.3.2 Diskrepanzerfahrung durch Ressourcenaktivierung

In Übereinstimmung mit Grawes Wirkfaktorenmodell ist eine reine Aktivierung der maladaptiven Erinnerung nicht ausreichend für deren Veränderung. Es scheint im Gegenteil eher so zu sein, dass eine häufige Aktivierung etwa durch Flashbacks oder Triggerreize zu einer zunehmenden dysfunktionalen Fixierung dieser Erinnerung führt. Erst wenn die prozessuale Aktivierung des *Stressors* mit Ressourcenelementen verknüpft wird, kann ein spontaner Verarbeitungsprozess in Gang kommen.

Ecker, Ticic & Hulley (2016) haben darauf hingewiesen, dass die aktivierte Ressource spezifische Bedingungen für ihre Wirksamkeit erfüllen muss. Die alte, maladaptiv gespeicherte Erfahrung kann nur dann transformiert werden, wenn die aktualisierten Ressourcen diskrepante Informationen gegenüber der ursprünglichen Erfahrung beinhalten. Ecker, Ticic & Hulley (2016) haben hierfür den Ausdruck *Diskrepanzerfahrung* oder *Mismatch-Erfahrung* eingeführt. Diskrepanz kann grundsatzlich in allen Modalitäten aufgebaut und wirksam werden (Wahrnehmung, Gefühle, Körperempfindungen, Gedanken, Imagination, Verhalten, sensomotorische Schemata). In der Arbeit mit Kindern zeigt sich immer wieder, dass diese Diskrepanz nicht bewusst wahrgenommen werden muss, sondern oft im impliziten Modus erfolgt.

Ecker (2015, S. 28) beschreibt den Prozess für die Arbeit mit Erwachsenen wie folgt:

> »In der Therapie zeigt sich die Diskrepanz in […] einer direkten, unmissverständlichen Wahrnehmung, dass die aktuelle Realität sich fundamental von der bisher angenommenen und erwarteten Realität unterscheidet.« (Übersetzung, TH).

Die Ressourcenaktivierung sollte also nicht nur nach allgemeinen Kriterien (z. B. obligatorische Sicherer-Ort-Übung) erfolgen, sondern muss inhaltlich so gestaltet werden, dass sie beim Klienten eine Diskrepanzerfahrung auslöst. Es muss sich nach Lee (2009) um eine fundamentale Unterscheidung von den aktuell gefühlten Überzeugungen des Klienten handeln. Die Qualitäten des Stressors und der Ressourcenaktivierung müssen thematisch miteinander verbunden *und* gänzlich verschieden sein (Juxtaposition: Ecker, Ticic & Hulley, 2016). Damit ist gemeint, dass als zweiter Fokus eine Qualität im Klienten aktualisiert wird, die mit einem zentralen Aspekt der traumatischen Erfahrung unvereinbar ist und im Klienten eine transformative Veränderung der Erinnerung bewirkt.

Grundsätzlich lässt sich diese Bedingung auf zwei unterschiedliche Weisen im therapeutischen Prozess realisieren. Entweder pendelt der Klient unter Anleitung des Therapeuten zwischen den beiden Polen »Stressor« und »Ressource« hin und her oder er kann beide Aspekte gleichzeitig in seinem Wahrnehmungsfeld präsent sein lassen.

Ein Beispiel soll exemplarisch die Möglichkeiten, eine Diskrepanzerfahrung zu generieren, verdeutlichen:

Die Huggy-Puppy-Intervention (Sadeh, Hen-Gal & Tikotzky, 2008)

In einer israelischen Interventionsstudie wurden Kinder im Alter zwischen 2 und 7 Jahren, die einem Raketenangriff auf ihre Stadt ausgesetzt waren, mit Hilfe der sogenannten Huggy-Puppy-Intervention behandelt. Das Kind wird mit einer kleinen Hundepuppe bekannt gemacht und es wird ihm erzählt, dass es dem Hund gar nicht gut geht, dass er traurig ist und Angst hat. Dann wird dem Kind berichtet, warum der Hund sich nicht wohlfühlt, und es werden die Ereignisse des Raketenangriffs beschrieben (Schritt 1: Problemaktualisierung). Dann wird das Kind gefragt, ob es sich um den Hund kümmern wolle. Wenn es zustimmt, wird ihm gezeigt, wie man die Puppe in den Arm nimmt, und es bekommt die Puppe mit nach Hause. (Schritt 2: Aktivierung einer spezifischen Ressource: Mitgefühl, Hilfsbereitschaft, die Fähigkeit selber trösten zu können, Selbstwirksamkeit). Um die Aktivierung der Ressource sicherzustellen, werden die Eltern dazu angehalten, das Kind immer wieder daran zu erinnern, sich um die Puppe zu kümmern.

Die Stresssymptome und die Anzahl schwerer Traumasymptome nahmen nach dieser nur zehnminütigen Intervention signifikant ab (Effektstärke: .80 (Cohen's d)).

7.3.3 Duale Aufmerksamkeit – Dualer Fokus

Neben der Aktivierung der belastenden Erinnerung und der Ressourcenaktivierung, die eine *Diskrepanzerfahrung* ermöglichen soll, braucht es noch eine dritte Komponente, damit sich der Rekonsolidierungsprozess vollziehen kann. Dieser Faktor wird in der Grundlagenforschung nicht explizit erwähnt, ist aber im klinischen Kontext von grundlegender Bedeutung. Die Rede ist von einem Konzept, für das es viele unterschiedliche Begrifflichkeiten gibt und das hier *Duale Aufmerksamkeit (dual attention)* oder auch synonym *Dualer Fokus* genannt wird. Sack et al. (2016) konnten in einer hochwertigen randomisiert-kontrollierten klinischen Studie zeigen, dass Exposition mit dualer Aufmerksamkeit einfacher Exposition ohne zweiten Fokus (unfokussierter Blick in die Ferne) signifikant im Therapie-Outcome überlegen war und die Effektivität der Behandlung um .88 (Cohen's d) erhöhte. Sie resümieren:

> »Im Gegensatz zum Paradigma der Prolongierten Exposition und Habituation verringert duale Aufmerksamkeit während der Exposition die Effektivität nicht, sondern verbessert sie.« (Sack et al., 2016, S. 364; Übersetzung, TH)

Unter dualer Aufmerksamkeit wird die gleichzeitige Fokussierung auf eine belastende Erinnerung und einen zweiten Wahrnehmungsfokus verstanden. Dabei scheint die *grundsätzliche Wirkung* der Bedingung *Duale Aufmerksamkeit* nicht von der spezifischen Qualität des zweiten Fokus abzuhängen. Sowohl die bilaterale Stimulierung im EMDR (Sack et al., 2008) als auch das Spielen des Videospiels Tetris (Holmes et al., 2009) oder das Anhören eines laut zählenden Therapeuten (Progressive Counting-Methode; Greenwald, 2013) erfüllen die Bedingungen eines zweiten Aufmerksamkeitsfokus.

Der duale Fokus hat einerseits die Funktion, das belastende Erleben moderat zu halten. Andererseits ermöglicht er dem Klienten aber auch, intensivere Gefühle besser ertragen zu können.

In der Psychotherapie mit Kindern kann ein zweiter Fokus durch die Arbeit mit Geschichten oder mit Puppen (▸ Fallvignette Huggy-Puppy-Intervention) erreicht werden. Die Identifikation mit dem Protagonisten ermöglicht dem kindlichen Ich, dem Stellvertreter innerlich zu folgen und gleichzeitig in der Zuhörerrolle zu bleiben. Eine weitere Möglichkeit besteht in der Externalisierung von Symptomen (Hensel, 2014), die es dem Kind ermöglichen, sein dysfunktionales Material gleichzeitig zu spüren und distanziert wahrzunehmen.

Die besondere Bedeutung des Konzepts *Duale Aufmerksamkeit* wird noch dadurch unterstrichen, dass es das zentrale Element achtsamkeitsbasierter Therapieansätze (Harrer & Weiss, 2016) darstellt. »Mindfulness with self-compassion is becoming a big issue« (van der Kolk 2016a).

Im stressorbasierten Ansatz werden mit dem Konstrukt *Duale Aufmerksamkeit* weitere Bedeutungsmerkmale verknüpft. Es lassen sich drei wesentliche Elemente der *dualen Aufmerksamkeit* bestimmen: Disidentifikation, Distraktion, Nichttun. Harrer & Weiss (2016) bezeichnen diese drei Aspekte – neben anderen – als Wirkfaktoren der Achtsamkeit.

7.3.3.1 Disidentifikation – *Du bist nicht dein Symptom.*

Solange Klienten ihre Symptome noch als *ich-synton* erleben, kann im stressorbasierten Therapieansatz im Sinne de Shazers (1992) und Rogers' (1973) noch nicht von einem Klientenstatus gesprochen werden. Voraussetzung für eine aktive Veränderungsarbeit an dysfunktionalem Material ist eine Disidentifikation des Klienten, die Möglichkeit, seine Symptome als *ich-dyston* wahrzunehmen. Oftmals ist eine ausführliche Psychoedukation und Motivierung (▸ Kap. 10) notwendig, damit sich im Klienten eine feste Absicht zur Veränderung entwickelt. Verschiedene therapeutische Vorgehensweisen wie die Externalisierung von Symptomen (Hensel, 2014) und der Einsatz von Screen-Techniken (z. B. TRIMB, Spangenberg, 2016) unterstützen diesen Prozess der Disidentifikation ebenfalls.

7.3.3.2 Distraktion – *Du hast Kontrolle.*

Ein spezifischer Aspekt der dualen Aufmerksamkeit liegt darin, dass sie zwischen dem Ich des Klienten und den zu verändernden Aspekten seiner selbst eine Distanz herstellt. Dieser Distraktion wird in der Traumatherapie ein besonderer Stellenwert zugeschrieben, indem er im Klienten ein Gefühl der Kontrolle entstehen lässt. Ohne das gefühlte Empfinden von Kontrolle in der therapeutischen Situation wird der Klient weder bereit sein, sich mit den traumatischen Erfahrungen auseinanderzusetzen, noch in der Lage sein, mit dem belastenden Ereignis während der Nachverarbeitung innerlich assoziiert zu bleiben. Das Etablieren von Ressourcen und die distanzierte Darbietung des dysfunktionalen, traumatischen Materials sind standardmäßig eingesetzte Möglichkeiten, dem Klienten zu erlauben, während des Prozessierens im sogenannten *Window of Tolerance* zu bleiben.

7.3.3.3 Nichttun – *Schau dem Gehirn bei der Arbeit zu.*

Im Nichttun bleibt nichts ungetan.
(Tao Te King)

Um im Verarbeitungsprozess mit den belastenden Erfahrungen bewusst in Kontakt bleiben zu können, braucht es innere Akzeptanz für dieses Material. Rogers (1973) spricht hier von *Erfahrungsoffenheit.* Es geht um eine *nichtwertende Grundhaltung,* die neugierig und interessiert die Dinge betrachtet und fühlen lässt, ohne zielorientiert oder aus Vermeidungsabsicht zu manipulieren. Die Metapher, die das EMDR gebraucht, drückt diesen Aspekt sehr klar aus: *Betrachte alles, was auftaucht, wie aus einem vorbeifahrenden Zug heraus.* Ergänzend kann ein Moment des *Selbstmitgefühls* hinzukommen.

Kinder nehmen diese Prozesse in der Regel gar nicht bewusst wahr. Sie spüren oft einfach das Ergebnis als emotionale Entlastung, die sie mit Worten und Sätzen wie »*Besser*«, »*Da ist nichts mehr*«, »*Jetzt ist gut*« beschreiben.

Rekonsolidierungsprozesse können auf sehr unterschiedliche Weise angestoßen werden und verlaufen. Neben der bewussten inhaltlichen oder emotionalen Wahrnehmung einer Diskrepanz sind mehr oder minder implizit verlaufende Prozesse möglich. Das ist sicher zum Teil auch durch das angewandte Verfahren bedingt. Beispielsweise vermittelt EMDR als Methode allein durch die entspannende Wirkung der bilateralen Stimulation (Sack et al., 2008) eine implizite Diskrepanzerfahrung zur Anspannung, die mit der Belastungserfahrung verbunden ist (Bottom-up-Prozessierung). Die Imagery Rescripting & Reprocessing Therapy (IRRT; Nelius & Ahrens-Eipper, 2017) fördert hingegen durch ihre explizite Ausarbeitung einer Bewältigungsimagination die bewusste Wahrnehmung diskrepanter Gefühle (z. B. Ohnmacht vs. Selbstbemächtigung; Top-down-Prozessierung).

7.3.4 Der Algorithmus psychischer Transformationsprozesse nach Rekonsolidierungskriterien

Die Kernelemente für die Prozessierung von Stressoren nach dem Rekonsolidierungsparadigma können wie folgt in einen Algorithmus gebracht werden.

Der transformative Rekonsolidierungsprozess

Voraussetzung: Vertrauensvolle und belastbare Arbeitsbeziehung, klare Motivation und informiertes Einverständnis des Klienten

dingung 1: Aktualisierung

Die dysfunktional abgespeicherte Erinnerung wird aktualisiert. Dies kann über jede Modalität (Emotionen, Kognitionen usw.) in jedem Alter sowie explizit oder implizit, d. h. mit oder ohne Bewusstheit erfolgen.

Bedingung 2: Diskrepanzerfahrung

Die aktualisierte Erinnerung wird mit spezifischen ressourcenvollen Aspekten, die eine Diskrepanzerfahrung ermöglichen, zeitnah verknüpft und ein autonom sich im Klienten organisierender, neurobiologisch fundierter Heilungsprozess in Gang gesetzt. Dieser Vorgang braucht je nach Komplexität des Stressornetzwerks Wiederholungen.

Bedingung 3: Dualer Fokus

Es muss eine minimale Distanz zwischen dem Ich des Klienten und dem belastenden Material etabliert werden, sodass der Klient aus einem Gefühl von Sicherheit und Kontrollempfinden heraus prozessassoziiert bleiben kann.

Es handelt sich um einen autonomen Nachverarbeitungsprozess im Klienten.

Randbedingungen (aktueller Forschungsstand 2017)

Die Exposition sollte jeweils kurz erfolgen (Suzuki et al., 2004) und in einem Zeitfenster von fünf Stunden nach der Aktualisierung erfolgen (Björkstrand et al., 2015, 2016).

Im Gegensatz zum Extinktionslernen, das immer wieder eine Erneuerung der neuen adaptiven Lernerfahrung benötigt, lassen sich Rekonsolidierungsprozesse durch folgende drei Aspekte einer gelungenen Überschreibung (oder Löschung) verifizieren (Ecker, Ticic & Hulley, 2016):

- *emotionale Nichtreaktivität* auf vorherige Trigger
- *dauerhaftes Verschwinden der Symptome* (entweder unmittelbar oder zügig)
- *anstrengungslose Permanenz der Symptom- und Triggerfreiheit*

Fazit

Mit dem neu entdeckten Lernparadigma der *Gedächtnisrekonsolidierung* eröffnen sich für die Psychotherapie ganz neue Heilungsmöglichkeiten. Obwohl die Bedingungen, unter welchen Extinktionslernen bzw. Rekonsolidierungslernen abläuft, im Moment bei weitem noch nicht geklärt sind, gilt es inzwischen als wissenschaftlich gesichert, dass dysfunktional gespeicherte Erinnerungen so verändert werden können, dass sie nicht mehr als Stressoren wirken. Dies gilt unabhängig von der Symptomatik.

- Die Gedächtnisrekonsolierung als neurobiologischer Selbstheilungsprozess bestätigt in präziser Weise das Wirkfaktorenmodell von Klaus Grawe und die achtsamkeitsbasierten Ansätze der nichtmanipulativen Nachverarbeitung pathogener Erinnerungen.
- Die wenigen allgemeinen Bedingungen für diesen Prozess (Aktualisierung, Diskrepanzressource, dualer Fokus) werden durch eine Vielzahl von unterschiedlichen therapeutischen Methoden erfüllt. Damit eröffnet sich ein weites Feld, in Übereinstimmung mit den Präferenzen von Therapeuten und Klienten die Ursachen psychischer Symptombildung zu transformieren.

Therapeutische Beziehung – Fundament methodischen Arbeitens

Nicht der Therapeut heilt, nicht die Methode heilt,
der Klient heilt sich selbst in einem sicheren und strukturierten Rahmen.
(R. Plassmann)

Die bisherigen Ausführungen könnten den Eindruck vermitteln, stressorfokussiertes Arbeiten sei mehr oder minder eine technische, kognitive Angelegenheit, in der es ausschließlich gelte, einen therapeutischen Algorithmus abzuarbeiten. Dabei gilt als grundlegende Bedingung eines glückenden Entwicklungsprozesses beim Klienten, dass der Therapeut in der Lage ist, ein spezifisches Beziehungsangebot zu machen, dass es dem Klienten erlaubt, sich vertrauensvoll auf einen Veränderungsprozess einzulassen. Dabei gehen die Tiefe des menschlichen Kontaktes und ein klarer Behandlungsplan Hand in Hand. Dies erfordert vom Therapeuten eine authentische und engagierte Seinsweise und große Flexibilität, um Zielorientierung mit Struktur und Bezogenheit durch Empathie und Echtheit in situativ adäquater Weise zu realisieren.

In der aktuellen Psychotherapieforschung (Strauss et al., 2009) werden zwei allgemeine, schulenübergreifende Wirkfaktoren für therapeutische Veränderungsprozesse definiert.

Allianz wird verstanden als die Qualität der therapeutischen Beziehung, unter *Allegianz* hingegen versteht man das Ausmaß, in dem der Therapeut in seiner therapeutischen Tätigkeit von der Wirksamkeit der von ihm durchgeführten Therapie überzeugt ist und als Modell das zugrundeliegende Menschen- und Therapiemodell authentisch implizit und explizit verkörpert (► Kap. 8.3.2).

Das Beziehungsverständnis des stressorbasierten Ansatzes integriert Haltungen aus dem personzentrierten Ansatz (Rogers, 1973) mit einer deutlich aktiveren Beziehungsgestaltung nach Grawe (1998). Die Bedeutung von Beziehung unterscheidet sich hier insofern von einigen traditionellen Ansätzen, als nicht in erster Linie Nachreifung in der therapeutischen Beziehung gemeint ist. Vielmehr geht es um eine Art Coachingangebot an den Klienten, in einem geschützten und strukturierten Rahmen die in ihm vorhandenen Ressourcen und Selbstheilungskräfte für die Nachverarbeitung nutzbar zu machen (vergl. Sachsse & Sack, 2012 und Reddemann, 2014). Das altersgemäß entwickelte Ich des Klienten kümmert sich zusammen mit dem Therapeuten um die vorhandenen und zu bearbeitenden Pro- eme.

8.1 Die Bedeutung der Beziehung für den therapeutischen Prozess – Allianz

Allianz bzw. das Konzept der therapeutischen Beziehung hat sich über die Jahre zu einer immer größeren Komplexität entwickelt. Ausgangspunkt waren frühe Basiskonzepte wie Freuds Konzept der Übertragung (Freud, 1912) und Rogers' sechs notwendige und hinreichende Bedingungen für einen psychotherapeutischen Prozess (Rogers, 1957). Bordin (1979) unterscheidet zwischen einem beziehungsorientierten (bond-oriented) und einem aufgabenorientierten (task-oriented) Aspekt, der die Übereinstimmung bezüglich der Ziele und des Vorgehens beinhaltet.

Nach Orlinsky (2010) zeichnet sich das Konstrukt *therapeutische Beziehung* spezifisch durch eine Beziehung von Therapeut und Klient *als Personen* in einem als Psychotherapie definierten Kontext aus, die einen *therapeutischen Arbeitsvertrag* inklusive Rollenverteilung geschlossen haben. Es wird also *in der Beziehung* gearbeitet. Diese Sichtweise wird hier übernommen und grenzt sich damit von Ansätzen ab, die *durch Beziehung* heilen wollen (Übertragungskonzepte der klassischen Psychoanalyse und ursprüngliche Ansätze nondirektiver Gesprächspsychotherapie).

Interessanterweise stimmen Klient und Therapeut in der Einschätzung der Qualität der therapeutischen Beziehung in der Regel nicht überein, wobei die Klientenbeurteilung zuverlässiger den Therapieerfolg vorhersagt als die Wahrnehmung des Therapeuten. Außerdem unterscheiden sich die Kriterien für die Wahrnehmung der Beziehungsqualität zwischen Therapeut und Klient. So fand sich etwa in einer Studie von Ormhaug, Shirk & Wentzel-Larsen (2015) mit Jugendlichen, dass der Rückgang der Symptomatik für diese das wesentliche Kriterium für die Beurteilung der Beziehung darstellte. Sie wird dann als gut eingeschätzt, wenn die Therapie hilft. Capaldi et al. (2016) konnten zeigen, dass die Einschätzung der Güte der therapeutischen Beziehung durch Jugendliche hoch mit einem positiven Therapie-Outcome korrelliert. Dieser Zusammenhang gilt sowohl für ein aufgabenorientiertes Verfahren (prolongierte Exposition) als auch für ein klientenzentriertes Vorgehen (»Improvements in adolescent-rated alliance were significantly associated with better treatment outcome across both types of treatments« (Capaldi et al., 2016, S. 1)). Die Qualität der therapeutischen Beziehung ist also ein methodenübergreifender Wirkmechanismus.

Die Variable *Allegianz* wird im Abschnitt über die *Authentizität* des Therapeuten ausführlich aufgegriffen (▸ Kap. 8.3.2).

8.2 Modelle der Beziehungsgestaltung

8.2.1 Klientenzentrierte Grundhaltung (Rogers 1972, 1973)

Heute ist allgemein anerkannt, dass die drei sogenannten Haltungsvariablen aus dem klienten- bzw. personzentrierten Ansatz, die empirisch durch Klientenbefragungen ermittelt wurden, die Grundlage für eine gute, nicht nur therapeutische Beziehung darstellen.

Die erste Dimension wird »*Nicht an Bedingungen gebundene positive Wertschätzung*« genannt. Sie ist dann in hohem Ausmaß vorhanden, wenn der Therapeut das, was der Klient erlebt und äußert, akzeptiert, ohne die Akzeptanz von Bedingungen abhängig zu machen. Dies beinhaltet zwei Aspekte: Zunächst das Fehlen bzw. Vorhandensein von positiver Wertschätzung und weiter das Gebundensein an Bedingungen bzw. die Freiheit, alle Aspekte des Klienten wertschätzen zu können. Es handelt sich um echte Fürsorge und eine tiefe Wertschätzung für die Person des Klienten mit seinen menschlichen Gegebenheiten und Potentialen. Alle Erlebens- und Verhaltensweisen des Klienten werden als Ausdruck seiner Persönlichkeit und seines Bemühens der Lebensbewältigung verstanden. Wird dieser Aspekt in der Tiefe vom Therapeuten gespürt, entsteht *Mitgefühl.* Schon Ferenczi (1999) beschrieb in den 1930er-Jahren diesen Vorgang wie folgt:

> »Ohne Sympathie keine Heilung. Höchstens Einsicht in die Genese des Leidens.«

Dies bedeutet allerdings nicht, dass der Therapeut den Klienten wahllos in allem bestärkt. Es braucht diskriminative Klarheit, um dysfunktionale Abläufe von heilsamen Prozessen zu unterscheiden. Dies schließt eine Akzeptanz für die lebensgeschichtlich nachvollziehbare Notwendigkeit des dysfunktionalen Musters ein. Ecker, Ticic & Hulley (2016) sprechen von *emotionaler Kohärenz* und benennen ihren Therapieansatz (Kohärenztherapie) nach diesem Prinzip.

Die zweite Variable wird E*mpathisches* *Verstehen* genannt. Eine ausführliche Definition von Empathie soll die Differenziertheit dieses Konstruktes verdeutlichen:

Empathie (Rogers, 1967 in Tausch & Tausch, 1981, S. 37)

> »Die Fähigkeit des Psychotherapeuten, genau und sensitiv die Erfahrungen und das Fühlen sowie ihre Bedeutung für den Klienten während der Begegnung in der Psychotherapie von Augenblick zu Augenblick zu verstehen, begründet das, was vielleicht als die »Arbeit« des Psychotherapeuten beschrieben werden kann, nachdem er zuvor die Basis für das Beziehungsverhältnis durch seine Selbstkongruenz-Echtheit sowie durch seine bedingungslose positive Wertschätzung hergestellt hat. [...] Bei genauem einfühlenden Verstehen ist der Psychotherapeut vollständig in der Welt des Partners zu Hause. Es ist eine Sensitivität von Augenblick zu Augenblick, in dem »Hier und Jetzt«, in der unmittelbaren Gegenwart. Es ist ein Erspüren und ein Wahrnehmen der inneren Welt des Partners mit seinen privaten persönlichen Bedeutungen, als ob es die eigene des Psychotherapeuten wäre, aber ohne jemals diese »Als ob«-Qualität zu verlieren. Genaue Sensitivität für das »Sein« des Partners ist von wichtiger Bedeutung. [...] Die Fähigkeit und Sensitivität, die notwendig ist, diese innere Bedeutung dem Klienten wiederum in einer Weise mitzuteilen, die es ihm ermöglicht, diese Erfahrung als s e i n e anzusehen, ist der andere Hauptteil des genauen einfühlenden Verstehens. Die Verwirrung des Klienten zu spüren, seine Furcht, seinen Ärger oder seine Wut [...] ist das wesentliche des Wahrnehmungsaspektes des genauen einfühlenden Verstehens. Diese Wahrnehmung dem Partner in angemessener Sprache mitzuteilen [...] ist der zentrale Gehalt des Mitteilungsaspektes von genauem einfühlenden Verstehen.«

Auf die dritte Haltungsdimension *Echtheit (Selbstkongruenz des Therapeuten),* der eine besondere Bedeutung zukommt, wird in Kapitel 8.3 ausführlich eingegangen.

8.2.2 Beziehungsverständnis nach Grawe (Grawe, 1998)

Das Modell der Beziehungsgestaltung von Grawe (1998) fügt weitere Aspekte hinzu, die vom Therapeuten eine aktivere Haltung verlangen, als dies in einer nondirektiv verstandenen, klientenzentrierten Weise üblich ist. Grawe geht davon aus, dass ein Klient nur dann bereit sein wird, sich mit seinen Belastungen in die Therapie einzubringen und an ihnen zu arbeiten, wenn er sich in der Therapiesitzung selbst wohl fühlt. Wohlfühlen kann er sich aber nur – so Grawe – wenn seine verletzten Grundbedürfnisse *in der Therapie* durch das Beziehungsangebot des Therapeuten befriedigt werden.

8.2.2.1 *Komplementäre Beziehungsgestaltung* (Grawe, 1998)

Das Beziehungsangebot des Therapeuten muss also darauf ausgerichtet sein, dass der Klient die Erfahrung macht, dass seine verletzten Grundbedürfnisse nicht nur empathisch erkannt und verstanden, sondern auch befriedigt werden. Grawe (1998) spricht von *komplementärer Beziehungsgestaltung*. Beispielsweise wäre es ungünstig, von einem Klienten, der ein Bedürfnis nach Führung hat, ständig Autonomieschritte einzufordern, wie es Therapeuten normalweise gerne tun. Bei einem Klienten, der autonom sein möchte, wäre dieses Vorgehen stattdessen angemessen und hilfreich. Bei traumatisierten Menschen sind es in der Regel Sicherheits- und Kontrollbedürfnisse, die missachtet wurden und deren Erfüllung der Therapeut aktiv sicherstellen muss. In der Arbeit mit vernachlässigten Kindern kann dies beispielsweise bedeuten, dass man als Therapeut immer etwas Kleines zu essen und trinken für das Kind bereit hält, um ein Gefühl von verlässlichem Versorgtsein zu fördern.

8.2.2.2 *Pervasiv ressourcenorientierte Haltung* (Grawe, 1998)

Ein weiteres Element der Grawe'schen Konzeption eines guten therapeutischen Beziehungsangebots liegt in der *pervasiven ressourcenorientierten Haltung*. Pervasiv meint, dass der Therapeut einen ressourcenorientierten Wahrnehmungs- und Denkstil als Grundhaltung im therapeutischen Kontakt mit dem Klienten während der gesamten Psychotherapie implizit und explizit realisieren sollte. Im expliziten Modus kann das bedeuten, positive Seiten des Klienten wahrzunehmen und anzusprechen, seine Ziele, Werte und Kompetenzen zu verstärken und seine Stärken und Ressourcen prozessual, also erlebnismäßig, zu aktivieren. Die Forschung hat gezeigt, dass die Aktivierung von Ressourcen zu Beginn der Sitzung vor der Problemaktualisierung erfolgen sollte, da dies für den Outcome einer Psychotherapiesitzung von entscheidender Bedeutung ist.

8.2.3 Transparenz und Übereinstimmung in der Zielsetzung und im Vorgehen (Bordin, 1979)

Nach Bordin (1979) gehört zu einer guten therapeutischen Beziehung nicht nur eine die verletzten Bedürfnisse des Klienten befriedigende Grundhaltung des Therapeuten, sondern auch ein transparentes und zielorientiertes Vorgehen in Übereinstimmung mit dem Klienten. Diese Aspekte werden im Begriff des *Informierten Einverständnisses* zusammengefasst, das im Therapieverlauf immer wieder neu hergestellt werden muss. Die überzeugende Vermittlung des Störungsverständnisses spielt hier eine ebenso wichtige Rolle wie der Aufbau einer stabilen Motivation (► Kap. 10).

8.3 Authentizität als zentraler Wirkfaktor

8.3.1 Echtheit, Selbstkongruenz, Authentizität

Nach Rogers (1983) ist dieser Aspekt der Beziehung der bedeutendste der drei Wirkfaktoren. Er führt aus:

> »Je mehr der Therapeut in der Beziehung er selber ist, jemand, der keine professionelle oder persönliche Fassade aufrichtet, um so größer ist die Wahrscheinlichkeit, dass der Klient in konstruktiver Weise sich verändern und wachsen wird. Dies bedeutet, dass der Therapeut offen die Gefühle und Einstellungen lebt, die in ihm im Augenblick fließen.« (Rogers, 1983, S. 30 f.).

Truax und Carkhuff (1967, S. 319 f.) ergänzen:

> »Es ist nicht darunter zu verstehen, dass der Therapeut sein gesamtes Selbst enthüllen muss, sondern nur, dass alle Aspekte seiner Person, die zutage treten, reale Aspekte von ihm sind und nicht Äußerungen, die einer Verteidigungshaltung entspringen oder bloße »professionelle« Reaktionen, die gelernt und wiederholt werden. [...] Ein hohes Ausmaß von Selbstkongruenz bedeutet nicht, dass der Therapeut seine Gefühle offen ausdrücken muss, sondern nur, dass er sie nicht verleugnet.«

Neben der Dimension *echt versus unecht* enthält dieses Konstrukt einen weiteren zentralen Aspekt, nämlich *konstruktiv versus destruktiv*. Nicht jede authentische Äußerung ist konstruktiv. Ist sich der Therapeut seiner Gefühle nicht bewusst, kann in einer Äußerung beispielsweise eine eigene innere Reaktivität mitschwingen, die der Klient als Vorwurf, als Kritik erfährt. Das ist dem therapeutischen Prozess nicht zuträglich.

Wenn der Selbstbezug tief und spontan wird, offenbaren sich neue Qualitäten, die unter dem Stichwort *Präsenz* zusammengefasst werden können. Diese Qualität spielt eine zentrale Rolle in den sogenannten *Achtsamkeitsbasierten Therapien*. Harrer & Weiss definieren Präsenz wie folgt:

Präsenz (Harrer & Weiß, 2016, S. 58)

> »Präsenz beinhaltet Qualitäten wie eine von Leichtigkeit getragene, offene und neugierige Zuwendung zum Gegenwärtigen, das Bewahren von Distanz gegenüber potenziell einengenden Sichtweisen und Toleranz gegenüber schwierigen Erfahrungen.«

Die Folgen eines tiefen Bezugs zu sich selbst beschreibt Rogers:

> »Ich stelle fest, dass von allem, was ich tue, eine heilende Wirkung auszugehen scheint, wenn ich meinem inneren, intuitiven Selbst am nächsten bin. Dann ist allein schon meine Anwesenheit für den anderen befreiend und hilfreich. *Ich kann nichts tun,* um dieses Erlebnis zu forcieren, aber *wenn ich mich entspanne* und dem transzendentalen Kern von mir nahekomme, dann verhalte ich mich manchmal etwas merkwürdig und impulsiv in der jeweiligen Beziehung; ich verhalte mich auf eine Weise, die ich rational nicht begründen kann und die nichts mit Denkprozessen zu tun hat. Aber dieses seltsame Verhalten erweist sich merkwürdigerweise als richtig.« (Rogers, 1980, S. 129)

Neben dem Aspekt des Selbstbezugs bildet die Dimension des aktiven Engagements für den Klienten eine weitere Facette. Geller & Greenberg schreiben:

> »[...] das Einbringen des ganzen Selbst in das Engagement für den Klienten, als vollständig *mit und für* den Klienten im Moment zu sein, mit wenig selbstbezogenem Zweck und Ziel im Kopf. [...] Therapeuten werden so verstanden, dass sie ihre eigene Essenz als Instrument nutzen, um den Klienten zu verstehen und auf ihn einzugehen.« (Geller & Greenberg, 2012, S. 17; Übersetzung in: Harrer & Weiss, 2016, S. 62).

Diese Haltung lässt sich als *Parteiliche Anteilnahme für den Klienten* beschreiben.

8.3.2 Allegianz

Ein weiteres Element der Variable *Authentizität* ist die *Allegianz.* Darunter wird das Ausmaß verstanden, in dem der Therapeut in seiner therapeutischen Tätigkeit von der Wirksamkeit der von ihm durchgeführten Therapie überzeugt ist und als Modell das zugrundeliegende Menschen- und Therapiemodell implizit und explizit authentisch verkörpert. Es beinhaltet die tiefe Überzeugung, nicht nur dem Klienten helfen zu wollen, sondern auch über die persönlichen und methodischen Mittel zu verfügen, dies tun zu können. Dieses Vertrauen in die eigene Person und die angeeigneten therapeutischen Methoden stellen einen starken Wirkfaktor (Effektivität Cohen's d: .65 (Wampold, 2012)) im therapeutischen Geschehen dar.

8.4 Spezifische Aspekte der Beziehungsgestaltung

> *»EMDR [und andere stressorfokussierende Verfahren, TH] sollten nur dann angewandt werden, wenn der Klient und der Therapeut ein ausreichendes Maß an gegenseitigem Vertrauen etabliert haben. Der Klient muss sich während der Nachverarbeitung des Belastungsmaterials geschützt und in Kontrolle erleben.«*
> *(Shapiro, 2001, S. 122; freie Übersetzung, TH)*

8.4.1 Attunement not relationship (Tinker, 2013)

Mit der Arbeit an Stressoren zu beginnen, setzt nicht notwendigerweise eine schon entwickelte und stabile therapeutische Beziehung voraus. Dies ist offensichtlich, wenn wir uns ein gut eingebundenes Schulkind mit einem Monotrauma (Verkehrsunfall) und einem gesunden prätraumatischem Funktionsniveau vorstellen. Hier geht es um ein Arbeitsbündnis, ähnlich einer gemeinsamen Planung eines Fahrradausflugs. Wenn das Kind den Eindruck hat, dass der Therapeut freundlich und kompetent ist und seine Eltern diese Einschätzung teilen, dann kann sofort mit der Arbeit begonnen werden.

Wie ist es aber mit Kindern mit komplexen Traumafolgestörungen nach interpersoneller Gewalterfahrung? Nach aller Erfahrung wird es sich um eine längerfristige Psychotherapie handeln, in deren Verlauf sich natürlicherweise eine vertrauensvolle Beziehung entwickelt. Das ist gut und notwendig, da die Bearbeitung von Stressoren allein oft nicht ausreichend ist, sondern Nachreifungsprozesse in der Beziehung erforderlich sind. Dennoch muss mit der Fokussierung auf belastende Erinnerungen nicht gewartet werden, bis die Beziehung zum Therapeuten gefestigt ist. Im Gegenteil tragen frühzeitige Erfolge, das heißt vom Kind real erlebte Entlastungen, wesentlich dazu bei, dass das Kind Vertrauen fasst und bereit sein wird, sich tiefer einzulassen. Ansatzpunkte für die Fokussierende Arbeit werden in diesem Fall Alltagsstressoren sein, die das Kind belasten (Albträume, Auseinandersetzungen, Kontrollverlusterfahrungen, Misserfolgserlebnisse). Durch deren Verschwinden verspürt das Kind eine Erleichterung, die sein Vertrauen in die Behandlung vertieft. Auf Seiten des Therapeuten sind dafür Präsenz und Unerschrockenheit gefragt.

8.4.2 Zügig guten Rapport herstellen und Hoffnungssamen säen

Zwei wichtige Möglichkeiten, die Eingestimmtheit (attunement) mit dem Kind und das Entwickeln eines gemeinsamen Feldes zu fördern, bestehen für den Therapeuten darin, zügig einen guten Rapport herzustellen und eine Besserungserwartung (Grawe, 1998) zu erzeugen.

Guten Rapport zu etablieren ist einerseits eine höchst individuelle Angelegenheit, in der die Person des Therapeuten und seine authentische Präsenz eine zentrale Rolle spielt, andererseits können Qualitäten beschrieben werden, die für diesen Prozess förderlich sind. Die tiefe Überzeugung des Therapeuten, dass dieses Vorgehen sinnhaft ist, seine Unerschrockenheit gegenüber vermeintlich heiklen Themen und seine innere Freiheit und Leichtigkeit, eventuell Humor, führen dazu, dass das Kind sich schnell entlastet fühlen kann. Das eigene Selbstverständnis als Coach (► Kap. 8.4.3) und als Experte (► Kap. 8.4.4) geben dem Therapeuten eine klare Rollenausrichtung und stärken im Kind unmittelbar das Gefühl der Selbstwirksamkeit und der Angemessenheit seiner Gefühle und Empfindungen. Eine Arbeitsbeziehung wird angeboten und das Problem als zu bewältigen dargestellt. Der Therapeut sät aktiv Hoffnungssamen beim Kind und verspricht volle Unterstützung bei maximaler Eigenkontrolle durch das Kind. Aus der Psychotherapieforschung ist schon seit langem bekannt, dass eine Psychotherapie keinen Erfolg verspricht, wenn der Klient nicht bis zur fünften Sitzung eine klare *Besserungserwartung* (Grawe, 1998) entwickelt hat. Diese aktiv zu fördern ist ein zentrales Anliegen der Rapport-Phase. In der Regel hat der Therapeut im Erstkontakt mit dem Kind schon wesentliche Informationen aus Gesprächen mit den Bezugspersonen. Er wird sich eine vorläufige stressorbasierte Arbeitshypothese gebildet haben. Diese wird er aktiv – als Vorschlag – einbringen. Das entspricht seinem Selbstverständnis als Coach und Experte.

Ein Beispiel aus einem Erstkontakt mit einem 11-jährigen Jungen, der die letzten sieben Jahre in verschiedenen Kliniken, Einrichtungen der Jugendhilfe und Pflegefamilien verbracht hat, soll aufzeigen, wie wenig sinnvoll es sein kann, sich zu Beginn starr an Phasenmodelle zu halten, wie z. B. Beziehungsaufbau vor Stabilisierung vor Traumakonfrontation. Schon der Erstkontakt bietet Möglichkeiten, das Kind wirklich zu erreichen und neue hoffnungsstärkende Erfahrungen machen zu lassen.

Antonio, 11 Jahre (Bindungsstörung)

Antonio sitzt mir am Tisch reserviert gegenüber und beäugt mich kritisch und etwas ironisch. Das kann ich gut nachvollziehen, hat er doch die letzten sieben Jahre seines Lebens hauptsächlich mit Professionellen verbracht. Die Berichte aus den unterschiedlichen Einrichtungen sind Legion und es erscheint mir, dass er Fragen jeglicher Art schon dutzende Male beantwortet oder die Beantwortung verweigert hat. Ich frage mich, der wievielte Therapeut ich bin, dem er gegenübersitzt? Ich eröffne den Kontakt mit dem Satz »*Hier sitzen zwei Profis. Du bist ein Profi und ich bin ein Profi.* (Antonio grinst) *Du hast schon eine Menge Therapeuten kennengelernt und kennst sicher alle Tricks. Ich mache dir einen Vorschlag. Ich zeige dir, was ich so kann und wie ich dir helfen kann. Du prüfst das, ob das etwas Hilfreiches für dich ist und wenn ja, dann können wir es miteinander versuchen.*« Er schaut mich prüfend an und fragt zurück: »*Und wie willst du mir helfen?*« »*Okay,*« sage ich, »*bereit für ein kleines Experiment?*« »*Weiß nicht, was denn?*« Ich hole mein Audio-Tac-Gerät raus. Das ist ein handgroßes Gerät, das über Vibrationsnüsse, die in die Hand genommen werden und eine taktil-kinesthetische bilaterale Stimulation, wie sie im EMDR genutzt wird, erzeugt. Er schaut mich neugierig an. »*Mit Hilfe von diesem kleinen Gerät kann ich dir helfen, dass du nicht mehr soviel Stress hast. Wäre das etwas, was du gut findest? Nicht mehr soviel Stress haben zu müssen.*« »*Weiß nicht.*« »*Okay, lass es uns ausprobieren. Wir nehmen eine Situation, die dich total gestresst hat, dann machen wir etwas – was, das sage ich dir noch genau – und du kannst prüfen, ob dein Stress hinterher weniger geworden ist.*« Er wählt eine Situation aus seiner letzten Pflegefamilie aus und nach einer Aktivierung der Erinnerung führen wir einige Sets bilateraler Stimulierung mithilfe des Audio-Tac-Gerätes durch. Sein Belastungswert für diese Erinnerung sinkt von sieben auf eins. Die Entspannung in seinem Körper ist für ihn fühlbar und er beendet das Experiment mit der Bemerkung »*Nicht schlecht.*«

8.4.3 Der Therapeut als Coach

In einigen psychotherapeutischen Konzepten geht es um eine Nachreifung des Klienten *in* der Beziehung zum Therapeuten. Die Beziehung selber stellt Feld und

Projektionsfläche für die Probleme des Klienten dar. Im Unterschied dazu wird im stressorbasierten Ansatz der Therapeut in der expliziten Arbeit mit belastendem Material eher als Coach für die Prozesse des Klienten verstanden.

Ein Coaching-Angebot beinhaltet, sich um alles zu kümmern, was es dem Klienten so leicht wie möglich macht, seine Stressoren in einem geschützten, strukturierten und ressourcenvollen Rahmen nachzuverarbeiten. Unter traumatischem Stress sind bekannterweise – auch in der Psychotherapie – viele kognitive Funktionen (Konzentrationsfähigkeit, Gedächtnis, Sprache) beeinträchtigt (Yerkes-Dodson-Gesetz).

Coach sein bedeutet also in diesem Kontext, dafür zu sorgen, dass sich der Klient maximal sicher und wohl fühlt. Dies bedeutet:

- Der Therapeut arbeitet gemeinsam mit dem Betroffenen an dessen Themen. Indem er sich an den entwickeltsten Teil seines Bewusstseins wendet, stärkt er das Kontrollerleben und explizite Motivation für die Arbeit kann sich im Klienten entwickeln.
- Der Therapeut übernimmt die Führung und strukturiert aus den vorhandenen Informationen die Themen und Abläufe so vor, dass – im besten Fall – der Klient nur noch nicken muss. Nicken bedeutet, dass er sich durch die Äußerungen verstanden fühlt, die Vorschläge ihm sinnvoll erscheinen und dass er damit einverstanden ist (*Informiertes Einverständnis)*.
- Dies geschieht auf dem Boden expliziter dialogischer Transparenz, sowohl was die Formulierung von Therapiezielen angeht als auch bezüglich des Vorgehens in der Therapie selber.
- Gleichzeitig ist ein hohes Maß an Sensibilität auf Seiten des Therapeuten erforderlich, um zu erkennen, ob der Klient der Führung durch den Therapeuten folgen kann oder will. Dann ist Flexibilität gefragt, indem etwa ein *Gangwechsel* (Gordon, 1993) vorgenommen wird. Mit Gangwechsel ist das Umschalten des Therapeuten auf *Aktives Zuhören* gemeint, um mit dem Klienten wieder in einen guten Rapport zu kommen.

Im Folgenden ein Transkript aus der zweiten Sitzung mit einem neunjährigen Mädchen, das nach seinem ersten epileptischen Anfall eine ausgeprägte Angstsymptomatik entwickelt hatte und sich nicht mehr traute, eine Straße zu überqueren. Im Erstkontakt mit Mutter und Mädchen wurden der Vorfall und seine Folgen angesprochen und eine kurze Trauma- und Ressourcenanamnese erhoben. Die zweite Sitzung eröffnet der Therapeut mit der Absicht, in dieser Sitzung die Voraussetzungen für die EMDR-Sitzung zu schaffen und diese auch durchzuführen.

Franziska, 8 Jahre (Erster epileptischer Anfall mit folgender Angststörung)

TH: Und heute legen wir los?
(F: Ja.)

TH: Du weißt noch gar nicht so genau, was wir machen? Ich habe gesagt, wir machen heute ein Spiel, und ich kann mir vorstellen, dass du ein bisschen aufgeregt bist?
(F: Ja.)
TH: Vielleicht auch ein bisschen neugierig?
(F: Ja)
TH: Oder mehr aufgeregt?
F: Mehr aufgeregt.
TH: Mehr aufgeregt. OK. Vorne weg: ich sag's dann auch nachher immer wieder mal, dass du's weißt: Das ist hier anders als in der Schule. Hier bist du der Boss. Das heißt, wenn dir irgendwas zu viel wird oder so – das besprechen wir dann noch – dann sagst du Stopp. Ja? Das ist ganz wichtig, dass du dir das einfach merkst und dich auch traust. Für mich ist das völlig in Ordnung. Ich sag das nicht, um mich jetzt »einzuschleimen«, würde mein Sohn sagen, sondern weil das wirklich so ist, dass du bestimmen sollst. Du weißt, wenn ich raus will, dann geh ich raus, wenn ich stopp machen will, dann mach ich stopp. Wenn's mir zu viel ist, ist es zu viel. Ich entscheide hier, was ich mache. Und du guckst, was dir davon gefällt und was wir machen und was dir helfen kann, und dann entscheidest du, was du machen willst, ok?
(F: Ja.)
TH: Gut. Du siehst, ich hab mir nochmal eine ganze Seite aufgeschrieben und will von der letzten Stunde nochmal ein paar Sachen, die ich verstanden habe, sagen und du sagst mir dann, ob ich das richtig verstanden habe – Ok? (F nickt.) Gut. Früher, als du klein warst, musste die Mama öfter ins Krankenhaus, aber seit einem Jahr ist sie jetzt zu Hause.
(F: Ja.)
TH: Und sie wird auch zu Hause bleiben.
(F: Ja.)
TH: Gut. Dann hab ich mir gemerkt, was du gerne machst: puzzeln, mit diesen kleinen Puppen spielen. Wie heißen die nochmal?
(F: Polly Pocket.)
TH: Polly Pocket, genau. Dass du gerne tanzt und Keyboard spielst und dass du viele Freundinnen hast und eine Lieblingsfreundin.
(F: Ja.)
TH: Genau. Da war die Mama auch ganz erstaunt, gell, dass du eine Lieblingsfreundin hast.
(F: Ja.)
TH: ... und dass du vor dem Anfall, der am 1. Dezember letzten Jahres war, ganz selbstständig deine Sachen gemacht hast. Gegangen bist, raus gegangen bist, was du machen wolltest, hast du auch gemacht, das hast du dich auch getraut. Durch den Anfall hast du ein bisschen den Mut verloren?
(F: Ja.)
TH: Aber du hast jetzt auch schon wieder die Erfahrung gemacht, da hast du gesagt »da wusste ich, dass ich mehr kann als ich vorher gedacht habe«. Was war das noch, wo dir das aufgefallen ist?

F: Ähm, zum Beispiel, wenn ich über die Straße gegangen bin oder mit dem Roller gefahren bin, habe ich gedacht »ich kann das irgendwie nicht« oder »ich trau mich nicht das zu machen«, aber ich konnte es dann.

TH: Ah, dann hast du gemerkt, dass deine Gedanken eigentlich falsch waren oder Blödsinn. Sie sind trotzdem da, aber gestimmt haben sie nicht. Ok. Gut. Also dann schreib ich mir das mal kurz auf. Das heißt, du hast jetzt einfach die Erfahrung gemacht, du weißt jetzt: erstens kann ich alleine über die Straße gehen, auch mit dem Roller, zweitens ist nix passiert und drittens bin ich mutiger als ich dachte!

(F: Ja.)

TH: Dann hab ich mir aufgeschrieben: Franziska möchte lernen, wieder alleine über die Straße zu gehen und auch andere Dinge wieder alleine zu machen. Stimmt das?

(F: Ja.)

TH: Und das zweite, was du lernen wolltest war, wenn andere dich auf den Anfall ansprechen, dass du dann einfach ruhig und gelassen bleibst. Stimmt das?

(F: Ja.)

TH: Und wenn du das gelernt hast, dann wollten wir aber das entscheidest du – nochmal gucken, ob beim Zahnarzt alles so bleiben soll, wie es ist, oder ob du da auch etwas lernen willst. Aber das machen wir erst nachher, da frag ich dich und du kannst dann »ja« oder »nein« sagen. Ok?

(F: Ja.)

TH: Gut. Dann hab ich mir aufgeschrieben, dass du deswegen nicht alleine über die Straße gehst, weil du denkst, »wenn ich da einen Anfall hab und da hinplumpse und werde ohnmächtig und ich wache auf und keiner ist da, dann weiß ich nicht, was ich machen soll«.

(F: Ja.)

TH: Das ist deine größte Angst. Und du hast noch gesagt, »ich habe noch die Angst, dass ich länger liegen bleibe als beim letzten Mal und dass ich dann alles verschwommen sehe, dass keiner da ist« und wieder »ich weiß nicht, was ich machen soll«. Das Schlimmste ist »ich weiß nicht, was ich machen soll«.

(F: Ja.)

TH: Gut. Dann hab ich das so weit ja richtig verstanden, glaube ich, wie's dir geht, oder?

(F: Ja.)

8.4.4 Der Therapeut als Experte

Seine Rolle als Coach wahrzunehmen setzt voraus, dass der Therapeut auf seinem Gebiet ein Experte ist und sich auch als solcher versteht. Dies ist für viele Psychotherapeuten ein heikler Punkt, denn üblicherweise steht die Orientierung an den Vorstellungen des Klienten im Vordergrund, und es sollte – so die allgemeine Regel – vermieden werden, die eigenen Modelle zu stark einzubringen. Neudeck – ein Verhaltenstherapeut – schreibt über ein aus seiner Sicht patientengerechtes Störungsmodell: »Die Aussagen des Therapeuten sollten sowohl mit dem Konstruktsystem der Patienten als auch mit wissenschaftlichen Erklärungen zur jeweiligen Störung kompatibel sein« (Neudeck, 2015, S. 69). Er führt weiter aus: »Die Patienten werden in die Erarbeitung des Modells aktiv mit einbezogen, sie entwickeln es sozusagen selbst.« und betont, dass der Therapeut »nicht gegen die Annahmen und Überzeugungen« der Klienten argumentieren soll, da dies zu »Reaktanzphänomenen« führt. Dies ist ein bewährtes Vorgehen in der symptombezogenen Arbeit mit Erwachsenen.

Aus der klinischen Erfahrung in der trauma- und stressorbezogenen Arbeit gerade mit Kindern hat sich aber ein anderer Ansatz als einfacher, leichter und effektiver herausgestellt. Der Therapeut als Experte hat – immer als Arbeitshypothese – ein grundlegendes Verständnis der Zusammenhänge von belastenden Erfahrungen, Stressoren und komplementärer Symptomatik (▸ Abb. 1). Aus diesem Verständnis heraus wird er unter Einbeziehung der vorhandenen Informationen von sich aus dem Klienten ein Erklärungsmodell anbieten und nachfragen, ob dieses Verständnis der Belastungen für ihn nachvollziehbar und sinnvoll ist.

Diese Methodik folgt dem Paradigma der somatischen Medizin. Beispielsweise ist es für einen Kardiologen ganz selbstverständlich, dass er dem Patienten, nachdem er die ganzen Informationen aus der Diagnostik zur Verfügung hat, seine Einschätzung, seine Sicht der Ätiologie der Krankheit und seine Vorstellungen einer angemessenen Behandlung mitteilt. Er wird den Patienten kaum fragen, wie dieser wohl die diversen Blutwerte usw. interpretiert. Dafür fehlt dem Patienten schlichtweg die Expertise. In der stressorbezogenen Arbeit stellt sich die Situation ähnlich dar. Auch hier verfolgen wir einen quasikausalen ätiologischen Therapieansatz, über den die Klienten, zumal als Kinder, kein Wissen haben können. Traumatische Erfahrungen und ihre Folgen sind im Gegenteil in vielen Aspekten kontraintuitiv und widersprechen allgemein verbreiteten Vorstellungen von psychischen Abläufen. Der Unterschied zwischen der Arzt/Patient- und der Klient/Therapeut-Situation liegt darin, dass der Patient die Aussagen des Arztes in der Regel nicht nachprüfen kann und dem Arzt einfach glaubt, während sich das ätiologische Psychotherapiemodell auf die Erfahrungen des Klienten bezieht und daran validiert werden kann und muss.

Zusammenfassung

Zusammengefasst erscheint es also aus folgenden Gründen sinnvoller, dem Klienten zunächst das eigene Expertenmodell zu präsentieren und dafür um Zustimmung zu werben:

- Der Klient hat in der Regel keine inhaltliche Expertise über seine Belastung und seine Symptomatik.
- Der Klient *ist akut belastet* und kann – salopp gesagt – in der therapeutischen Situation nicht gut denken. Unter diesen Umständen ist es für ihn belastend, wenn er ein eigenes funktionales Störungsmodell beitragen soll.
- Das ätiologische Stressormodell ist einfach, plausibel und entlastet die Klienten sofort von ihren eigenen, regelhaft dysfunktionalen Erklärungs-

modellen, in denen sie sich selbst oder anderen die Schuld für ihre Probleme geben. Es ist daher kaum mit Reaktanzphänomenen zu rechnen.
- Für Kinder als Klienten entspricht es ihrer Alltagserfahrung, dass sie Dinge nicht verstehen und ihnen ein freundlicher Erwachsener Informationen gibt.
- Für Kinder gilt: Stressorbasierte Therapie ist wie *Kino mit Popcorn*. Das Kind soll so wenig wie möglich gefordert und belastet werden.

Das folgende Beispiel eines achtjährigen Mädchens, das zusammen mit seinem Vater einen Autounfall hatte, soll das expertenorientierte Vorgehen demonstrieren.

Obwohl bei dem Unfall niemand zu Schaden gekommen war, zeigte das Mädchen seither große Besorgnis, sobald der Vater das Haus verließ. Sie rief ihn ständig auf dem Handy an. In der Schule traten starke Konzentrations- und Leistungsprobleme auf. Nachdem im Erstkontakt mit dem Vater die wichtigsten Informationen erhoben worden waren, konnte der Therapeut als Experte die zweite Sitzung mit dem Mädchen allein wie folgt eröffnen:

> »Dein Papa hat mir erzählt, dass ihr zusammen einen Autounfall hattet. Zum Glück ist niemandem etwas passiert. Aber du warst trotzdem sehr erschrocken und seitdem ist für dich einiges ganz anders geworden. Darf ich dir mal erzählen, wie ich verstehe, was sich seitdem geändert hat? (Sie nickt.)
>
> Vor dem Unfall warst du ein zufriedenes und mutiges Mädchen, hast viel Spaß mit deinen Freundinnen gehabt und auch in der Schule warst du eine der Besten. Seit dem Unfall kommen dir oft ganz blöde Gedanken und Bilder in den Kopf, dass dem Papa etwas passieren könnte. Und dann bekommst du große Angst und musst sofort den Papa anrufen, um zu überprüfen, ob es ihm noch gut geht. Und ganz blöd ist, dass auch in der Schule ständig diese blöden Gedanken und Bilder in deinen Kopf kommen. Du kannst dann gar nicht mehr richtig denken und lernen. So macht dir die Schule gar keinen Spaß mehr und du hast inzwischen gar keine Lust mehr, in die Schule zu gehen, obwohl dort ja deine ganzen Freundinnen sind.«

8.4.5 Tiefe und Unerschrockenheit

Um mit Menschen therapeutisch zu arbeiten, die existentielle Gefahr und Not erlebt haben, bedarf es aber auch der Entwicklung bestimmter essentieller Qualitäten (Almaas, 1997) im Therapeuten selber. Ich möchte hier vor allem menschliche Tiefe und Unerschrockenheit nennen. Menschliche Tiefe meint die Fähigkeit, angesichts des Schreckens, den der Klient erlebt hat, innerlich offen und rezeptiv zu bleiben und den letztendlichen Fragen nach dem Sinn des Lebens, von Verlust und Tod, standhalten zu können. Dazu braucht der Therapeut nicht notwendigerweise ausgearbeitete weltanschauliche Theorien, aber er sollte sich bei diesen existenziellen Themen nicht unwohl fühlen und defensiv werden. Die Unerschrockenheit gibt dem Therapeuten die notwendige Klarheit, die zwangsläufigen Vermeidungsmuster des Klienten zu erkennen und die erforderliche Kraft, den Klienten zu führen.

Abschließend ein zugegebenermaßen etwas skurriles Beispiel dazu, dass ein erfolgreicher autonomer Verarbeitungsprozess im Klienten auch ohne explizite gute Beziehung zum Therapeuten möglich ist. Der bekannte Traumaforscher und -therapeut van der Kolk berichtet über seine Erfahrung mit seinem ersten Übungsklienten während seiner eigenen EMDR-Ausbildung:

> Sein eigener EMDR-Übungsstudent während der Ausbildung war ein anderer Kliniker, der es ablehnte, van der Kolk auch nur irgendetwas von dem zu erzählen, was er eigentlich herausarbeiten wollte, mit Ausnahme der Aussage, dass es sich »um eine ziemlich harte Angelegenheit zwischen mir und meinem Vater, als ich klein war« gehandelt habe. Mit unverhohlener Ablehnung und absolut nicht kommunikativ während der gesamten Sitzung blieb der Kliniker bei dieser Haltung, dass er wirklich nicht über das sprechen wolle, worum es ihm eigentlich ging. Als Ergebnis davon tappte van der Kolk vollkommen im Dunkeln darüber, was im Inneren der Person, der er mit EMDR helfen wollte, vor sich ging.
>
> Am Ende der Sitzung sah es so aus, als sei der Mann sehr erleichtert und von einem großen Teil seiner Sorgen befreit.
>
> »Wie war das?«, fragte van der Kolk.
>
> »Ich würde niemals einen Patienten an Sie überweisen«, schnauzte ihn der Mann an.
>
> Van der Kolk antwortete: »Oh, warum denn?«
>
> Der Mann erwiderte: »Ich konnte die Art, wie Sie am Ende jeder Bewegung Ihre Finger fallen ließen, einfach nicht ausstehen!«
>
> »Aber was ist mit Ihrem ursprünglichen Problem an sich?«, fragte van der Kolk.
>
> »Oh, ich habe das Gefühl, die Angelegenheit mit meinem Vater vollständig gelöst zu haben.«
>
> Diese Episode regte van der Kolks Neugier über die Rolle der therapeutischen Beziehung an. »Dieser Mensch hat mir nicht vertraut. Wir hatten keine herzliche Beziehung zueinander. Ich wusste nie, was ihm zu schaffen machte. Und doch schien es, dass er – was auch immer es war – alles Wesentliche verarbeitet hatte. Ich wurde mir der Möglichkeit bewusst, dass vielleicht auch dann eine gute therapeutische Arbeit geleistet werden kann, wenn keine Sympathie und kein Vertrauen vorhanden sind (wie dies natürlich bei vielen Opfern interpersoneller Traumata der Fall ist), solange der Therapeut ihnen nur dabei helfen kann, die Spuren des Traumas zu verarbeiten.« (Wylie 2004, S. 32–33).

Fazit

Die Beziehungsgestaltung in der stressorfokussierten Arbeit, also in der direkten Arbeit mit dem Hot Spot-Material des Klienten, sollte auf dessen Bedürfnisse in dieser herausfordernden Arbeit abgestimmt sein. Neben der Realisierung der drei Basishaltungen sensu Rogers (Rogers, 1973) umfasst diese Ausrichtung u. a. folgende Merkmale.

- Das authentische aktive Engagement des Therapeuten stellt das Antidot für das erschütterte Selbst- und Weltbild des Klienten dar.
- Der aktive Expertenstatus des Therapeuten – verbunden mit einem einfachen, dem Alltagsdenken vertrauten Erklärungsmodell – befriedigt die Sicherheitsbedürfnisse des Klienten und wird sein Vertrauen in die Kompetenz des Therapeuten stärken.
- Durch eine zügige, direkte, transparente und nichtinvasive Ansprache der Problematik werden eine Arbeitsbeziehung definiert und Hoffnungssamen gesät. Dabei ist gerade bei *schwierigen Themen* (Tod, Verlust, Lebensbedrohung usw.) wichtig, dass der Therapeut *unerschrocken* und aus *der Tiefe seines Herzens und Verstehens* heraus dem Klienten die Erfahrung vermittelt, dass er auch in existentiellen Ausnahmesituationen, wie sie der Klienten erlebt hat und einbringt, präsent bleiben wird.

9 *Stressorbasierte Behandlungsplanung* – Fokussieren auf die Elemente des Stressornetzwerks

»Der Autor [WH] hat die Erfahrung gemacht, dass Traumatherapeuten häufig der Meinung sind, eine Therapie könne nur effektiv sein, wenn sie lang und intensiv sei. Er ist jedoch der Auffassung, dass eine kurze, gut strukturierte und gut geplante Interventionsstrategie Traumatisierten häufig besser zu einer dauerhaften Lösung zu verhelfen vermag.«
(Woltemade Hartmann; Ego-State-Therapeut)

Nachdem nun die zugrundeliegenden Menschenbildannahmen und alle wichtigen theoretischen Komponenten des stressorbasierten Ansatzes dargestellt worden sind, geht es jetzt um die Frage, wie eine auf diesen Vorstellungen aufbauende Behandlungsplanung aussehen kann.

Grundsätzlich gilt, dass die Entwicklung eines therapeutischen Ansatzes »das Ziel verfolgt, die klinische Komplexität in adäquater Weise zu reduzieren, um eine Orientierung für die therapeutische Arbeit zu vermitteln.« (Kircher, 2012, S. 31). Das Störungsmodell und die eingesetzten Methoden sollten einen inneren Zusammenhang aufweisen. Sie sollten dem Wertekanon des Therapeuten und seinem Menschenbild entsprechen. Außerdem ist von zentraler Bedeutung, dass sich der Therapeut des Modellcharakters seines therapeutischen Ansatzes bewusst ist. Er muss wissen, dass seine Vorstellungen »Brillen« sind, mit denen er auf seine Klienten schaut. Erweist es sich bei einem bestimmten Klienten, dass die »Stressorbrille« nicht passt oder nicht opportun erscheint, der Therapeut sich mit ihr nicht wohl fühlt oder der Klient sie ablehnt, so sollte der Therapeut sich frei fühlen, eine andere *Brille* aus seinem Arsenal aufzusetzen, um dem Klienten besser gerecht zu werden. Diese *Passung* zwischen den Vorstellungen des Klienten und dem Angebot des Therapeuten ist ein bedeutender Wirkfaktor im therapeutischen Prozess.

9.1 Methodenvielfalt

Der stressorbasierte Ansatz, der sich auf das Rekonsolidierungsparadigma der Transformation dysfunktional gespeicherter Erinnerungen bezieht, ist nicht auf eine spezifische therapeutische Methodik festgelegt. Er unterscheidet sich allerdings von Verfahren, die in erster Linie gegenregulatorisch und symptomorientiert arbeiten, indem er die zügige und fokussierte Nachverarbeitung maladaptiv gespeicherter Erinnerungen in das Zentrum der klinischen Arbeit rückt. Die Prozessierung von *Stressoren* verlangt eine *prozessuale Aktivierung* und die Bereitstellung von Ressourcen, um eine *Diskrepanzerfahrung* zu generieren. Auf welche Weise der *Stressor* aktualisiert wird (über Sprache, Imagination, kreative Materialien, Narrative), welche Symbolisierungsformen gewählt werden und wie die Prozessbegleitung erfolgt, kann den Vorlieben des Therapeuten und den Wünschen des Klienten angepasst werden.

Dem Therapeuten steht eine wachsende Anzahl von Methoden zur Verfügung, die sich alle als klinisch wirksam erwiesen haben. Es gibt sprachlich orientierte Verfahren, die darauf angewiesen sind, dass der Therapeut empathisch versteht, was den Klienten beschäftigt (Kohärenztherapie, Emotionsfokussierte Therapie), und es gibt Möglichkeiten der Nachverarbeitung, für deren Durchführung der Therapeut nicht einmal wissen muss, welche Inhalte prozessiert werden sollen (EMDR).

Die Nachverarbeitung einzelner *Stressoren* kann prinzipiell zu jedem Zeitpunkt und in jeden psychotherapeutischen Ansatz als singuläres Element integriert werden.

Es soll hier nicht verschwiegen werden, dass der Autor eine große Affinität zum EMDR-Verfahren besitzt (Hensel, 2007a), aber auch gerne mit Aspekten anderer Methoden arbeitet (traumabezogene Spieltherapie, TRIMB, Kohärenztherapie, narrative Verfahren).

Methoden, die sich explizit auf das Rekonsolidierungsparadigma beziehen, sind:

- Eye Movement Desensitization and Reprocessing (EMDR; Solomon & Shapiro, 2008) und verwandte Methoden (bipolares EMDR (Plassmann, 2004, 2007); Brainspotting (Grand, 2015))
- Emotionsfokussierte Therapie (Greenberg, 2011)
- Kohärenztherapie (Ecker, Ticic & Hulley, 2016)
- Progressive Counting (PC; Greenwald, 2013)
- Ressourcenorientierte narrative Traumatherapie (ResonaT; Hiller & Hensel, 2017)

Andere Methoden erfüllen – nach Ansicht des Autors – offensichtlicherweise den Rekonsolidierungsalgorithmus, obwohl sie sich nicht explizit darauf beziehen:

- Imagery Rescripting & Reprocessing Therapie (IRRT; Schmucker & Köster, 2014)
- Trauma Rekapitulation with Imagination, Motion and Breath (TRIMB; Spangenberg, 2016)
- Traumabezogene Spieltherapie (tbSP; Weinberg, 2010).

Inwieweit es wirklich angebracht ist, alle großen psychotherapeutischen Verfahren als Realisierung einer fokussierten Arbeit im Sinne der Rekonsolidierung anzusehen, wie Lane et al. (2015) es in ihrem Modell vorschlagen (► Abb. 7), bleibt der zukünftigen Forschung vorbehalten.

9.2 Zentrale Merkmale der Behandlungsplanung

Unabhängig von der Wahl der konkreten Methode gibt es Kernelemente, die für eine Nachverarbeitung *subjektiv bedeutsamer Stressoren* sinnvoll und wichtig sind.

9.2.1 Stressor-First-Prinzip

Dysfunktionales psychisches Material kann nur transformiert werden, wenn es zuerst – zumindest partiell – ins Bewusstsein gehoben, d. h. nicht vermieden wird. Grawe (1994, S. 344) konstatiert:

> »Therapeuten, die dies [emotionale Aktivierung von Belastungsmomenten, TH] nicht tun, legen ihren Patienten völlig unnötig ein verlängertes Leiden auf und verstoßen, das kann man heute so sagen, gegen die Regeln der Kunst.«

Der *stressorbasierte Therapieansatz* geht noch darüber hinaus und befürwortet eine vorrangige und zügige Bearbeitung der Belastungserfahrungen. Für dieses Vorgehen gibt es eine Reihe guter Argumente:

Die Forschung von Martin Teicher (Teicher et al., 2006) hat gezeigt, dass sich Klienten mit interpersonellen Gewalterfahrungen in der Kindheit über verschiedene Diagnosen hinweg sehr ähnlich sind und sich grundlegend von Klienten ohne Gewalterfahrungen mit der gleichen Diagnose unterscheiden. Sie haben einen früheren Krankheitsbeginn, einen schweren Verlauf, weisen häufiger Rezidive auf und reagieren nicht gut auf traditionelle, symptombezogene therapeutische Verfahren. Er empfiehlt, vorrangig die stressorreaktiven Störungsaspekte zu behandeln. Frau Shapiro, die Begründerin der EMDR-Methode, befürwortet diese Vorgehensweise ebenfalls.

> »Dysfunktionale Muster sollten generell zuerst behandelt werden« (Shapiro, 2012, S. 145).

Auch in Empfehlungen von Fachverbänden wird zunehmend betont, *bei allen Störungsbildern* ein Screening auf belastende Lebenserfahrungen – als Teil der Standarddiagnostik – durchzuführen und diese vor der symptombezogenen Arbeit zu behandeln. Dies gilt auch für Störungsbilder wie ADHS und Störungen des Sozialverhaltens, die zumindest im deutschen Sprachraum bisher nicht als belastungsreaktives Geschehen angesehen werden.

Die klinische Erfahrung hat gezeigt, dass für den Klienten von einer vorrangigen und zügigen Nachverarbeitung der *Stressoren* zu Beginn einer psychotherapeutischen Behandlung die größte Erleichterung zu erwarten ist. Schwabe, Nader & Pruessner (2014) weisen darauf hin, dass beim Vorliegen intrusiven Symptomgeschehens eine wiederholte spontane Aktivierung intrusiver Erinnerungen zu einer Verstärkung dieser dysfunktionalen Stressoren führt. Die Auflösung dieser Erinnerungen führt natürlicherweise zu einer Reduktion des internalen psychophysiologischen Stressniveaus, und adaptives Erleben und Verhalten – im Sinne des Wirkens von Selbstheilungskräften – kann sich autonom im Klienten entwickeln. Oft sind erst unter den Voraussetzungen der Stressreduktion subtilere psychische Probleme überhaupt zu adressieren.

Es ist nicht entscheidend, mit welchen *Stressoren* in der Behandlung begonnen wird. Handelt es sich um ein komplexes Geschehen, so wird es in der Regel notwendig sein, unterschiedliche Komponenten des *Stressornetzwerks* (► Kap. 6) zu prozessieren. Noch einmal sei Shapiro zitiert: »Weiterhin ist es nicht entscheidend, auf welche Erinnerung beim Prozessieren zugegriffen wird.« (Shapiro, 2015, S. 10)

9.2.2 Reduktion klinischer Komplexität

Durch seine bewusst vereinfachende Annahme, dass belastende Lebenserfahrungen den Ausgangspunkt psychischer Dysfunktionalität darstellen, ergeben sich für den Therapeuten oft sehr schnell klar abgrenzbare Behandlungsziele. Schon in der Anamnese wird durch ein spezifisches belastungsbezogenes Vorgehen (Traumaanamnese; ► Kap. 10.1) der Grundstein für diese Stressororientierung gelegt. Die klinische Komplexität wird dadurch wesentlich reduziert. Themen, wie z. B. Probleme in der Schule, und Symptomphänomenologien wie depressive Episoden werden auf einzelne Erfahrungsmomente heruntergebrochen. In diesen singulären Momenten ist die komplette psychische Dysfunktionalität – meist implizit – als Erinnerung enthalten.

Im Falle monotraumatischer Erfahrungen, wie etwa dem Auftreten von Trennungsängsten nach einem Autounfall bei einem vierjährigen Jungen, ist das auslösende Ereignis offensichtlich und kann in Übereinstimmung mit allen Beteiligten bei Vorliegen der Voraussetzungen unmittelbar fokussiert werden.

Ein weiteres Element der Erleichterung in dieser Arbeit liegt für den Therapeuten darin, dass er sich nicht zwingend mit anderen Aspekten der Lebenswelt des Klienten beschäftigen muss. Die Erfahrung hat gezeigt, dass auch beim Vorliegen ungünstiger Umstände, etwa eines unsicheren Bindungsstils oder familiärer Belastungsfaktoren, eine zügige Nachverarbeitung erfolgen kann.

Liegt das belastende Ereignis schon länger zurück, so hat sich oft über die Zeit eine intensive und komplexe kompensatorische Symptomatik entwickelt (*Schneeball-Lawine-Effekt*). Beispielsweise entwickelte sich bei einem 12-jährigen Jungen nach einem sexuellen Übergriff durch einen älteren Jugendlichen zunächst eine agitierte Übererregungssymptomatik, die nach einer gewissen Zeit in einen Waschzwang überging. Die Dynamik kann vor dem Hintergrund kompensatorischer Symptombildung (Etablierung eines Kontrollerlebens) verstanden werden und auch hier ist die primäre Ausrichtung: Verarbeite zuerst die belastenden Erfahrungen.

Sind viele Lebens- und Erfahrungsbereiche des Klienten von Einschränkungen und Belastungen betroffen, so besteht das wesentliche Hilfsmittel zur Reduktion der Komplexität darin, Belastungsbereiche zu identifizieren und voneinander abzugrenzen. In einem gemeinsamen Entscheidungsprozess wird eine Thematik ausgewählt, die vorrangig behandelt wird. Die anderen Bereiche werden zurückgestellt.

In einem zweiten Schritt wird das ausgewählte Problemfeld auf Erfahrungsmomente mit Stressorqualität heruntergebrochen. Dies geschieht bevorzugt durch die Frage:

»Welches sind die fünf schlimmsten Erinnerungen bezogen auf… (das ausgewählte Thema)?«

Sind subjektiv belastende Erinnerungen identifiziert, stehen eine Reihe bewährter Verfahren bereit, unmittelbar mit diesen Aspekten zu arbeiten. Hier als Beispiel (► Tab. 6) die Belastungserfahrungen, die sich aus der Traumaanamnese eines 17-jährigen Jugendlichen mit Störung des Sozialverhaltens ergaben (Hensel, 2007b).

Tab. 6: Biografische traumatische Erinnerungen von Christian.

Ereignis	Alter	SUD-Wert
Bedrohung durch einen Hund	2–3	4
Polizei sucht im Haus nach Waffen des Vaters	5	7–8
Vom Vater mit dem Gürtel geschlagen werden	5–6	7
Vom Vater über eine Schleuse gehalten werden	6	8–9
Von einem Mitschüler erpresst werden	7	6
Vater hält ihm eine Pistole an den Kopf	7–8	10
Vater missbraucht seine Schwester vor seinen Augen	12	7–8

Das Herunterbrechen von Problemfeldern bezieht sich nicht nur auf belastende biografische Erinnerungen, sondern auch auf trigger- und symptombezogene Belastungen des Stressornetzwerks.

Andere Möglichkeiten, Stressoren zu adressieren, bestehen darin, ausgehend von dysfunktionalen Selbstüberzeugungen (»Ich bin nichts wert«) sogenannte Beweiserinnerungen zu aktivieren (»Welche Erfahrungen scheinen zu beweisen, dass dieser Glaubenssatz wahr ist?«), um diese dann zu transformieren.

Durch eine Reduktion des jeweiligen Themas auf subjektiv bedeutsame Stressoren ergibt sich sofort die unmittelbare Möglichkeit, am *Archimedischen Punkt* der Störung zu arbeiten, also an dem Aspekt, der das größte Veränderungspotential hat. Die Auswahl und Sequenzierung von Problemfeldern und Stressoren erfolgt dialogisch und orientiert sich primär an den Bedürfnissen und Möglichkeiten des Klienten. Der Therapeut steuert und strukturiert diesen Prozess. So beginnt beispielsweise Tinker (ein EMDR-Trainer) seine Behandlungen oft mit der Frage an das Kind »Welche Gefühle möchtest du zuerst loswerden?« (Tinker, EMDR-Workshop London, Oktober 2013).

9.2.3 Prozessorientierung

Eine weitere Besonderheit des stressorbasierten Ansatz liegt in der *Prozessorientierung*. Wie schon in Kapitel 2 ausführlich dargestellt, spielt die objektive – von außen wahrnehmbare – Qualität der belastenden Erfahrung keine wesentliche Rolle in der

Behandlungsplanung. Von der *verlorenen Socke* bis zum *Tod der Mutter* werden klinisch alle Erfahrungen nach dem gleichen Algorithmus behandelt.

Deswegen ist es nicht immer erforderlich, etwa die genaue lebensgeschichtliche Bedeutung des Ereignisses vor der Nachverarbeitung zu entfalten. Grundsätzlich vertraut der Therapeut darauf, dass der Klient im Rahmen der Prozessierung autonom zu einer Integration kommt. Dies kann, je nachdem ob die Methode mehr einem *top-down-Ansatz* oder einem *bottom-up-Ansatz* der Verarbeitung folgt, mit mehr oder minder großer Bewusstheit über die Inhalte verbunden sein. Gerade bei jüngeren Kindern erfolgt die Nachverarbeitung in der Regel, ohne dass die Veränderungsprozesse verstanden werden müssen. Sie geschehen einfach und das Kind ist froh und erleichtert.

Dies kann für den Therapeuten sehr erleichternd sein, da seine Aufgabe primär darin besteht, die Voraussetzungen für eine Nachprozessierung zu schaffen, ohne die gesamte Komplexität der Lebenssituation des Klienten im Vorhinein verstehen zu müssen.

9.2.4 Phasenorientierung

Ähnlich wie in der klassischen Traumatherapie folgt die Behandlungsplanung im stressorbasierten Ansatz einem Phasenmodell, das einer inneren Logik folgt. Es darf aber nicht als starrer Ablauf verstanden werden. Die einzelnen Elemente können im Behandlungsverlauf immer wieder neu auftauchen.

In der *Vorbereitungsphase* werden die Voraussetzungen für eine Nachprozessierung geschaffen. Diese Phase umfasst eine Reihe verbindlicher Elemente, die notwendigerweise erfüllt sein müssen (▸ Kap. 10). Sind diese Voraussetzungen gegeben, kann unmittelbar mit den Stressoren gearbeitet werden.

> »Wenn ein traumatisiertes Kind oder Jugendlicher in der Lage ist, darüber zu sprechen, was ihm widerfahren ist, dann ist es vorzuziehen, sofort mit einer evidenzbasierten Traumaintervention ohne vorherige Stabilisierungsphase zu beginnen.« (Lindauer, 2015, S. 1; Übersetzung, TH).

Die *Nachverarbeitungsphase* beinhaltet die *Fokussierung auf das Stressornetzwerk*. Dabei können durchaus eine Vielzahl unterschiedlicher Aspekte adressiert werden (biografische Traumata, assoziierte Triggerelemente, kompensatorische Symptomphänomene). Auch kann es in der Therapie immer wieder notwendig sein, zu bestimmten Aspekten zurückzukehren.

Die *Integrationsphase* enthält alle Elemente der nach der Verarbeitung der Stressoren noch sinnvollen und notwendigen therapeutischen Aktivitäten. Dabei kann es sich um Nachreifung, Abschließen von Trauerprozessen, Integration des neuen Selbstbildes in das tägliche Leben oder um psychische Themen handeln, die nicht in erster Linie stressorreaktiv zu verstehen sind. Hier können und sollen andere »Brillen« zum Tragen kommen.

Im Gegensatz zum klassischen Phasenmodell wird bewusst nicht von einer Stabilisierungsphase zu Beginn gesprochen. Die Bezeichnung *Stabilisierungsphase* legt nahe, dass Stabilisierungsaktivitäten ein verpflichtendes Element jeder Behandlung sein sollten. Dies ist aber meiner Erfahrung nach bei den allerwenigsten

Kindern und Jugendlichen notwendig. Die überwiegende Mehrzahl der Klienten ist für eine *Stressor-Fokussierung* stabil, wenn die Aufgaben der Vorbereitungsphase (guter Rapport, Psychoedukation, Motivation, Sicherheit) gut durchgeführt werden und ein *Informiertes Einverständnis* erreicht wird. Die Vorstellung, dass traumafokussierende Aktivitäten Stabilisierungsmaßnahmen voraussetzen, stand (Neuner, 2008) und steht (De Jongh et al., 2016) in der Kritik.

Das Modell der Stressorbasierung (Stressorkontinuum) und eine große Vielfalt an bewährten Methoden (EMDR, Screentechnik, Narrativarbeit, TRIMB, u. a.) erlauben es, die Belastung für den Klienten so zu dosieren und die Themen so auszuwählen, dass in der Regel sofort mit der Fokussierung eines Aspektes des *Stressornetzwerks* begonnen werden kann. Es gibt somit keinen Grund mehr, bei jedem Klienten *routinemäßig* die *Sicherer-Ort-Übung* durchführen zu müssen. Langfristige Stabilisierung auf einem höheren Funktionsniveau lässt sich letztlich nur über eine Nachverarbeitung von Stressoren erreichen.

Bevor im nächsten Kapitel (▶ Kap. 10) auf die konkrete Ausgestaltung der Vorbereitungsphase eingegangen wird, hier zwei Fallbeispiele für eine stressorbasierte Behandlungsplanung.

Fallbeispiele

Im ersten Fall handelt es sich um eine einmalige Traumatisierung, im zweiten um eine Jugendliche mit komplexem Fallgeschehen.

Nadine, 17 Jahre (sexualisierte Gewalt)

Nadine, eine 17-jährige Jugendliche, kommt nach einer Vergewaltigung durch zwei junge Männer mit einer posttraumatischen Symptomatik (Albträume, Flashbacks, innere Unruhe) in die Praxis. Sie bringt viele gute familiäre Beziehungserfahrungen, soziale Kompetenz und eine feste Motivation für die Arbeit mit. Es ist also davon auszugehen, dass genügend Ressourcen für eine fokussierende Arbeit vorhanden sind. Auf die Frage nach weiteren belastenden Erfahrungen erwähnt sie einen ersten sexuellen Übergriff mit 12 Jahren, eine dreijährige Beziehung mit einem Jungen im Alter zwischen 13 und 16 Jahren, der sie schlug und bedrohte, und eine Abtreibung mit 16 Jahren. Wir kommen überein, in der zweiten Sitzung mit der stressorbasierten Arbeit zu beginnen, und sie entscheidet sich dafür, chronologisch mit dem ersten sexuellen Übergriff anzufangen. In den vier nächsten Sitzungen arbeiten wir pro Sitzung eine der vier belastenden Erfahrungen mit EMDR durch. Für die Bedrohungsgefühle in der Beziehung zu dem Jungen wählt sie die schlimmste Situation mit Todesangst aus. Die Arbeit an der Abtreibungserfahrung ist sehr berührend, da sie im Prozess – für sie stimmig – mit dem Wesen ihres Kindes in Kontakt kommt und ganz erleichtert ist, zu erleben, dass es diesem Wesen gut geht. Die Schuldgefühle lösen sich auf. Zur sechsten und letzten Sitzung erscheint sie ganz frisch und kraftvoll und berichtet, dass auch ein Wiedersehen mit den beiden Vergewaltigern sie kaum berührt hätte und sie im Gegenteil ihnen zusetzen konnte, sodass sie das

Weite suchten. Sie schlafe jetzt gut, ohne Albträume, habe keine Flashbacks und könne wieder ganz normal leben.

Katrin, 15 Jahre (oppositionelles Verhalten)

Die 15-jährige Jugendliche erscheint zusammen mit ihrer Mutter. Diese berichtet, dass ihre Tochter unerträglich geworden sei, sie habe allem gegenüber eine oppositionelle Haltung. In der Schule halte sie sich an keine Regeln, flippe schnell aus, werde dann unflätig. Besonders schlimm sei es geworden, nachdem der Vater, den sie idealisiere, wegen finanzieller Delikte zu einer Gefängnisstrafe verurteilt worden sei. Einmal habe sie schon stationär behandelt werden müssen. Sie sei dort fixiert worden, weil sie mit Gegenständen um sich geworfen habe. Zudem habe sie genau wie ihre Freundin angefangen, sich zu ritzen. Wenn sie so weitermache, müsse sie in eine Wohngruppe. Das Mädchen ist bereit, ein paar Stunden zu kommen, um zu schauen, ob es ihr etwas bringt. Über mein Verstehen, dass die Verurteilung des Vaters für sie ein harter Schlag war, bekomme ich Kontakt. Die Frage »Was stresst dich am meisten?« macht sie wach und sie berichtet, dass ihr zurzeit alle auf den Keks gehen und dass sie nicht weiß, wie sie ohne Papas Unterstützung die Schule schaffen soll. Sie berichtet von häufigen verbalen Abwertungen in der Kindheit durch die Mutter und Verwandte. Ihre zwei Jahre ältere Schwester sei dagegen der Sonnenschein in der Familie, da sie brav sei und alles besser könne. Manchmal habe sie einfach keine Lust mehr zu leben und alle nerven sie.

Deutlich ist hier ein komplexes Geschehen mit vielen »Baustellen« vorhanden. Für eine fokussierende Behandlung ist noch keine Grundlage gegeben, da das Mädchen noch keine eigenständige Motivation entwickelt hat, sondern sich in der Opferrolle sieht. Das bedeutet für die Behandlungsplanung, dass zunächst neben der Entwicklung eines Rapports die Motivierungsarbeit zentral ist. Eine Aktivierung eigener Ziele über eine Zukunftsvision (Berufswunsch: Juristin) bildet den Boden für die Psychoedukation zum Kontrollverlust. Sie beginnt zu verstehen, dass ihr Hauptproblem ihre leichte Kränkbarkeit ist und dass sie sich quasi eine Elefantenhaut zulegen muss, um nicht immer wieder in einen Kontrollverlust zu geraten, sondern ihr Leben in den Griff zu bekommen. Das packt sie an ihrem Ehrgeiz. Sie ist einverstanden, dass wir an den diversen Kränkungserfahrungen arbeiten. Alles andere lassen wir außen vor. Schon nach wenigen Sitzungen (mit EMDR) ist sie in der Schule und zuhause viel weniger reaktiv und beginnt, die Idealisierung des Vaters zu hinterfragen. Auch dieses Thema wird stressorbasiert über die Frage »Was war das schönste Erlebnis mit deinem Vater?« mit EMDR bearbeitet. Bei diesem speziellen Thema wird mit den positiven dysfunktionalen Gefühlen gearbeitet, die die Idealisierung mit sich gebracht haben. Nach einem halben Jahr fokussierten Arbeitens an den diversen Kränkungserfahrungen hat sich das Mädchen stabilisiert und eine eigene autonome Perspektive entwickelt, sodass sie die Therapie beendet.

Diese einfache und bewusst reduktionistische Orientierung ermöglicht es dem Therapeuten, zügig einen sinnvollen Behandlungsplan zu entwickeln. Die vorrangige Arbeit an Stressoren führt in der Regel zu wahrnehmbaren positiven

Veränderungen, stärkt so die Besserungserwartung des Kindes und steht einem späteren »Brillenwechsel« auf ein anderes Behandlungsparadigma nicht im Wege.

Fazit

Die Behandlungsplanung im stressorbasierten Therapieansatz zeichnet sich durch ein einfaches Störungsmodell und durch eine starke Reduktion der klinischen Komplexität aus. Themen werden auf Erfahrungsmomente heruntergebrochen und der Behandlungsalgorithmus ist größtenteils unabhängig von der jeweiligen spezifischen Symptomphänomenologie. Dies ist für Therapeuten sehr entlastend. Es wird zügig mit der Nachverarbeitung einzelner Elemente des Stressornetzwerks begonnen, um den Klienten möglichst früh zu entlasten. Der Schwerpunkt der therapeutischen Aktivität liegt dabei weniger auf den Inhalten und deren Entfaltung als vielmehr in der Moderation des Nachverarbeitungsprozesses.

10 *Vorbereitungsphase* – Voraussetzungen für die Prozessierung schaffen

Der stressorbasierte Behandlungsansatz wendet sich an ausgebildete Psychotherapeuten, die in der Lage sind, einen vertrauensvollen Kontakt zum Kind und seinen Bezugspersonen aufzubauen, und eine grundsätzliche klinische Expertise bezüglich Traumaanamnese, Behandlungsplanung, Prozesssteuerung, Störungswissen und Durchführung therapeutischer Interventionen besitzen.

Die *Vorbereitungsphase* (▸ Abb. 9) folgt einem kohärenten und zielgerichteten Algorithmus und soll, wie der Name schon sagt, auf die eigentliche aktive und fokussierte *Transformationsarbeit des Prozessierens von Stressoren* hinführen. Dabei wird grundsätzlich davon ausgegangen, dass die stressorbasierte Vorgehensweise für jeden Klienten zumindest partiell nützlich und anwendbar ist. Es gibt keine spezifischen Kontraindikationen für dieses Vorgehen außer den für Psychotherapie allgemein gültigen Kontraindikationen: akute Suizidalität, aktiver Drogenkonsum, kein Motivationsaufbau möglich. Probleme bezüglich äußerer Sicherheit und Alltagsbewältigung haben Vorrang.

Zielgerichtet auf der Inhaltsebene zu arbeiten heißt aber auch, auf der Beziehungsebene flexibel zu sein. Getreu dem Prinzip, dass Störungen Vorrang haben, wird auf jegliche Irritation des Klienten unmittelbar mit einem sogenannten *Gangwechsel* (Gordon, 1993) reagiert. Einfach ausgedrückt bedeutet das, das Erleben und die Irritation des Klienten aufzugreifen, bis er sich verstanden fühlt und wieder bereit ist, dem Therapeuten zu folgen.

Im Folgenden ist der Ablauf der Vorbereitungsphase mit seinen zentralen Elementen aufgeführt:

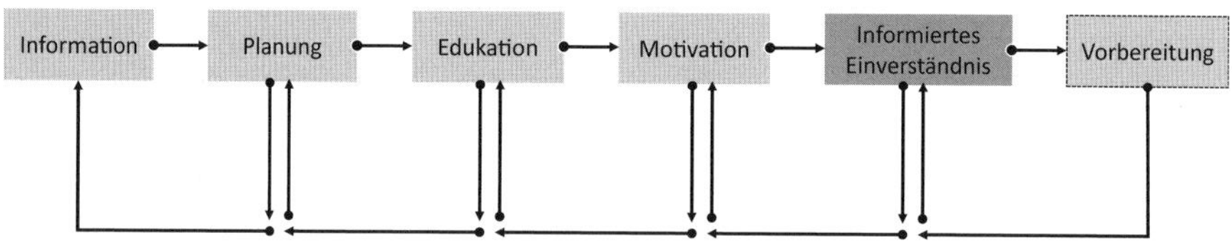

Abb. 9: Ablaufschema der Vorbereitungsphase

Wie die Pfeile verdeutlichen, gibt es einerseits einen kohärenten linearen Ablauf, in dem die einzelnen Aspekte abgearbeitet werden. Andererseits wird es in der praktischen Durchführung immer wieder erforderlich sein, zu bereits erarbeiteten Aspekten zurückzukehren, um sich dem Veränderungstempo des Klienten anzupassen und den guten Rapport nicht zu gefährden.

Die zentralen Aspekte der Vorbereitungsphase werden im Folgenden (► Kap. 10.1–10.6) *überblicksartig* dargestellt. Dabei wird schwerpunktmäßig auf die Arbeit mit Kindern Bezug genommen. Die Prinzipien dieses Ansatzes sind aber gleichwertig auf die Arbeit mit Erwachsenen anzuwenden.

10.1 Information – Beschaffung der notwendigen Informationen für einen stressorbasierten Behandlungsplan

Das stressorbasierte Therapiemodell beruht auf einem transdiagnostischen Ansatz, dessen Behandlungsplanung sich nicht vorrangig an den diagnostischen Kategorien entsprechend ICD und DSM orientiert. Dies hat natürlich Auswirkungen auf die Art und Weise, wie eine Anamnese erhoben wird und auf welche Erfahrungen und Symptome des Kindes der Therapeut sein Augenmerk legt. Die Anamnese umfasst zwei Teile. Zunächst wird eine klinische Standardanamnese entsprechend der Grundausrichtung des Therapeuten erhoben, um ein umfassendes Bild der Gesamtsituation des Kindes und seiner Bezugspersonen sowie der sozialen Situation zu erhalten.

In einem zweiten Blick geht es um die Identifizierung von *subjektiv bedeutsamen Stressoren*, die als Ausgangspunkt für eine Prozessierung dienen können. Jetzt geht es um die Innensicht des Kindes, seine von ihm selbst wahrgenommene Belastung, ausgelöst durch unterschiedliche biografische Erfahrungen. In dieser Phase kann sich der Therapeut nicht mehr nur auf das verlassen, was vom Kind bzw. von den Bezugspersonen spontan berichtet wird, sondern er muss selbst durch Nachfragen und Vorschläge aktiv einen gemeinsamen Suchprozess nach Stressoren in Gang setzen. Es ist eher die Regel als die Ausnahme, dass Kinder und Jugendliche die Unterstützung von Seiten des Therapeuten brauchen, um sich auf eine stressorfokussierte Anamnese einzulassen. Dies betrifft sowohl das Auffinden als auch das Erinnern an belastende Erfahrungen. Neben dem oben erwähnten aktiven Nachfragen nach sogenannten Risikofaktoren der Life-Event Forschung (Unfälle, Verluste, Versagungen usw.) ist hier vor allem die *Menütechnik* (Hensel, 2007b) von Bedeutung. Antwortet das Kind auf eine Frage des Therapeuten »Wo hast du schon einmal etwas Schlimmes erlebt?« nicht innerhalb einer umgrenzten Zeit (Drei-Sekunden-Regel), bietet der Therapeut verschiedene, ihm aus seiner Empathie und seinem Wissen passend erscheinende, Möglichkeiten an. Aus diesem Menü kann das Kind dann auswählen.

Besonders beachtet werden muss, dass die Belastung während der Informationsphase für das Kind so gering wie möglich gehalten wird. Da ihm zu diesem Zeitpunkt der Therapie bei der Reduktion der Belastung noch nicht geholfen werden kann, gilt es, die feine Balance zu finden zwischen dem Wunsch, sich ein umfassendes Bild seiner traumatisierenden Erfahrungen zu machen, und der

Notwendigkeit, eine intensive Belastung durch allzu detailliertes Nachfragen und unkontrollierte Aktualisierung der Stressornetzwerke zu verhindern. Eventuelles ausführliches Erzählenwollen des Kindes oder seiner Bezugsperson wird mit dem Hinweis unterbunden, dass es zu diesem Zeitpunkt noch nicht sinnvoll sei, das Geschehen zu detalliert zu aktualisieren, da der Therapeut jetzt noch nicht helfen könne.

Ergänzend zur Anamnese können Fragebögen eingesetzt werden, die gezielt nach belastenden Lebenserfahrungen fragen. Neben spezifischen Traumafragebögen wie dem ETI-KJ (Tagay et al., 2011) ist insbesondere der KERF-Fragebogen zu empfehlen, der das ganze Spektrum interpersoneller Gewalterfahrungen abdeckt. Dieser ist auf Anfrage bei Dorothea Isele (Dorothea.Isele@uni-konstanz.de) zu erhalten.

Die Erhebung von Ressourcen des Kindes (*Ressourcenanamnese*), die auch schon im allgemeinen Teil der Anamnese erfolgen kann, ist Pflicht und hat nicht nur die Aufgabe, die Belastung des Kindes im Sinne einer ressourcenhaften Settingsgestaltung gering zu halten, sondern dient ebenfalls dazu, positive Erfahrungen und Qualitäten des Kindes für die spätere Nachverarbeitung bereits jetzt festzuhalten. Analog zur bekannten Traumalandkarte kann eine Ressourcenlandkarte angelegt werden. Diese stellt innerhalb des grundsätzlichen, pervasiv ressourcenorientierten Vorgehens den expliziten Anteil dar.

Auf spezifische Aspekte, etwa den Umgang mit amnestischen Lücken, traumatisierten Bezugspersonen oder der Gestaltung des Anamnese-Settings kann in diesem Überblick nicht eingegangen werden.

10.2 Behandlungsplanung – Stressor-First-Prinzip

Eine am stressorbasierten Therapieverständnis orientierte Behandlungsplanung wird sich zuallererst an den in der Anamnese ermittelten subjektiv bedeutsamen Stressoren orientieren und daraus eine – immer vorläufige – funktionale Arbeitshypothese, Fallkonzeption und Behandlungsplanung entwickeln. Dies geschieht zunächst »im Therapeuten«. Korn & van der Kolk (2004) vergleichen die Therapieplanung mit dem Erstellen einer *»Roadmap to peace«* (Straßenkarte zum inneren Frieden).

Als Traumaexperte wird der Therapeut sein Verstehensmodell der aktuellen Probleme des Kindes dem Kind und seinen Bezugspersonen vorschlagen und sie dafür zu gewinnen versuchen. In diesem dialogischen Prozess, der mit dem *Informierten Einverständnis* des Kindes und seiner Bezugspersonen abgeschlossen wird, entsteht der zunächst maßgebliche Behandlungsplan.

Obwohl die klinische Erfahrung belegt, dass die Nachverarbeitung früher biografischer Stressoren – so sie denn bekannt sind und sich emotional aktualisieren lassen – den größten therapeutischen Effekt verspricht, darf der Therapeut sich nicht auf diesen Aspekt des Stressornetzwerks fixieren. Ausgehend von einem

Traumanetzwerk gibt es unterschiedliche Zugänge zum dysfunktionalen Material. Die konkrete Auswahl sollte immer in individueller Weise auf den Klienten zugeschnitten sein. Behandlungsplanung ist ein dynamischer Prozess, der sich jederzeit durch neue Informationen, reale äußere Veränderungen oder veränderte Behandlungsmotivation des Kindes ändern kann. Hier gilt es, flexibel zu bleiben, ohne die Orientierung auf Stressoren aufzugeben.

10.3 Edukation – Entwicklung und Etablierung eines gemeinsamen Verstehensmodells

Bevor die inhaltlichen Einzelheiten der Psychoedukation beschrieben werden, sei noch einmal daran erinnert, dass der Therapeut in dieser Phase im Expertenmodus auftritt (▸ Kap. 8). Diese unerschrockene und gleichzeitig flexible Haltung wird getragen durch vorhandenes Expertenwissen, seine Präsenz zu spüren, ob das Kind noch mit im Boot ist, und die Fähigkeit, flexibel auf jedwede Art von Irritation beim Kind zu reagieren.

Der Therapeut bietet ein einfaches und plausibles Erklärungsmodell dafür an, warum es dem Kind nicht gut geht, und er wird es dem Kind – immer als Vorschlag – in einer Weise nahebringen, die es möglichst wenig belastet und ihm ein funktionales, altersgemäßes und entlastendes Verständnis seines Leidens ermöglicht.

Das Verstehensmodell beruht auf dem quasikausalen Ätiologieverständnis des stressorbasierten Ansatzes, der sich kurz formuliert so zusammenfassen lässt: Weil du dieses schlimme Erlebnis hattest, geht es dir heute so schlecht (Symptomatik).

Der Therapeut wird aus den in der Anamnese gewonnenen Informationen einen plausiblen Zusammenhang zwischen den belastenden Erfahrungen und der aktuellen Symptomatik herstellen. Er wird dies in einer spezifischen Weise tun, die es dem Kind ermöglicht, dieser Darstellung ohne viel eigenes Zuarbeiten zuzustimmen. Das setzt natürlich voraus, dass der Therapeut die Traumadynamik auch wirklich erkannt hat, sodass das Kind sich durch die Schilderung des Therapeuten gesehen und verstanden fühlt.

Neben *Quasikausalität* stellt das *Kontrollverlust-Modell* das zweite Kernelement der *Psychoedukation* dar. Die Symptomatik wird dabei als ein vom Kind nicht gewolltes Erleben und Verhalten dargestellt. Aufgrund der erlebten Belastungserfahrungen und der damit verbundenen intensiven negativen Gefühle passiert es ihm aber immer wieder, dass die schlimmen alten Gefühle stärker sind als es selbst. Das Kind erlebt die mangelnde Fähigkeit zur Regulation dieser Gefühle als Kontrollverlust.

Anhand eines einfachen Erklärungsmodells mit einem Strichmännchen (▸ Abb. 10), das das Kind selbst in ein Blatt mit einer Stressskala von Null bis Hundert gezeichnet hat, wird dem Kind erläutert, dass seine schlimmen Erfahrungen, in der Abbildung beispielhaft mit T1, T2 und T3 bezeichnet, einen immer größeren chronischen Dauerstress im Körper zur Folge haben.

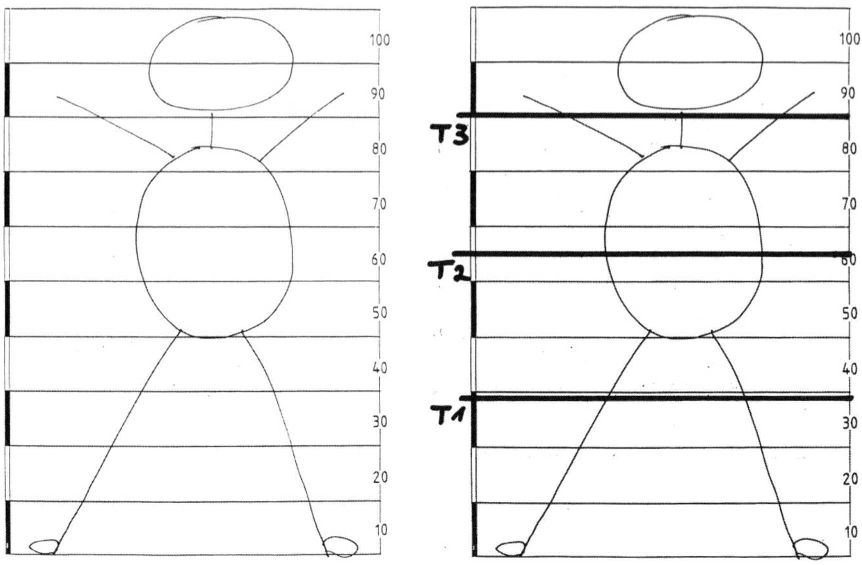

Abb. 10: Psychoedukation: Das Strichmännchen-Modell

Kommt im Alltag dann noch weiterer Stress dazu, »wächst einem die Sache über den Kopf«, das Kind erlebt einen *Kontrollverlust.* Es fühlt sich dadurch sehr unwohl und erlebt intrusive Gedanken, Gefühle und Handlungsimpulse, die es eigentlich gar nicht möchte. Die Folge dieser Triggerung ist ein dysfunktionales, symptomatisches Verhalten des Kindes, wodurch es in der Regel noch mehr negative Konsequenzen erfährt.

Durch diese Darstellung erfährt das Kind seine Symptomatik als ich-dyston und wird damit in seiner Selbstwirksamkeit gestärkt.

In kindgerechter und altersangemessener Weise wird ihm aktiv und ausdrücklich unterstellt, dass es dieses Verhalten nicht will. Wenn es sich diese Sichtweise zu eigen machen kann, wird ihm in Aussicht gestellt, dass die Psychotherapie Abhilfe schaffen kann, d. h., dass sein Stresslevel sinken wird und es mehr Kontrolle über sein eigenes Verhalten erlangen kann.

Die Vorteile dieses funktionalen Erklärungsmodells sind folgende:

- vollständige Entlastung des Kindes durch externale Attribuierung (»Das Ereignis ist schuld!«)
- Stärkung des altersgemäßen Ichs des Kindes durch Darstellung der Symptomatik als *ich-dyston* (Kontrollverlust-Modell)
- Normalisierung und Isolierung der Symptomatik (»Eine normale Reaktion auf eine unnormale Erfahrung.«)
- Hoffnungssamen säen: Die Folgen der schlimmen Erfahrungen können aufgehoben werden.

Leon, 16 Jahre (depressive Entwicklung)

Ein 16-jähriger Jugendlicher ist auf dem Nachhauseweg von drei anderen Jugendlichen um Geld erpresst und zusammengeschlagen worden. In der Peer-Group fällt er seither durch zunehmende impulsive Aggressivität und Alkoholkonsum auf.

Die Eltern berichten im Erstkontakt von ihrer Besorgnis über eine zunehmende Gereiztheit, Aggressivität und den steigenden Alkoholkonsum ihres Sohnes. Sogar seine besten Freunde hätten sich schon bei ihnen beklagt. Außerdem habe er zunehmend weniger Lust, zur Schule zu gehen, die Noten ließen auch immer mehr nach. Sie vermuten, dass diese Entwicklung irgendwie mit einem Überfall vor ca. drei Monaten zusammenhängen könnte, bei dem Leon von drei anderen Jugendlichen auf dem Nachhauseweg vom Training zusammengeschlagen und beraubt worden sei. Danach sei er nicht mehr richtig auf die Beine gekommen.

In der zweiten Sitzung sitzt mir Leon gegenüber und ich eröffne die Sitzung damit, dass ich ihn frage, ob er wissen wolle, was seine Eltern mir erzählt hätten. Er bejaht und ich ermuntere ihn, seine eigene Sicht einzubringen, sobald das Gesagte nicht seinen Erfahrungen und Ansichten entsprechen würde. Das findet er okay und ich beginne (psychoedukativ).

»Vor gut drei Monaten bist du abends vom Handballtraining nach Hause gegangen, als da diese drei Idioten gekommen sind und dich zusammengeschlagen haben und deinen Rucksack geklaut haben. Das war nicht in Ordnung und ich glaube, mit jedem Einzelnen von denen wärst du allein gut fertig geworden. Aber das waren halt Schisser, die haben sich nur zu dritt an dich rangetraut. Was dann passiert ist, ist, dass seitdem einiges anders ist als vorher. Du merkst, dass du jetzt oft Stress hast, dass dich kleine Sachen oft richtig wütend machen und sogar deine Freunde manchmal etwas abkriegen.«

»Naja, die nerven halt in letzter Zeit«, wirft er ein.

»Schon klar, aber wie war es vor dem Überfall durch die Typen? Ich vermute, dass du irgendwie cooler warst und nicht jede Kleinigkeit dich gleich hat hochgehen lassen. Weißt du, es ist ganz normal, dass da noch Wut in einem feststeckt, wenn man so etwas Schlimmes erlebt hat wie du. Das würde den meisten Menschen so gehen. Das, was du erlebst hast, nennen die Psychologen ein Trauma oder, man könnte sagen, eine schlimme Erfahrung. Soll ich dir mal erzählen, wie es Menschen normalerweise geht, wenn sie so ein Trauma erlebt haben?« Er nickt.

»Zunächst ist das ein totaler Schock, mit dem man nicht gerechnet hat. Der gräbt sich tief in unsere Seele ein und manchmal werden wir ihn einfach nicht los. Die Menschen müssen dann oft an das Ereignis denken, obwohl sie es gar nicht wollen. Und das Schlimme daran ist, dass sie die Gefühle von damals immer wieder erleben müssen, diese Angst, die Hilflosigkeit und diese Wut und diesen Zorn. Und, das kannst du dir vorstellen, auf Dauer zermürbt dieser Stress einen und man wird dünnhäutig und kleine Ereignisse, die einem vorher egal gewesen wären, regen einen jetzt mächtig auf und man schlägt auch schon mal zu. Das geht vielen so, dass sie dann die Kontrolle über sich verlieren, wenn diese alte

Wut von damals wieder hochkommt. Das Blöde ist nicht nur, dass die Freunde das nicht so prickelnd finden, wenn du dann ausrastest. Ich vermute, du willst das eigentlich auch gar nicht. Es passiert dir einfach und hinterher tut es dir leid. Ist aber nicht leicht, das zuzugeben.

Das ist eine Sache. Die zweite ist, dass keiner auf Dauer mit so einem Stress leben kann, ohne etwas dagegen zu tun. Und was ist das beste Mittel gegen Stress? Du weißt es. Alkohol trinken. Dagegen ist grundsätzlich nichts zu sagen, aber es ist blöde, Alkohol trinken zu *müssen*, um sich zumindest etwas entspannen zu können.«

»Aber ich trinke gar nicht mehr als vorher«, wirft er ein.

»Weißt du, das kann ich nicht wirklich beurteilen, und es geht hier nicht darum, dir irgendwelche Vorwürfe zu machen, wie du es in letzter Zeit wahrscheinlich erlebt hast. Aber Alkohol ist echt das Beste gegen Stress und schlimme Gefühle und es würde mich wundern, so schlau wie du bist, wenn du das nicht herausgefunden hättest. Der Punkt ist, dass du früher – vermute ich – mit deinen Freunden ab und zu etwas Alkohol *mit Spaß* getrunken hast und dass du es heute aber quasi *tun musst*, um deinen Stress loszuwerden. Kann das sein?« Er nickt.

»Es kommt noch ein dritter Punkt dazu, der sich ändert, wenn man so etwas erlebt hat und ständig diesen Stress im Körper hat. Man kann nicht mehr klar denken und sich schlecht konzentrieren. Und? Klar, man hat keinen Bock mehr auf Schule. Es macht keinen Spaß mehr, weil es so anstrengend ist, sich konzentrieren zu müssen und man sich so leicht von den anderen genervt fühlt.

Da gibt es sicher noch andere Sachen, die jetzt anders sind als vor dem Überfall, aber ich will dich erstmal fragen, ob das Sinn macht, wie ich deine Situation verstehe?« Er nickt.

Als nächstes würde der Therapeut jetzt versuchen, den Jugendlichen für eine Behandlung zu gewinnen, indem er die Effekte einer gelingenden Psychotherapie, nämlich das Verschwinden der Symptome, benennt. Dies wäre dann der Übergang zur Motivationsphase.

Eine weitere Möglichkeit, dem Kind ein Verständnis seiner Traumafolgesymptome zu ermöglichen, liegt in der Verwendung von Metaphern. Ein gelungenes Beispiel ist die Metapher vom *Splitter im Finger* (Morris-Smith, 2003).

In der Regel ist es aber für das Kind wenig überzeugend, ausschließlich diese Metaphern zu hören. Der Therapeut sollte schon konkret auf die vorhandenen Symptome eingehen und diese plausibel verständlich machen können.

Splitter-Metapher

Ein Trauma ist wie ein Splitter im Finger. Er stört und tut weh. Wenn man ihn entfernt (Traumatherapie), tut es möglicherweise kurz noch ein bisschen mehr weh. Dann heilt es von selbst, wenn der Splitter draußen ist.

10.4 Motivation entwickeln – die Motivierende Gesprächsführung

»Keiner, der mit dem Zug von München nach Berlin fahren will, steigt schon in Regensburg aus. In der Psychotherapie hingegen ist das »Aussteigen in Regensburg« eine ziemlich gewöhnliche Sache.« (modifiziert nach Kandinsky, Blauer Reiter)

Für viele Kinder und deren Bezugspersonen reicht eine gelungene Psychoedukation völlig aus, um sie zur Mitarbeit für die fokussierte Arbeit zu gewinnen. Es besteht ein Leidensdruck, und die Person des Therapeuten gibt zusammen mit seinem Verstehensmodell die Hoffnung, dass die Folgen der belastenden Erfahrungen bald überwunden werden können.

Es gibt aber auch das Phänomen, dass Klienten vor einer direkten Konfrontation mit belastendem psychischen Material zurückscheuen, was im therapeutischen Kontext allgemein als Widerstand oder Vermeidung bezeichnet wird. Um der Gefahr zu entgehen, dass der Therapeut den Vermeidungstendenzen des Klienten folgt, ist es von grundlegender Bedeutung, dass Therapeuten über ein strukturiertes Wissen und Handlungskompetenz bezüglich Motivationsarbeit verfügen. Das Kind für die gemeinsame Arbeit zu motivieren und seine Kooperation zu sichern, sollte in der stressorbezogenen Arbeit bewusst und in unmittelbarer Ansprache erfolgen. Es gelten hier die Grundsätze, die Grawe (1998, S. 47) formuliert hat:

> »Je stärker die Motivation des Patienten ist, sich von der Phobie (seinen Traumafolgen, TH) zu befreien, und je fester die Intention und Selbstverpflichtung dazu ist, sich der Angst auszusetzen, um so eher wird er das tun und damit das zu seinem Behandlungserfolg beitragen, was er willentlich dazu beitragen kann. Die Herausbildung und Aufrechterhaltung einer genügend festen Intention ist daher bei Expositionstherapien eine spezifische therapeutische Aufgabe, von deren Gelingen der Behandlungserfolg ganz wesentlich abhängig sein kann.«

Das Ziel dieses Vorgehens liegt darin, eine intrinsische Motivation im Kind zu entwickeln, damit es in schwierigen Situationen nicht in die Vermeidung zurückfällt und sich selbst als Urheber der Veränderung verstehen und erleben kann.

Die *Motivierende Gesprächsführung* (Miller & Rollnik, 2009) ist das am besten erforschte Verfahren, bei Klienten mit Widerstand, Vermeidung, ambivalenter Motivation oder Entscheidungskonflikten eine Veränderungsbereitschaft zu fördern. Ursprünglich entwickelt, um Menschen mit Alkoholproblemen zur Mitarbeit zu bewegen, hat es sich in den letzten Jahren als eigenständiger Bestandteil in der Behandlung einer Reihe psychischer Störungen etabliert (Arkowitz & Westra, 2010). Aufbauend auf den klientenzentrierten Haltungsvariablen Empathie, Transparenz, Offenheit und Akzeptanz (Rogers, 1983) beinhaltet es zusätzlich zielorientierte Komponenten. Die Motivierende Gesprächsführung basiert auf dem grundlegenden Respekt für die Person und die Entscheidungen des Klienten, wie immer sie auch ausfallen mögen.

In der Arbeit mit Kindern ist das zentrale Element für die Entwicklung einer intrinsischen Motivation der Aufbau von Diskrepanzen (▶ Abb. 11).

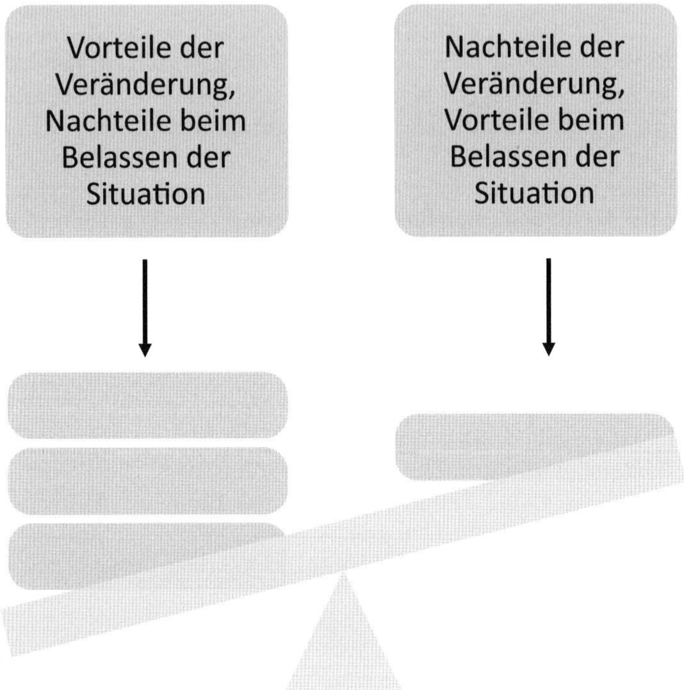

Abb. 11: Diskrepanzen entwickeln

Arbeit mit Diskrepanzen bedeutet zunächst, dem Kind gegenüber das Modell einer dichotomen Welt zu entwerfen. Es wird ein Szenario entworfen, bei dem die Folgen einer Entscheidung für oder gegen eine fokussierte Behandlung erlebbar gemacht werden. Die folgende Tabelle (▶ Tab. 7) führt die prinzipiellen Argumente für den Therapeuten auf:

Mit diesen argumentativen *Bällen* kann der Therapeut jetzt im Prozess des Abwägens jonglieren. Es ist in der Regel günstig, der Vermeidung durch das Einbringen und Arbeiten mit Ressourcen zu begegnen und dadurch die positiven Konsequenzen der Therapie vor Augen zu führen.

Bei Kindern hat sich zusätzlich das Angebot einer Belohnung bewährt. Das beginnt mit der Frage »*Wie viele Tüten Gummibärchen möchtest du dafür haben, dass du mit mir arbeitest?*«, schließt kleine Geschenke der Eltern für diese Mutprobe ein und kann bei Jugendlichen in einer *Wette* münden. »*Pass auf, ich schlage dir eine Wette vor. Wenn wir arbeiten und es bringt dir nichts, hast du gewonnen und ich lade dich zum Hamburger essen ein. Wenn es dir etwas bringt, habe ich gewonnen und lade dich ebenfalls zum Hamburger essen ein.*«

Tab. 7: Argumente für den Aufbau von Diskrepanz

	Vorteile/positive Konsequenzen	Nachteile/negative Konsequenzen
Hilfe = Therapie	Wohlfühlen, Kontrolle, Symptomfreiheit Erreichen positiver Entwicklungsziele positive Reaktionen der Bezugspersonen	Erleben negativer Gefühle Anstrengung evtl. Verlust sekundären Störungsgewinns
Vermeidung = keine Therapie	Kurzfristige Vermeidung negativer Gefühle psychologisches Sicherheitsempfinden (Selbstwertschutz) evtl. sekundärer Störungsgewinn	Leiden und Beeinträchtigungen (individuell + negative Reaktionen der Bezugspersonen) Fortbestehen der Symptome Aufgeben/Verlust von Entwicklungszielen

Es folgen nun zwei Beispiele, wie eine spezifische Motivationsarbeit bei Kindern und Jugendlichen aussehen kann. Die einfachste Argumentationsfigur ist das Versprechen, dass – bei singulärem Trauma – alles wieder so werden wird wie in der guten, prätraumatischen Zeit. Der Therapeut lockt also mit den positiven Folgen einer erfolgreichen Therapie.

Maja, 5 Jahre (Trennungsangst)

Die fünfjährige Maja hatte sich im Keller eingesperrt und nach ihrer Befreiung eine massive trennungsängstliche Symptomatik entwickelt. Nach einer kurzen Rapportphase, die einen entspannten Kontakt beinhaltet, sitzt sie auf dem Schoß der Mutter mir gegenüber am Tisch und ich spreche sie an. »*Ich habe von deiner Mama gehört, dass du etwas Schlimmes erlebt hast und dass du seitdem große Angst hast, wenn die Mama nicht da ist. Stimmt das?*« Sie nickt. »*Und sollen wir jetzt ein Spiel machen, damit du wieder so mutig wirst, wie du vorher schon warst?*« Sie nickt. Damit besteht ein *Informiertes Einverständnis* und ganz nebenbei ist die Methode (EMDR) auch schon für dieses Alter ausreichend erklärt. Wir können starten.

Hannah, 16 Jahre (PTBS)

Eine 16-jährige Jugendliche wird von ihrer Mutter wegen Ritzens und Schulverweigerung in die Therapie gebracht. Die Jugendliche deutet an, dass es vor zwei Monaten einen sexuellen Übergriff durch einen Bekannten ihres Freundes gegeben habe. Im Gespräch wird deutlich, dass sie jetzt auch Stress mit ihrem Freund habe, es aber weder ihm noch sonst jemandem haben sagen können, weil sie sich zu sehr schäme.

»*Okay, du hast da vor zwei Monaten etwas wirklich Schlimmes, die Psychologen nennen das ein Trauma, mit diesem Typen erlebt. Der hat etwas gemacht, was einfach nicht in Ordnung war und ist. Und seitdem geht es dir nicht gut. Ich vermute, dass immer wieder Bilder und Gedanken daran in deinem Kopf auftauchen, obwohl du das nicht willst, und dass diese Bilder Angst und Stress auslösen. Kann das sein?«* (Sie nickt.) *»Vorher war alles okay, Schule war gut, mit dem Freund war es gut usw., aber seitdem hast du angefangen, dich zu ritzen, um Stress abzubauen, die Schule ist anstrengend geworden und macht keinen Spaß mehr.«* (Sie nickt.) »Ich will aber nicht darüber reden.« *»Okay, es beschäftigt dich, aber da ist dieses blöde Schamgefühl, das dich daran hindert, da hinzuschauen und dich den Menschen mitzuteilen, die dir wichtig sind. Pass auf, ich mache dir einen Vorschlag: Wir arbeiten mit diesem Ereignis und dann hören die schlimmen Bilder und Gedanken auf und es kann wieder so werden wie vorher: Du gehst gerne zur Schule, weil du einen guten Abschluss machen willst, mit deinem Freund läuft es wieder entspannt und natürlich hört das Ritzenmüssen auf. Was meinst du?«* »Ich will aber nicht darüber reden.« *»Das ist okay, so wie wir arbeiten, brauchst du mir nichts Konkretes davon sagen, aber du musst noch einmal bereit sein, bewusst an die Situation zu denken.«* »Nein, das kann ich aber nicht, das ist voll peinlich.« (Die Klientin fängt an zu weinen.) *»Ja, das kann ich verstehen, dass dann dieses Sich-Schämen wieder voll hochkommt und du nichts wie weg willst. Das ist auch wirklich ein super unangenehmes Gefühl. Wahrscheinlich befürchtest du, dass die anderen dann schlecht über dich denken oder denkst sogar selber schlecht über dich.«* (Die Klientin beruhigt sich wieder ein wenig.) *»Das Blöde an der Sache ist nur, und du merkst es ja selber, diese Bilder kommen immer wieder und Ritzen ist auf Dauer nicht sehr prickelnd, um den Stress loszuwerden.«* (Keine erkennbare Reaktion der Klientin) *»Okay, du hast diese Schamgefühle wegen dieser Geschichte und das hindert dich daran, dich mit diesem Kram zu beschäftigen und ihn loszuwerden zu wollen. Nach meiner Erfahrung gehen diese Sachen, der Stress mit dem Freund, das Ritzen, die Unlust zur Schule zu gehen nicht von alleine weg. Die Frage ist, und da kannst du dich entscheiden: Willst du noch einmal hier in der Therapie ganz bewusst und mutig dich da rantrauen oder willst du dein Leben lang ständig mit diesen Bildern in deinem Kopf und dem Stress leben müssen?«* »Und ich brauche nichts zu erzählen?« *»Nein.«*

10.5 Informiertes Einverständnis

Ist es gelungen, mit dem Kind und seinen Bezugspersonen durch die vorherigen Themen hindurchzunavigieren, so ist in der Regel das sogenannte Informierte Einverständnis zumindest implizit schon hergestellt. Es empfiehlt sich aber, diese Vereinbarung, die den Entschluss des Kindes zur Therapie enthält, explizit – quasi per Handschlag – zu vollziehen.

Lena, 6 Jahre (Einmaliger sexueller Übergriff eines Jugendlichen)

Lena ist im Erstkontakt sehr aufgeschlossen und kann, obwohl deutlich unter Stress, den Ausführungen der Mutter zum Übergriff folgen. Sie bringt auch selbst Äußerungen zum Geschehen ein (»Der Junge war doof.«). Da keine weiteren Belastungen vorliegen, spreche ich Lena, die auf dem Schoß der Mutter sitzt, direkt an: »Du hast etwas Schlimmes erlebt und seitdem hast du oft Angst und schlimme Träume und magst nicht mehr allein in deinem Bett schlafen.« Lena bestätigt meine Aussage mit einem Nicken. »Sollen wir etwas machen, damit deine Angst und deine schlimmen Träume aufhören?« Sie nickt wieder. (Damit ist ein altersentsprechendes *Informiertes Einverständnis* erreicht.)

Damit ist die Phase der Motivierung – vorläufig – abgeschlossen und der Therapeut kann sich auf die Phase der Vorbereitung auf die emotionale Aktualisierung des Stressors konzentrieren.

10.6 Vorbereitung auf die Prozessierung

Das Fundament, auf dem die eigentliche Traumafokussierung beruht, ist das Beziehungsangebot des Therapeuten, seine Störungsexpertise und seine Fähigkeit, mit eventuellen Widerständen flexibel umzugehen. Das Kind weiß, was es erreichen will und ist entschlossen, dies in Angriff zu nehmen. Um in der Sitzung mit der eigentlichen Stressorprozessierung zügig und fokussiert arbeiten zu können, ist es sinnvoll, alle notwendigen vorbereitenden Maßnahmen in der vorhergehenden Sitzung abzuschließen. Diese umfassen das Einüben des technischen Vorgehens und gegebenenfalls Unterstützung des Kindes durch ressourcenorientierte Maßnahmen. Die Einschätzung, inwieweit ein Kind in der Lage ist, einen stressorfokussierenden Nachverarbeitungsprozess erfolgreich zu bestehen, kann anhand einer Kriterienliste überprüft werden, beruht aber letztlich auf dem klinischen Urteil und der Person des Therapeuten.

Damit sich das Kind während der Nachverarbeitung ganz auf seinen inneren Prozess konzentrieren kann, muss es im Vorfeld die Sicherheit entwickeln zu wissen, was es tun soll. Dies geschieht über das Ausprobieren und Einüben der technischen Prozeduren mit positiven Bildern und Gefühlen.

10.6.1 Notwendigkeit zur Ressourcenarbeit

Während die bisherigen Elemente der Vorbereitungsphase für alle Klienten verbindlich sind, hängen die Notwendigkeit und der Umfang ressourcenorientierter Aktivitäten in besonderer Weise von der Person des Klienten und dem Sicherheitsbedürfnis des Therapeuten ab. Das monotraumatisierte, mittelschichtssozialisierte Kind verfügt regelhaft über ausreichende und aktivierbare Ressourcen, sodass unmittelbar mit der Nachverarbeitung begonnen werden kann. Ein guter Rapport, aufgeschlossene Eltern und ein motiviertes Kind bilden eine wunderbare Grundlage, und es werden keine weiteren Vorbereitungen benötigt. Am anderen Ende der Skala steht das früh vernachlässigte und misshandelte Kind mit einem von Selbstablehnung, Misstrauen, Hoffnungslosigkeit und Starrheit geprägten Selbstkonzept (Inner Working Modell), das erst einmal in der Behandlung »ankommen« muss. Wie das Fallbeispiel Antonio (▸ Kap. 8.4.2) zeigt, heißt das nicht, dass der Therapeut sich dabei zu Beginn grundsätzlich nur rezeptiv empathisch verhalten sollte.

Aktivierbare Ressourcen bilden, das sei hier noch einmal wiederholt, ein unabdingbares Element für die erfolgreiche Verarbeitung von Stressoren. Sowohl Grawes Ausführungen als auch das Rekonsolidierungsparadigma zur Veränderung dysfunktionaler Erinnerungen (Ecker, 2015; Ecker, Ticic & Hulley, 2016) beinhalten die Aktivierung von Ressourcen als notwendige Voraussetzung für konstruktive Verarbeitungsprozesse.

Es darf nicht unterschätzt werden, dass auch Therapeuten ein Sicherheitsgefühl brauchen. Viele Kollegen fühlen sich einfach sicherer, wenn sie gewisse Standardübungen wie den *Sicheren Ort* und *den Tresor* vor der Traumakonfrontation mit dem Kind durchgeführt haben.

Weiter kann der Therapeut zu der Einschätzung kommen, dass das Kind nicht über ausreichende Ressourcen (Affektkontrolle, -toleranz, marginale positive Erfahrungen) oder Skills (Umgang mit Dissoziation, Steuerung impulsiven Verhaltens usw.) verfügt, die eine störungsfreie Prozessierung möglich erscheinen lassen. Die Ressourcenarbeit hat in diesem Fall die Funktion, das Kind für einen späteren Zeitpunkt in die Lage zu versetzen, eine Fokussierung auf einen biografischen Stressor erfolgreich durchzuführen. Um hier das Kind zu unterstützen, sind im Laufe der Jahre viele wirksame Methoden und Übungen entwickelt worden, von denen sich eine Auswahl der bekanntesten Verfahren in der folgenden Tabelle finden. (▸ Tab. 8)

Neben einzelnen Methoden sind in den letzten Jahren auch umfassende Behandlungsprogramme (Courtois & Ford, 2011; Blaustein & Kinniburgh, 2010; Dyer et al., 2008; Krüger & Reddemann, 2007; Wieland, 2014) für Kinder und Jugendliche mit komplexen Traumafolgestörungen entwickelt worden, die alle die Vorbereitungsphase in je spezifischer Weise ausgearbeitet haben.

10.6.2 Kriterien für den Übergang zur Prozessierung

Die Frage, welche Voraussetzungen gegeben sein müssen, damit zur Bearbeitung von Stressoren übergegangen werden kann, wurde in der Psychotraumatherapie von Beginn an kontrovers diskutiert. Den Befürwortern einer obligatorischen Stabilisierungsarbeit stehen die Anhänger einer »*Prozessierung ist die beste Stabilisierung*«-Haltung gegenüber.

Tab. 8: Übersicht über ressourcenorientierte Übungen

Funktion	Übung	Literatur
Stabilisierung	Sicherer Ort	Schubbe (2004), Shapiro (2012), Reddemann (2003)
	Innerer Helfer Ressourcenteam	Reddemann (2003) Huber (2003)
Distanzierung und Flashbackkontrolle	Bildschirmtechniken	Reddemann (2003)
	Tresorübung	Huber (2003)
	Beobachtertechnik	Reddemann (2014)
Regulation von Affekten	Lichtstrahlmethode	Shapiro (2012)
	Spiralübung	Schubbe (2004)
	Reglerübung	Reddemann (2003), Eckers & Hofmann (2000)
Reorientierung	5-4-3-2-1-Übung	Schubbe (2004)
Techniken zur Erdung (Grounding)	Baumübung Bogen	Reddemann (2003) Schubbe (2004)

Worum geht es? Es ist unbestritten, dass, wie Eckers schreibt, Kinder durch »die noch nicht abgeschlossene kognitive Entwicklung, die Abhängigkeit von der Fürsorge und dem Schutz durch die unmittelbaren Bezugspersonen und – wenn dieser Schutz versagt oder die Bezugspersonen die Ursache der gewaltsamen Schädigungen sind – (durch) das Ausgeliefertsein im nahen, meist familiären Bezugssystem« (Eckers, 2014, S. 125) besonders vulnerabel sind. Es ist auch richtig, dass Kinder in der therapeutischen Situation ein Gefühl der inneren und äußeren Sicherheit entwickeln müssen, um sich auf die Trauma-Fokussierung einlassen zu können. Sie müssen verlässlich gefühlt zwischen dem erinnerten Stressor und dem Hier und Jetzt der Therapiesituation unterscheiden können. Diese Diskriminierungsfähigkeit ermöglicht es ihnen, ihre Symptome zunehmend als ich-dyston zu erleben und eine duale Aufmerksamkeit während der Konfrontation mit dem Stressor aufrechtzuerhalten. Die Hauptaufgabe des Therapeuten besteht dann darin, diesen Prozess im Kind aktiv zu unterstützen und nicht nur zu begleiten.

Eckers schreibt: »Wenn diese sicheren Inseln [gemeint ist die Etablierung eines imaginativen sicheren Ortes, TH] in der Therapie nicht geschaffen werden, führt die therapeutische Konfrontation zu der Erfahrung, dass das Trauma nach wie vor Macht hat, die/den Betroffene/n zu überfluten, und dass dem nichts entgegengesetzt werden kann.« (Eckers, 2014, S. 126). Dagegen spricht, dass das Sicherheitsgefühl des Kindes im Wesentlichen im Kontakt mit dem Therapeuten und im Vertrauen zu ihm wurzelt. Dessen Präsenz, dessen wertschätzende und bedürfniserfüllende Grundhaltung kann vom Kind jederzeit unmittelbar wahrgenommen und auch immer wieder aktuell überprüft werden.

Im Gegenteil, diese Vorgabe birgt die Gefahr in sich, dass Therapeuten defensiv werden. Gelingt es nicht, einen imaginativen sicheren Ort zu etablieren oder ist dieser nicht stabil, sind sie oft frustriert und entmutigt und geben die traumafokussierte Ausrichtung auf, ohne die wahren Möglichkeiten des Kindes zur Traumaverarbeitung geprüft zu haben. Die Erfahrung zeigt nämlich, dass Kinder und Jugendliche – interessanterweise oft gerade Flüchtlinge – belastende Erfahrungen sehr gut prozessieren können, auch wenn sie – verständlicherweise – keinen inneren sicheren Ort entwickeln können. Ein weiterer ungünstiger Nebeneffekt, vor allem bei Jugendlichen beobachtbar, ist die ungünstige Wirkung des Scheiterns an den Ressourcenaufgaben, die sich in negativen Selbstüberzeugungen wie »Ich bin ja schon zu blöd für die Ressourcenarbeit, da habe ich ja gar keine Chance, Traumaarbeit zu machen.« niederschlagen.

Welche Kriterien sind nun für den Übergang in die Nachverarbeitungsphase wichtig?

Zentralkriterium für die Nachverarbeitung

Kann der Klient während der Prozessierungsphase mit dem belastenden Material assoziiert bleiben und den dualen Aufmerksamkeitsfokus aufrechterhalten, wenn ich ihn dabei nach Kräften unterstütze?

Diese Frage lässt sich vor der Prozessierung nicht mit 100 %iger Sicherheit beantworten, was allerdings kein Grund sein sollte, die Traumabearbeitung generell aufzuschieben. Selbst wenn der Klient während der Nachverarbeitung *aussteigt*, d. h. dissoziiert oder wegen zu intensiver Gefühle und Körperempfindungen bewusst abbricht, hat der Therapeut viele Möglichkeiten, den Klienten wieder zu reorientieren und den Prozess in konstruktiver Weise so nachzubesprechen, dass es nicht zu einem Therapieabbruch kommen muss.

Hier nun einige Kriterien, die dem Therapeuten helfen können, eine größere Sicherheit dafür zu gewinnen, ob die Voraussetzungen für die sofortige Prozessierung gegeben sind:

> »Wenn ein traumatisiertes Kind oder Jugendlicher in der Lage ist, darüber zu sprechen, was ihm widerfahren ist, dann ist es vorzuziehen, sofort mit einer evidenzbasierten Traumaintervention ohne vorherige Stabilisierungsphase zu beginnen.« (Lindauer, 2015, S.1; Übersetzung – T.H.).

Fühlt sich das Kind auf der Beziehungsebene mit dem Therapeuten sicher und wohl, d. h. entspannt und in Kontakt, dann ist die Grundlage für eine fokussierende Arbeit gegeben. Das Gleiche gilt natürlich auch für den Therapeuten.

Für die Traumaarbeit hat Solomon (2015) folgende umfassende Kriterien für den Übergang formuliert (freie Übersetzung, TH):

- »Im Alltag zeigt der Klient ein stabiles psychosoziales Funktionsniveau.
  - Es gab in der Vergangenheit (zumindest phasenweise) gute Beziehungserfahrungen mit mindestens einer wichtigen (Bindungs-)Person.

  - Es gibt keine erkennbaren grundsätzlichen Widerstände auf der Systemebene (Familie, soziales Umfeld).
- Der Klient kann auf Aufforderung aus belastenden emotionalen Zuständen ins Hier und Jetzt zurückkehren (»Client can change state on demand«).
- Der Klient ist fähig, eine duale Aufmerksamkeit im Prozess zu etablieren und beizubehalten. Das kann bedeuten:
  - Er kann im Hier und Jetzt bleiben, während er gleichzeitig eine belastende Erfahrung aktualisieren kann.
  - Er ist in der Lage, ein kohärentes Narrativ der Erfahrung zu erzählen oder sich vorzustellen, während er im Jetzt orientiert bleibt.
  - Er kann intensive Gefühle erleben, ohne den Kontakt zur aktuellen Realität zu verlieren.
- Der Klient verfügt über ausreichende, aktivierbare, themenspezifische Ressourcennetzwerke für die Traumaverarbeitung.
- Der Klient hat ein von Wohlwollen getragenes Verständnis seiner belastenden Erfahrungen und der psychischen und verhaltensmäßigen Folgen.
- Der Klient hat eine klare Behandlungsmotivation und Besserungserwartung.«

Zusätzlich zu den von Solomon (2015) genannten Aspekten sollen zwei weitere Themen erwähnt werden, die beim Übergang zur Stressorbearbeitung eine Rolle spielen können.

- Dysfunktionale kognitiv-emotionale Schemata (Schuld, Scham, Idealisierung, blockierende Selbstüberzeugungen) können eine unmittelbare Fokussierung erschweren.

Manchmal gelingt es in der Motivationsarbeit nicht, den Klienten für eine direkte Arbeit an den Stressoren zu gewinnen. Grund dafür sind in der Regel spezifische dysfunktionale kognitiv-emotionale Schemata, in der Regel Schuld- und Schamgefühle, die als kompensatorisches Geschehen aufgefasst werden können und den Klienten vor schmerzhaftem Erleben schützen.

> »Wenn wir die auf unseren Ich-Idealen beruhenden Maßstäbe unseres Über-Ichs verletzen, empfinden wir gewöhnlich Scham oder Schuld. Wir fühlen Scham, wenn wir nicht entsprechend der Art und Weise leben, in der wir uns gerne sehen möchten, oder anders ausgedrückt, wenn wir hinter unserem idealen Ich-Konzept zurückbleiben.... Es ist auch typisch, dass wir ein Gefühl von Schuld haben, wenn wir unseren persönlichen Verhaltenskodex in Bezug auf andere übertreten, und uns mehr oder weniger ernsthafte Vorwürfe machen. *Scham schützt die Integrität unseres Selbstgefühls, während Schuld die Integrität des anderen schützt.* Mit anderen Worten, die Tatsache, dass wir Scham fühlen, wenn wir ein inneres Gebot verletzen, erhält unser Selbstbild aufrecht, ebenso wie unser Schuldgefühl die Integrität des anderen bestätigt, den wir hätten nicht verletzen sollen.« (Maitri, 2009, S. 120 f.).

Der sogenannte *Täterkontakt*

Es ist in Weiterbildungsseminaren und Fachbüchern immer wieder darauf hingewiesen worden, dass traumafokussierende Arbeit nicht erfolgen sollte, solange noch aktiver Kontakt zu Tätern besteht. Dies hat gerade im Bereich der Traumatherapie mit Kindern zu einer Übergeneralisierung des Konzepts und zu großen Unklarheiten und Missverständnissen geführt, die Therapeuten davon abhalten, sich der Prozessierung zuzuwenden.

Soll beispielsweise mit einem Kind in einer Einrichtung der Jugendhilfe traumakonfrontativ gearbeitet werden, wenn dieses Kind regelmäßig an Wochenenden in seine Herkunfts-Täterfamilie zurück muss oder will? Die Antwort ist eindeutig und klar. Das Kind hat seinen Lebensmittelpunkt an einem sicheren Ort und ist aus äußeren und/oder inneren Gründen immer wieder damit konfrontiert, mit den Personen in Kontakt zu treten, die für seine traumatischen Erfahrungen verantwortlich waren und sind. Es geht um die Frage, ob ein starkes oder ein schwaches Kind diesen aktuellen Eindrücken ausgesetzt ist. Eine fokussierende Arbeit, die optimalerweise am Montagmorgen auf die belastenden Erfahrungen vom Wochenende abzielt, bietet hervorragende Möglichkeiten, belastende Realerfahrungen und dysfunktionale (Loyalitäts)muster aufzugreifen und mittel- und langfristig zu transformieren, sodass das Kind ein realistischeres Bild seiner Eltern (und gegebenenfalls Geschwister) entwickeln kann.

Kevin, 10 Jahre (Misshandlung)

Kevin (10 Jahre) wurde von beiden alkoholabhängigen Eltern schon als kleines Kind misshandelt und vernachlässigt. Seit seinem fünften Lebensjahr lebt er getrennt von seinen leiblichen Eltern zunächst in verschiedenen Pflegestellen und –familien und seit einem Jahr in einer Einrichtung der Jugendhilfe. Die leiblichen Eltern haben vor Gericht ein Besuchsrecht erstritten und Kevin muss und will auch alle vier Wochen »nach Hause«. Nach diesen Besuchen ist er immer wieder verstört, nässt nachts ein und ist pädagogisch schwer zu beeinflussen. Nachdem er zunächst nichts über seine Familienerfahrungen erzählen mag, öffnet er sich nach und nach zaghaft und berichtet, dass es manchmal nicht so schön zuhause sei. Mama und Papa würden sich oft streiten und er fühle sich manchmal alleine. Seine kleine Schwester, um die er sich immer große Sorgen gemacht habe, sei irgendwie komisch, er könne gar nicht mehr richtig mit ihr spielen. Nach einer Phase der empathischen Begleitung schlage ich ihm vor, dass wir etwas machen können, dass ihm die nicht so schönen Erfahrungen zuhause nicht mehr so lange im Kopf und Herzen herumgehen, und dass er nicht mehr so darunter leiden müsse, dass seine Eltern nicht so seien, wie er es gerne gehabt hätte. Er stimmt zögerlich zu, lässt sich aber darauf ein. Über ein halbes Jahr hinweg prozessieren wir immer wieder seine Wünsche und seine realen Erfahrungen mit seinen Eltern und seiner kleinen Schwester. Sein auffälliges Verhalten in der Einrichtung nimmt deutlich ab. Eines Tages verkündet er, dass er jetzt nicht mehr nach Hause möchte. Dieser Wunsch wird von der Einrichtung unterstützt und später auch juristisch durchgesetzt.

Ein anderer Fall liegt natürlich vor, wenn das Kind weiterhin primär in der Familie lebt, in der die interpersonelle Gewalt vorliegt. Hier spielen das Alter des Kindes sowie verschiedene soziale Umstände eine entscheidende Rolle in Bezug auf die Frage, ob eine Arbeit an den unmittelbaren Gewalterfahrungen in der Familie möglich ist oder ob andere Problemfelder (Schule, symptomatisches Verhalten usw.) vorrangig stressorbasiert bearbeitet werden sollen.

Sind die Vorbereitungen abgeschlossen, kann unmittelbar mit der Arbeit an Aspekten des Stressornetzwerks begonnen werden. Hierfür stehen eine Reihe von hochwirksamen und den kindlichen Symbolisierungsmöglichkeiten angemessenen Verfahren zur Verfügung, von denen der Therapeut drei bis vier Methoden beherrschen sollte, um dem Klienten passgenaue Verarbeitungsangebote machen zu können.

Fazit

Der stressorbasierte Ansatz bietet dem Therapeuten einen klaren Algorithmus an, welche Aspekte in der Vorbereitungsphase mit dem Klienten zu beachten sind. Ebenso werden Kriterien genannt, die eine Einschätzung erlauben, wann mit der Nachprozessierung des Belastungsmaterials begonnen werden kann. Dieser Schritt ist jedoch wesentlich durch die Person des Therapeuten, sein Sicherheitsbedürfnis, seine klinische Erfahrung und sein Therapieverständnis bestimmt. Unterstützt wird der Therapeut in diesem Ansatz dadurch, dass ihm eine Vielzahl wirksamer Behandlungsmethoden zur Verfügung stehen und er seinen Präferenzen folgen kann. In der Wahl des Belastungsmaterials, das als erstes prozessiert werden soll, besteht eine große Freiheit, mit auf die Bedürfnisse des Klienten abgestimmten Elementen des Stressornetzwerks zu beginnen.

11 *Nachverarbeitung der Elemente des Stressornetzwerks* – Die Methodenvielfalt therapeutischer Rekonsolidierungsverfahren

> *»Sehen Sie selbst, ob Sie mit der Brille hier besser sehen, oder der da, oder dieser anderen.« (Marcel Proust; Auf der Suche nach der verlorenen Zeit)*

Die psychische Transformation der verschiedenen maladaptiven Aspekte des *Stressornetzwerks* stellt die eigentliche therapeutische Arbeit in diesem Ansatz dar. Das Rekonsolidierungsparadigma der Gedächtnisforschung stellt einen natürlichen neurobiologischen Selbstheilungsprozess dar, der ein methodenübergreifendes Prozessverständnis ermöglicht und einen klar strukturierten therapeutischen Algorithmus beinhaltet.

Diese Orientierung an einer Tiefenstruktur therapeutischer Veränderungsprozesse gibt dem Therapeuten eine große Freiheit sowohl in der Wahl spezifischer Methoden und Vorgehensweisen als auch in der Implementierung von diskreten therapeutischen Rekonsolidierungsprozessen innerhalb einer umfassenden Behandlungsplanung. Bei vorliegender Monotraumatisierung kann eine singuläre Fokussierung auf das Ereignis etwa mit EMDR oder Strukturierter Trauma-Intervention (Weinberg, 2006) ausreichen, um die Symptomatik aufzulösen. Die Integration chronischer interpersoneller Gewalterfahrungen erfordert in der Regel eine umfassendere Nachverarbeitung unterschiedlicher Aspekte des Stressornetzwerks und häufigere Wiederholungen der Verarbeitungsprozesse (▸ Fallbeispiel Stefan, Kap. 6). Zudem nehmen in diesen Therapien andere Aspekte (Beziehungsgestaltung, Vorbereitungsphase, Kriseninterventionen) oft einen großen Raum ein. Dennoch sollte auch in *komplexen Fällen* die ätiologische Grundausrichtung auf die Nachverarbeitung von Stressoren erhalten bleiben und eine zügige Fokussierung zu Beginn der Therapie angestrebt werden. Durch die große Vielfalt an Zugriffsmöglichkeiten auf Elemente des *Stressornetzwerks* (Primärerfahrungen, kompensatorisches symptomatisches Geschehen, assoziierte Triggerelemente) kann das Belastungsniveau während der Nachverarbeitung jederzeit an die Stresstoleranz des Klienten angepasst werden. Ein Beispiel ist das sogenannte *umgekehrte (inverse) Standardprotokoll* im EMDR. Bei vorliegender Alltagsinstabilität des Klienten kann zunächst mit auf die Zukunft bezogenen Stressoren (Befürchtungen) und Alltagstriggern gearbeitet und die Prozessierung von biografischem Material zurückgestellt werden. Oder es werden Methoden eingesetzt, die eine maximale emotionale Distanzierung bei gleichzeitiger Verarbeitung ermöglichen, wie es etwa im TRIMB-Verfahren (Spangenberg, 2016) der Fall ist. Auch für die Aktivierung von Ressourcen, die für eine Diskrepanzerfahrung notwendig sind, gibt es viele ausgearbeitete Konzepte. In der Imagery Rescripting & Reprocessing Therapy (IRRT; Schmucker, Ahrens-Eipper & Nelius, 2014) etwa wird nach der Aktualisierung der Belastungserfahrung eine explizite, durch den Therapeuten aktiv unterstützte Bewältigungsimagination durchgeführt, in der der Klient immer mehr die Oberhand gewinnt und so Gefühle der Hilflosigkeit und des Ausgeliefertseins durch ein Erleben von Handlungsmöglichkeiten und eigener Kompetenz (sowie Rache und Genugtuung) transformiert werden können.

Trotz unterschiedlicher therapeutischer Zugänge, die zum Einsatz kommen können, handelt es sich um ein *integratives Vorgehen,* da alle Schritte, Techniken und Methoden im Hinblick auf den therapeutischen Rekonsolidierungsprozess und die Transformation von Stressoren eingesetzt werden.

Bevor ausgewählte Methoden vorgestellt werden, sollen die Voraussetzungen und Kernelemente eines Rekonsolidierungsprozesses noch einmal dargestellt werden:

Der Prozess der therapeutischen Rekonsolidierung

Voraussetzung 1: Vertrauensvolle und belastbare Arbeitsbeziehung
Voraussetzung 2: Klare Motivation und Informiertes Einverständnis des Klienten

Faktor 1: Prozessuale Aktualisierung und Entfaltung eines dysfunktionalen Elements des Stressornetzwerks, insbesondere der Erlebensaspekte (Gefühle, Körperempfindungen) der Erinnerung unter den Bedingungen des Dualen Fokus (Distanzierung und Kontrollempfinden).
Faktor 2: Kreieren einer Diskrepanzerfahrung durch Aktivierung von spezifischen Ressourcen, die eine mit der ursprünglichen Belastungserfahrung nicht kompatible Erfahrung ermöglichen.
Faktor 3: Der duale Fokus ermöglicht dem Klienten, während der Prozessierung mit dem belastenden Material assoziiert zu bleiben.

Eventuelles Wiederholen der Prozedur bis zur vollständigen Verarbeitung (SUD = 0)

Aufgabe des Therapeuten ist das Begleiten und Unterstützen eines autonomen Verarbeitungsprozesses im Klienten.

Nach dem bisherigen Forschungsstand (2017) ergeben sich zwei notwendige Zusatzbedingungen:

- Die Exposition sollte jeweils *kurz* sein (Suzuki et al., 2004).
- Die Nachverarbeitung sollte in einem *Zeitfenster* (innerhalb von *4–5 Stunden* nach der Aktualisierung) erfolgen (Björkstrand et al., 2015).

Die folgende Auswahl an Methoden, die sich entweder explizit auf die Gedächtnisrekonsolidierung als zugrundeliegender Wirkmechanismus beziehen oder nach Meinung des Autors diese implizit enthalten, ist subjektiv und unvollständig und spiegelt die Erfahrungen und Neigungen des Autors wider. Möglicherweise sind Ihnen einige Verfahren – außer EMDR – unvertraut. Dies hat – neben der verordneten Einengung des Blickwinkels durch die Psychotherapierichtlinien – im Wesentlichen damit zu tun, dass nach Meinung des Wissenschaftstheoretikers Kuhn (1996) etablierte wissenschaftliche Systeme ein Beharrungsvermögen aufweisen und sich mit neuen Ideen und Modellen, in diesem Fall dem Rekonsolidierungsparadigma, schwer tun.

Dass etablierte und hochwirksame Methoden wie die traumafokussierte kognitiv-behaviorale Therapie (Cohen, Mannarino & Deblinger, 2009) und KIDNET (Ruf et al., 2012) hier nicht dargestellt werden, liegt einzig und allein daran, dass für diese Verfahren explizit eigene, sich von der therapeutischen Rekonsolidierung unterscheidende Wirkfaktorenmodelle zugrunde gelegt werden. In der kognitiv-behavioralen Variante wird *Habituation* und *kognitive Umstrukturierung* als Wirkfaktor angenommen, in der KIDNET-Methode die *Kontextualisierung von dysfunktional gespeicherten emotionalen Reaktionen* (Craske et al., 2008 in Neuner, 2016).

Zunächst werden Verfahren vorgestellt, die sich explizit auf die Rekonsolidierung beziehen:

- EMDR (Eye Movement Desensitization and Reprocessing) (Shapiro, 2012; Hensel, 2007a; ▸ Kap. 11.1)
- Progressive Counting (PC) (Greenwald, 2013; ▸ Kap. 11.2)
- Kohärenztherapie (Ecker, Ticic & Hulley, 2016; ▸ Kap. 11.3)
- Ressourcenorientierte narrative Traumatherapie (ResonaT) (Hiller & Hensel, 2017; ▸ Kap. 11.4)

11.1 EMDR (Eye Movement Desensitization and Reprocessing)

Thomas Hensel

Francine Shapiro, die Begründerin des EMDR-Verfahrens hat sich an mehreren Stellen (Shapiro, 2007; Solomon & Shapiro, 2008) eindeutig zur Rekonsolidierungsdynamik als primäre Grundlage von EMDR bekannt (Shapiro, 2007, S. 8).

> »Memory reconsolidation is the primary mechanism underlying EMDR's effects.«

Das sogenannte *Standardprotokoll* der EMDR-Methodik, das seit 20 Jahren in unveränderter Form das zentrale Vorgehen im EMDR festlegt, erfüllt in nahezu perfekter Form die oben genannten Bedingungen für einen Rekonsolidierungsprozess.

In Phase 3 des Standardprotokolls *Aktualisierung und Einschätzung* (Assessment) wird die zu verändernde Erinnerung präzise ins Gedächtnis gerufen und auf ihren belastendsten Aspekt fokussiert. In den folgenden Schritten des Protokollabschnitts werden alle weiteren wichtigen Modalitäten (dysfunktionales Denken, Belastungserleben und körperbezogene Aspekte) des Stressors aktualisiert.

Die Verknüpfung mit ressourcenvollen Diskrepanzelementen wird im EMDR durch die Entwicklung einer sogenannten *positiven Selbstüberzeugung*, die in Phase 3 implementiert ist, gewährleistet. Daneben gibt es eine Vielzahl von Techniken (z. B. CIPOS; s. Rost, 2014) und Modifikationen des Standardvorgehens (Rost, 2014), die Möglichkeiten bieten, ressourcenvolle Elemente in die verschiedenen Phasen des EMDR-Protokolls zu integrieren. Es wurden auch verschiedene Varianten des EMDR entwickelt, die, wie das bipolare EMDR (Plassmann, 2007, 2011, 2014), explizit auf die Entwicklung einer präzisen Ressource zur Diskrepanzgenerierung hinarbeiten.

Zudem bietet EMDR mit der *bilateralen Stimulation*, dem äußeren Erkennungszeichen der Methode, einen zusätzlichen Wirkfaktor an. Auch wenn der Wirkmechanismus, der der bilateralen Stimulierung zugrunde liegt, noch nicht ausreichend geklärt ist, stellt die Aktivierung des Parasympathikus und damit die Auslösung einer Entspannungsreaktion einen gesicherten Effekt dieses Vorgehens dar (Sack et al., 2008). Wie in Kapitel 7 beschrieben, kann eine Diskrepanzerfahrung auch durch *Bottom-up-Prozesse* impliziter Regulierung von Spannungszuständen über den Körper erfolgen. Es ist für die Nachverarbeitung – gerade bei Kindern – keineswegs erforderlich, dass die Diskrepanz bewusst wahrgenommen oder erlebt wird. Durch die doppelte Aufmerksamkeits-Fokussierung sowohl auf die Finger des Therapeuten (bei der Induzierung der schnellen Augenbewegungen) als auch auf die innerpsychischen Prozesse ist das Kriterium des *Dualen Fokus* auf natürliche Weise erfüllt.

Als Technik, um einen Verarbeitungsprozess durch das Einbringen von Ressourcen zu unterstützen, dient im EMDR das sogenannte *aktive Einweben*.

Ein Beispiel (Diskrepanzerfahrung durch aktives Einweben):

Franziska, 16 Jahre (Sexualisierte Gewalt)

Eine 16-jährige Jugendliche mit einer Erfahrung sexualisierter Gewalt bleibt in der EMDR-Nachverarbeitung an dem Punkt stecken, wo sie sich die Schuld an dem Vorfall gibt (»Ich hätte nicht allein nach Hause gehen sollen.«). Durch das aktive Einweben des Therapeuten »Nehmen wir an, deine beste Freundin hätte das erlebt, was dir widerfahren ist, und sie würde dir gegenüber äußern, dass sie selber schuld daran sei. Was würdest du ihr antworten?« kann in der Regel unmittelbar ein Diskrepanzerleben aktiviert werden. Die dysfunktionale Sichtweise »Ich bin selber schuld« lässt sich nicht länger aufrechterhalten, da die Klientin diese Sichtweise ihrer besten Freundin gegenüber niemals einnehmen würde.

In der Prozessierungsphase des EMDR wird der Klient angehalten, sich achtsam und aus einer nicht wertenden und nicht manipulativen Haltung heraus seinem autonomen Verarbeitungsprozess zuzuwenden und *wie in einem Zug sitzend* wahrzunehmen, was auf seinem inneren Bildschirm (Bewusstsein) auftaucht. In der Regel braucht es im EMDR mehrere Durchgänge, die *Assoziationskanäle* genannt werden, um eine maladaptive Erinnerung vollständig zu verarbeiten.

Anders als in der Prolongierten Exposition ist die Konfrontation mit dem belastenden Material immer nur kurz und wird routinemäßig durch ein bewusstes Distanzieren vom Belastungsmaterial unterbrochen. Dies entspricht der Zusatzbedingung des therapeutischen Rekonsolidierungsprozesses, dass die Exposition kurz sein soll (Suzuki et al., 2004).

Das Paradigma der Rekonsolidierung stellt bisher die einzig sinnvolle Erklärung dafür dar, dass gerade bei jungen Kindern oft eine 10–20-minütige Sitzung ausreicht, um eine traumatische Erfahrung in ihrem dysfunktionalen emotionalen Gehalt zu löschen.

Anna, 6 Jahre (Monotrauma: sexueller Übergriff durch einen Jugendlichen)

Das Mädchen erlebte in Abwesenheit der Mutter einen sexuellen Übergriff durch einen 15-jährigen Freund der Familie. Anna entwickelte die alterstypischen Symptome (Trennungsangst, Schlafstörungen, Intrusionen mit Panikgefühlen, sozialer Rückzug).

Nachdem sich die Symptome im Laufe der ersten Monate nicht wesentlich verrin gerten, suchte die Mutter therapeutische Hilfe. Im Folgenden können Sie die Prozessierungsphase des EMDR-Standardprotokolls anhand des Transkripts verfolgen.

Phase 1: Aktualisierung der Belastungserfahrung

TH: Anna, du hast etwas ganz Blödes und Dummes erlebt mit dem Michael. Und du hast es auch schon der Polizei gesagt, dass sie den Michael bestraft, weil der so etwas Böses gemacht hat. Seitdem du das erlebt hast, sind einige Dinge anders als vorher. Du hast ein bisschen Angst, abends alleine einzuschlafen, du magst solche Bussis nicht mehr, gell? Die dich daran erinnern.

Anna: Doch, jetzt erinnert's mich wieder, aber manchmal nicht mehr.

TH: Manchmal ja – manchmal nein.

Anna: Aber ich will es immer vergessen.

TH: Genau. Aber manchmal es ist einfach in deinem Kopf drin und du willst das gar nicht, gell? Und immer, wenn du dran denken musst, dann bekommst du ein bisschen Angst? (Anna nickt) Genau. Und wir machen jetzt ein Spiel, dass du da nie wieder dran denken musst. Dass das einfach weg ist und dass du wieder so mutig werden kannst wie vorher. Möchtest du das machen? Möchtest du wieder so mutig werden? (Anna nickt)

TH: Jetzt musst du einmal noch ganz mutig sein, ok? Du musst dich jetzt noch einmal dran erinnern, wie das damals war mit dem Michael. Guck mal, wie viel Angst hast du jetzt, wenn du jetzt nochmal an das Schlimme mit dem Michael denkst? So viel Angst oder so viel Angst? (Der Therapeut zeigt ihr eine Skala mit Clownsgesichtern, die unterschiedliche Belastungen zwischen Null und Zehn ausdrücken, die sogenannte SUD-Skala)

Anna: So viel. (Anna zeigt auf die Zehn)
TH: Folgendes: Du hast in deinem Kopf, wie schlimm das ist, der Michael schleckt um dein Sex herum. (Sex ist das in der Familie gebräuchlicher Wort für das weibliche Geschlechtsteil.) Ich werde dich jetzt so tippen – tipp tipp tipp tipp – und du passt einfach auf, was in deinem Kopf passiert und erzählst mir das dann. Guck einfach, was in deinem Kopf passiert. (Der Therapeut fängt mit der bilateralen Stimulierung an, indem er abwechselnd auf die Rückseite der Hände des Mädchens tippt, das sogenannte Tapping.)
TH: Was ist jetzt in deinem Kopf?
Anna: Der hat mir gesagt, zur Toilette zu gehen, und dann hat er's gemacht.
TH: Ok, leg (deine Hände) wieder hin und guck, was weiter passiert. (Erneutes Tapping und nach ca. 30 Sekunden fragt der Therapeut wieder.) Was ist jetzt?
Anna: Und dann bin ich auf die Toilette gegangen und dann hab ich Pipi gemacht.
TH: Ok. Guck mal weiter, was passiert. (ca. 30 Sekunden Tapping) Was ist jetzt?
Anna: Da hab ich immer noch Angst.
TH: Hast du immer noch Angst?

Der Therapeut hat jetzt das Empfinden, dass die Ressourcen des Mädchens nicht für eine autonome Verarbeitung ausreichen und entschließt sich, eine Ressource einzuweben, von der er annimmt, dass sie dem Mädchen eine Diskrepanzerfahrung zu ihrer Ohnmacht ermöglichen könnte.

Phase 2: Kreieren einer Mismatch-Erfahrung

TH: Was möchtest du am liebsten mit dem Kerl machen? Guck mal, was in deinem Kopf kommt. ... Was würdest du am liebsten machen mit dem? ... Wenn du die Hexe Bibi Blocksberg™ wärst, was würdest du mit dem machen?
Anna: Ich würde ihn weghexen. (Das Gesicht des Mädchens hellt sich schlagartig auf.)
TH: Dann mach das! Sag mir, was passiert. (Fortsetzung des Tappings)
Anna: Ich hab ihn weggehext.
TH: Oh, wo ist er denn jetzt? Ist er weit weg?
Anna: Ja. In Afrika.
TH: Ja! Genau! Jetzt guck mal, wie sich das anfühlt! Bist du jetzt froh? (Fortsetzung des Tappings) Was ist jetzt?
Anna: Da ist wieder das Gleiche. Er ist weg.
TH: Der ist weg. Aaah. Gut.
Anna: Ganz weg.
TH: Ganz, ganz weg.
Anna: Weggewischt.
TH: Weggewischt, genau. Ok. Wenn du jetzt nochmal dran denkst, wie das damals war, kannst du das noch sehen in deinem Kopf?

Anna: Nein.
TH: Nein? Aha. Wie groß ist deine Angst jetzt, wenn du daran denkst? (Der Therapeut zeigt wieder die Gesichterskala.)
Anna: So. (Das Mädchen zeigt auf die Null.)
TH: So? Null. Ok. (Die Verarbeitung der Belastungserfahrung ist jetzt (vorläufig) abgeschlossen und der Therapeut bittet das Mädchen, diesen neuen Zustand (nach der Verarbeitung) aufzumalen.)
TH: So, dann mal mir mal jetzt ein Bild, wie dieser blöde Kerl ganz ganz weg ist.
Anna: Und ich mach ein Kreuz über ihn.
TH: Ja. Guck mal, wie du das machen möchtest.

Das Mädchen malt ein Bild, wie der Jugendliche gefesselt auf Eisenbahnschienen liegt und von einer Lokomotive überfahren wird. Sie wirkt ganz frei und erleichtert. In der nächsten Sitzung berichtet die Mutter, dass die Symptome verschwunden sind, Anna wieder alleine in ihr Zimmer geht und dort auch wieder ganz normal schläft.

Die spontane Identifizierung mit der allmächtigen Bibi Blocksberg™ reichte als Diskrepanzerfahrung aus, um sich imaginativ und emotional aus den Opfergefühlen zu lösen. Wie in der IRRT-Methode (▶ Kap. 11.5) systematisch gefördert, ergeben sich im EMDR oft spontane Wechsel in der Perspektive, die regelhaft von Rache- und Vergeltungsfantasien begleitet werden. Es ist den Kindern dann oft eine große Freude, dies mit kreativen Mitteln auszudrücken. Erfahrungsgemäß löst sich die Symptomatik nachfolgend zügig auf.

11.2 Progressive Counting (PC)

Ricky Greenwald, Marianne Fuentes-Carpentier

Progressive Counting (PC; Greenwald, 2013) ist eine psychotherapeutische Technik, die zur Auflösung von Traumata konzipiert wurde. Sie stellt eine für den Klienten verträglichere Weiterentwicklung der Counting Methode (Johnson & Lubin, 2005; Ochberg, 1996) dar. Psychische Probleme der Klienten werden im Wesentlichen als Folgeerscheinungen ungelöster Traumata und Verluste angesehen. Es handelt sich um einen transdiagnostischen Ansatz, der sich auf das Paradigma der Gedächtniskonsolidierung (Ecker, Ticic, & Hulley, 2012) beruft und für eine Vielzahl von Symptomatiken anwendbar ist (Greenwald, 2013; Lasser & Greenwald, 2015).

Wie bei allen traumafokussierenden Verfahren müssen zunächst die Voraussetzungen für die Konfrontation geschaffen werden (Befriedigung der Sicherheitsbedürfnisse des Klienten, vertrauensvoller Beziehungskontrakt, Informiertes Einverständnis, Etablieren von Kontrollmechanismen (Stopp-Signal) usw.).

Das Besondere an dieser Methode liegt darin, dass der duale Fokus während der Nachprozessierung durch ein lautes Zählen des Therapeuten aufrechterhalten wird. Der Klient wird gebeten, in seiner Vorstellung einen Film der traumatischen Erinnerung von Anfang bis Ende zu beobachten, während der Therapeut zunächst laut von eins bis zehn zählt. Beim nächsten Durchgang wird bis 20, dann bis 30 und so weiter, bis höchstens 100 gezählt. Dadurch erhöht sich kontinuierlich die Zeitspanne, die der Klient mit dem traumatischen Material verbringt. Später, wenn die Erinnerung fast aufgelöst ist und es weniger zu bearbeiten gibt, wird die Länge des Zählens während des inneren Films schrittweise kürzer. Das imaginative Traumavideo ist eingebettet in zwei ressourcenvolle Imaginationen vor und nach dem Belastungsvideo.

Trotz ihrer Einfachheit umfasst die PC-Methode viele Schlüsselmerkmale anderer wirkungsvoller Traumabehandlungen, wie die Integration in einen Ressourcenkontext, Aufbau eines dualen Fokus (unter Rekonsolidierungsbedingungen), Kontrolle der Dosis, Erarbeitung eines Narrativs und Einordnung in eine umfassendere Lebensgeschichte und die Möglichkeit, die Details der Belastungserfahrung für sich behalten zu können (Greenwald, 2012). PC wird normalerweise innerhalb eines umfangreichen Phasenmodels der traumafundierten Psychotherapie angewendet (Greenwald, 2013).

Es gibt vielversprechende Fallberichte über PC. Sowohl bei Kindern (Greenwald, 2008a) als auch bei Erwachsenen (Greenwald, 2008b) wurden offensichtlich Traumaerinnerungen aufgelöst und zugehörige posttraumatische Erinnerungen und andere Symptome mit erheblicher Effizienz erreicht, was bei der Abschlussbeurteilung 4 bis 12 Wochen nach der Behandlung dauerhaft anhielt.

Eine Pilotstudie verglich EMDR und PC für freiwillige Teilnehmer mit belastenden Erinnerungen; einige erfüllten die Kriterien für PTSD, andere nicht. Zehn EMDR-erfahrene Therapeuten wurden in PC ausgebildet und die Teilnehmer wurden willkürlich für eine der Behandlungsarten ausgewählt. Es wurden keine signifikanten Unterschiede zwischen EMDR und PC gefunden. Die Behandlungen wurden von den Teilnehmern als gleichermaßen leicht beurteilt. (Greenwald, McClintock, & Bailey, 2013).

Nicole, 11 Jahre (Trauma)

Nicole war 11 Jahre alt und lebte bei ihren leiblichen Eltern und ihrem jüngeren Bruder. Sie war eine sehr gute Schülerin und für ihr Alter eine ausgezeichnete Pianistin. Ihr Trauma und ihre Verlustgeschichte bestand aus drei Ereignissen. Als sie 6 Jahre alt war, starb ihre Tante, zu der sie ein sehr inniges Verhältnis hatte (SUD 9). Als sie 7 Jahre alt war, wurden sie und ihr Bruder mehrfach vom Babysitter missbraucht (SUD 10), bis dieser ertappt und festgenommen wurde. Im Alter von 8 Jahren wurde sie von einem Mann auf der Straße angeschrien und verfolgt (SUD 5). Die Behandlung bestand aus zwei 2,5-stündigen Sitzungen im Abstand von einer Woche.

Beim ersten Treffen, nachdem die Vorbereitungen abgeschlossen waren (eine Stunde Erklärungen, Bewilligungen, Symptom-Checklisten, Rapporterstellung usw.), wurde der Fokus auf das früheste Trauma (der Tod der Tante) gelegt. Der »Film« begann mit einem Tag, an dem die Tante zu Besuch war und alles noch normal war. Der Film endete einige Wochen nach der Beerdigung, als Nicole vor Publikum Klavier spielte und ihre Tante vom Himmel auf sie herunterschaute und lächelte.

Es folgt eine teilweise Transkription der ersten Sitzung (Therapeut: Ricky Greenwald (RG))

RG:	Ich möchte dich bitten, das in deinen Gedanken anzuschauen als wäre es ein Film, während ich laut von eins bis zehn zähle. Du kannst die Augen offen lassen oder schließen. Wenn ich »eins« sage, fang am Anfang des Filmes an und wenn ich »zehn« sage, sollte der Film zu Ende sein. Fertig? (Nicole nickt)
RG:	Fang an. Eins, zwei, drei, vier, fünf, sechs, sieben, acht, neun, zehn. Jetzt sei am Ende. Atme tief durch. Lass es raus. Wie ist es gelaufen?
Nicole:	Gut.
RG:	Und wie schlimm war der schlimmste Moment für dich auf einer Skala von 0–10?
Nicole:	Zehn.
RG:	Ok. Dieses Mal werde ich von 1 bis 20 zählen. Wenn ich »eins« sage, fängst du am Anfang des Filmes an und wenn ich »zwanzig« sage, sei am Ende. Fertig? (Nicole nickt)
RG:	Fang an. Eins, zwei, drei, vier ... 20. Jetzt sei am Ende. Atme tief durch. Lass es raus. Wie ist es gelaufen?
Nicole:	Besser – es war mehr Zeit.
RG:	Und wie schlimm war der schlimmste Moment auf einer Skala von 0–10?
Nicole:	Zehn.
RG:	Ok. Dieses Mal zähle ich bis 30 – wie war es?
Nicole:	Das Gleiche.
RG:	Und wie schlimm war der schlimmste Moment auf einer Skala von 0–10?
Nicole:	Fünf.

So ging es 68 Minuten lang weiter, die SUD-Level stiegen und fielen, während Nicole sich vermutlich auf verschiedene Blickpunkte der Erinnerung konzentrierte. Sie enthüllte keine weiteren Erinnerungsdetails und sagte während der Sitzung wenig über ihre Erfahrung, außer »besser«, »schlechter« oder »das Gleiche«. Irgendwann entschied sie, dass es mit geschlossenen Augen besser klappte, und sie gab gelegentlich Kommentare darüber, dass sie das Zählen als zu lang oder zu kurz empfand. Als der SUD mehrmals nacheinander bei 0 war und kein weiteres »besser« verglichen mit den vorherigen Malen (was öfters auftrat, auch nach 0) kam, wurde der Prozess beendet. Ihr abschließender Kommentar war: »Es war langweilig – aber es hat geholfen«.

Nach einer Pause wurde in der gleichen Sitzung die Erinnerung an den mehrfachen sexuellen Missbrauch durch den männlichen Babysitter bearbeitet. Für diesen Prozess konzentrierte Nicole sich auf den ersten Vorfall. Der Film begann damit, dass Nicole und ihr Bruder TV schauten (Ressourcenbild, bevor der Missbrauch begann). Der Film endete damit, dass ihre Eltern ihr und ihrem Bruder erzählten, dass der Babysitter im Gefängnis war und ihnen nie wieder etwas antun konnte (Ressourcenbild: Es ist vorbei.).

Verglichen mit der ersten Erinnerung verlief die Arbeit hier weniger problemlos. Die SUD-Werte blieben auch nach mehreren Sets (Zählen während der Filme) auf

10. Gemäß dem Behandlungsmanual (Greenwald, 2008b), nach dem der Therapeut, wenn der Klient für mehr als drei aufeinander folgende Sets auf demselben SUD-Level bleibt, nachfragt, ob der Klient sich jedes Mal auf die gleiche Sache konzentriert oder auf verschiedene Aspekte. Wenn es unterschiedliche Bilder oder Elemente sind, kann die Prozessierung einfach fortgesetzt werden, da vermutet wird, dass der Klient vorankommt, obwohl der SUD-Wert für den neuen Fokus zufällig der Gleiche ist.

In Nicoles Fall schien es, als würde sie an einem bestimmten Punkt stecken bleiben und ein spontanes Auflösen erschien nicht möglich. Die Aufgabe des Therapeuten besteht dann darin, durch gezielte ressourcenhafte Interventionen, in diesem Fall durch kognitives Einweben, den Prozess der Verarbeitung wieder in Gang zu bringen.

RG: Wie schlimm war der schlimmste Moment auf der Skala 0 – 10?
Nicole: 10
RG: Warum bleibt es auf 10?
Nicole: Es ist nur, dass ich es hätte erzählen sollen. Ich hätte es erzählen sollen, dann hätte es früher aufgehört.
RG: Warum hast du es nicht erzählt?
Nicole: Ich dachte, dass ich dann Ärger bekomme. Er hatte mir gesagt, dass ich großen Ärger bekommen würde, wenn ich es erzähle.
RG: Was wäre, wenn einer Freundin von dir das Gleiche passiert wäre – einer Siebenjährigen? Wessen Schuld wäre es, wenn sie zu große Angst hätte, es zu erzählen?
Nicole: Es wäre die Schuld des Babysitters. Sie weiß es nicht besser – sie ist erst sieben Jahre alt.
RG: Ok. Dieses Mal werde ich auf 60 zählen… Wie war es?
Nicole: Ich gebe jetzt ihm die Schuld.

Im weiteren Prozess blieb Nicole erneut stecken, als ihre Gefühle sehr intensiv wurden. Der Therapeut fragte sie, wer sich, damit sie nicht so alleine sei, diesen Film jetzt zusammen mit ihr anschauen solle. Sie nannte ihre Mutter und ihren Vater. Die imaginative Anwesenheit der Eltern führte dazu, dass der Verarbeitungsprozess wieder in Gang kam und spontane Bilder entstanden, dass ihre Eltern im Film direkt eingriffen, den Babysitter attackierten und ihre Tochter schützten. Im weiteren Verlauf entstanden innere Bilder, in denen sie auch ohne Unterstützung ihrer Eltern mit dem Täter fertig wurde.

Nach einer etwa einstündigen Arbeit an dieser Erinnerung hatten wir keine Zeit mehr, der SUD war bei 3. Sie hatte fast keine Einzelheit der Erinnerung offengelegt, jedoch mehrfach ihren Zustand während der Prozedur geäußert, als »verwirrt«, »beschuldige ihn jetzt«, »ängstlich« usw. Die Erinnerung mit der Restbelastung wurde zum Abschluss in einem imaginativen Container verstaut.

Die nächste Sitzung eine Woche später begann mit einem Check-in. Nicole erzählte, dass sie sich in Bezug auf beide Erinnerungen (den Verlust der Tante und auch den sexuellen Missbrauch) etwas besser fühlte. Erneut wurde die Erinnerung an den sexuellen Missbrauch (80 Minuten) bearbeitet. Der SUD sank auf zwei und die Erinnerung wurde wieder imaginativ in einen Container abgelegt.

Nach einer Mittagspause wurde der schlimmste Moment des sexuellen Missbrauchs, an den sie sich – abgesehen vom ersten Mal – erinnern konnte, bearbeitet. Diese Erinnerung hatte zu Beginn einen SUD-Wert von fünf, der auf den Wert zwei sank. Als nächstes bat ich sie, die gesamte Missbrauchssequenz von Anfang bis Ende während des Zählens ablaufen zu lassen. Dieses Vorgehen fördert einen Generalisierungsprozess, sodass nicht jedes einzelne Element des ursprünglichen Geschehens prozessiert werden muss (Shapiro, 2001). Nach nur wenigen Durchgängen sank der SUD-Wert auf eins. Abschließend wurde die Szene mit dem Mann auf der Straße, der sie angeschrien hatte, bearbeitet. Die Angst bei dieser Erinnerung ließ sich schnell auflösen (SUD-Wert 0).

Gefragt nach ihrer Einschätzung, äußerte Nicole, dass es ihr gefallen habe, dass sie keine Einzelheiten des Missbrauchs erzählen musste. Ansonsten sei es ein wenig langweilig, aber gut gewesen.

Bei einer telefonischen Nachbefragung nach sieben Wochen sagte Nicole, dass sie sich in Bezug auf die Erinnerungen sehr viel besser fühle und nicht mehr daran denken müsse. Sie sagte: »Die Behandlung hat mir tatsächlich geholfen. Ich habe keine große Angst mehr davor, dass Einbrecher nachts in unser Haus kommen könnten.« Bei der telefonischen Nachbefragung nach 12 Wochen bestätigte sie diese Feststellungen und fügte hinzu: »Ich kann jetzt besser in meinem Bett schlafen.«

11.3 Kohärenztherapie

Robin Ticic & Gail Noppe-Brandon

Die Kohärenztherapie (Ecker, Ticic & Hulley, 2016), ein in Deutschland bisher weitgehend unbekanntes Verfahren, das sich ebenso wie EMDR zunächst unabhängig von der Forschung zur Gedächtnisrekonsolidierung entwickelt hat, sieht dieses neurobiologische Paradigma als zentralen Wirkmechanismus ihrer Methode an. Die konkreten therapeutischen Schritte entsprechen eins zu eins den in der neurowissenschaftlichen Forschung identifizierten Wirkfaktoren. Es handelt sich bei der Kohärenztherapie um ein dyadisches Verfahren. Dieser Ansatz wurde in den 1980er-Jahren zunächst unter dem Namen *Depth Oriented Brief Therapy* (DOBT) von Ecker und Hulley (1996) entwickelt und wird heute als Kohärenztherapie (Ecker, Ticic & Hulley, 2016) bezeichnet.

Das Kernkonzept dieses Ansatzes basiert auf der Annahme, dass die große Mehrzahl der vorhandenen Symptome auf Prozesse des impliziten emotionalen

Lernens (*implicit emotional learning*) zurückzuführen ist. Damit sind die weitgehend unbewussten kognitiv-emotionalen Schemata gemeint, die während bestimmter (belastender) Erlebnisse geformt wurden und die als Blaupause (Erwartungsvorlage und Handlungsbereitschaft) in ähnlichen Situationen aktiviert werden (»Ich bekomme Aufmerksamkeit nur, wenn ich laut bin.«).

Ecker, Ticic & Hulley (2016) betonen in besonderer Weise die *kohärente Natur* des implizit emotional Gelernten. Mit *Kohärenz* ist gemeint, dass das Gelernte als *kohärentes und adaptives psychisches Geschehen* zu verstehen ist, auch wenn es ungewollte Symptomatik und Muster erzeugt. Das emotionale Lernsystem funktioniert so, wie es sich im Laufe der Evolution entwickelt hat, indem der Mensch emotional notwendige, selbstschützende Schemata entwickelt, um Leid zu vermeiden. Ähnlich wie Fischer & Riedesser (1998) ist es den Autoren wichtig, den konstruktiven und adaptiven Aspekt des stressor-kompensatorischen Schemas als alternativlose Überlebensreaktion zu sehen und dem Klienten gegenüber zu würdigen. Diese ist eine nicht pathologisierende Sichtweise der Symptomproduktion.

> »Wenn sich jedoch herausstellt, dass die Symptome auf einer tieferen Ebene vollkommen kohärent sind und im Kontext der Lebenserfahrung eines Menschen einen positiven, adaptiven und wichtigen Zweck erfüllen, scheint es für pathologisierende Konzeptualisierungen keine Grundlage zu geben.« (Ecker, Ticic & Hulley, 2016, S. 27).

Die Kohärenztherapie beinhaltet klar definierte Schritte, wie der therapeutische Rekonsolidierungsprozess zu durchlaufen ist – wobei der Therapeut frei entscheiden kann, wie die notwendigen Erfahrungsschritte gestaltet und eingeleitet werden. In der Arbeit mit Kindern eignen sich natürlich andere Techniken und Interventionen als in der Arbeit mit Erwachsenen.

Erste Phase (Zugriffssequenz)

In der ersten Phase, die Zugriffssequenz genannt wird, wird zunächst das symptomatische Geschehen genau bestimmt. Zum Beispiel: Ein siebenjähriger Junge schreit und tobt immer dann, wenn seine Mutter mit den jüngeren Geschwisterkindern beschäftigt ist.

Im zweiten Schritt dieser Phase wird das dahinterliegende sogenannte symptomverlangende Schema identifiziert, d. h. das implizit Gelernte bzw. die emotionale Wahrheit, die zur Symptomatik führt, beispielsweise: »Ich muss ganz laut sein, damit Mama sich um mich kümmert.« Dieser Entdeckungsprozess ist erfahrungsbezogen, d. h., der Klient befindet sich während der Arbeit in der emotionalen Realität seines symptomerzeugenden emotionalen Schemas.

Dieses Gelernte wird dann in Form von explizitem, verbalisiertem Wissen ins Bewusstsein des Klienten integriert und verankert. Der Therapeut sagt z. B. – ohne zu bewerten – »Ach, ich sehe, was du meinst … also immer wenn die Mama sich um die Kleinen kümmern muss, hast du das Gefühl, du hast nur eine einzige Möglichkeit, um überhaupt von ihr Aufmerksamkeit zu bekommen ... Dann sagt etwas in dir: Ich muss unbedingt schreien und toben, sonst bemerkt sie mich ja gar nicht! Habe ich das richtig verstanden?«

In einem dritten Schritt dieser Phase wird widerlegendes Wissen (i. S. einer Diskrepanzerfahrung) identifiziert: Es werden Situationen gesucht und entdeckt, in denen der Junge Aufmerksamkeit und Zuwendung bekommen hat, ohne brüllen zu müssen.

Zweite Phase (Transformationssequenz)

In der zweiten Phase, Transformationssequenz genannt, wird sowohl das symptomverlangende Schema (»Ich muss ganz laut sein, damit Mama sich um mich kümmert.«) als auch ein widerlegendes Wissen (»Am Sonntag gab mir Mama das letzte Stück Torte, ohne dass ich laut war oder überhaupt darum bitten musste! Dann hat sie mir einen Kuss gegeben.«) aktiviert. Diese Koppelung dient als Gegenüberstellungserfahrung, die das symptomverlangende Schema mittels Gedächtnisrekonsolidierung transformieren kann.

Die Gegenüberstellung fühlt sich ganz natürlich an. Der Therapeut sagt nachdenklich und interessiert: »Ja, du hast in dem Moment das Gefühl, du musst ganz laut werden, sonst kümmert sich die Mama gar nicht um dich … Und jetzt erinnerst du dich an eine ganz andere Erfahrung, die du am Sonntag gemacht hast. Mama gab dir das letzte Stück Torte – ohne dass du laut warst. Dann hat sie dich geküsst … Wie fühlt es sich an, jetzt gerade, wenn du dir beide Seiten anschaust und beide Seiten fühlst?«

Es ist notwendig, dass der Therapeut zu beiden Seiten der Gegenüberstellung eine neutrale Haltung einnimmt. Nur so kann das emotionale Gehirn des Klienten frei darüber entscheiden, welches Gelernte das adaptivere ist. Wenn der Therapeut die eine oder andere Seite der Gegenüberstellung favorisiert, findet eher ein Prozess der gegenwirkenden Veränderung (extinction) – in Gegensatz zur Rekonsolidierung – statt und das symptomverlangende Schema bleibt bestehen.

Die anschließende Verifizierungsphase überprüft den vorangegangenen Prozess auf seinen Outcome (emotionale Nicht-Reaktivität; Symptomauflösung, müheloses Aufrechterhalten der Symptomfreiheit).

Obwohl in der Arbeit mit erwachsenen Klienten entwickelt, lässt sich das Vorgehen gut auf Kinder und Jugendliche übertragen, wie das folgende Beispiel veranschaulicht.

Germane, 16 Jahre (Therapeutin: Gail Noppe-Brandon)

Symptomidentifizierung

Als Germane zu mir in die städtische Klinik kam, wo er ursprünglich als Erstklässler auf ADHD diagnostiziert und medikamentös eingestellt worden war, war er mittlerweile 16 Jahre alt. Seine Mutter bestand wegen andauernder Verhaltensprobleme in der Schule, die seine Versetzung gefährdeten, wieder auf wöchentlicher Therapie. Das Hauptproblem für den Klienten war aber die fortgeführte Medikation. Nach einer gefühlten »Ewigkeit« unter Ritalin wollte er »sich wie sich selbst fühlen«. Seine Mutter und der behandelnde Psychiater waren der Überzeugung, dass sich ohne Medikamente seine Verhaltensprobleme verstärken würden. Germane war allerdings der Meinung, dass die Medikamente keinen Unterschied machten, da er sowieso ständig und permanent Schulprobleme hätte. Es wurde beschlossen, einen einjährigen Versuch mit einer Kohärenztherapie ohne Medikation durchzuführen.

Identifizierung des symptomverlangenden Schemas
Mein erster Eindruck von Germane war, dass er bemerkenswert gut mit mir in Kontakt treten konnte. Er konnte gut und genau zuhören und ging auf meine Rückmeldungen ein. Er konnte eine Stunde lang auf seinem Stuhl stillsitzen und unserem Dialog – sowohl verbal als auch nonverbal – genau folgen. Warum, fragte ich mich laut, war er nicht in der Lage, dies in der Schule zu tun?

Unter Anwendung der Technik des *Symptomentzugs* (symptom deprivation technique) fragte ich Germane, wie es wäre, wenn er genauso konzentriert im Klassenzimmer sitzen würde (wie er es jetzt bei mir getan hatte). Die spontane Antwort war: »Es wäre total anders. Niemand würde mit mir sprechen oder mir zuhören«. Trotz der Anwesenheit von 25 Klassenkameraden und einem Lehrer stellte sich Germane vor, dass er furchtbar alleine wäre. Ich fragte ihn, wie es wäre, wenn er die anderen bei sich fühlen könnte, und er sagte »Menschen beachten mich nur, wenn ich mich schlecht benehme«. Hier schien das Schema entstanden zu sein, mit auffälligem Verhalten Aufmerksamkeit zu erreichen, um sein Bedürfnis nach Kontakt zu stillen. Ich fragte ihn, ob das zuhause auch so gewesen sei, und so erfuhr ich während der nächsten Monate, dass Germanes Vater »weggegangen war« (Gefängnis), als er drei Jahre alt war, und seine Mutter ganztags arbeitete und zur Abendschule ging und ihren Sohn bei einer überforderten Großmutter ließ, die ihn nur beachtete, wenn er sich auffällig benahm.

In einem weiteren Durchgang mit der Technik des Symptomentzugs bat ich ihn, sich vorzustellen, in der Schule zu sein, ohne Ärger zu machen. Germane behauptete, dass er »wie unsichtbar sein würde« und dafür niemals stillsitzen würde.

Nach weiterer Erforschung seiner bisher unausgedrückten Wut auf den plötzlichen und traumatischen Verlust der elterlichen Aufmerksamkeit (symptomgenerierende Erlebnisse) begann Germane ein Mitgefühl für den »bösen Jungen« zu entwickeln, der seine unerfüllten Bedürfnisse in die Schule mitnahm und dafür für die nächsten zehn Jahre gezeichnet und medizinisch behandelt wurde. Ich bestätigte, dass »wie unsichtbar sein« das größere Leiden und dass negative Aufmerksamkeit (und Nachsitzen) das kleinere sei.

In der Kohärenztherapie werden die Erkenntnisse dieser Explorationsphase auf einer Karteikarte (emotional truth card) zusammengefasst und dem Klienten zum weiteren Vertrautwerden mit seiner *emotionalen Wahrheit* und dem sich daraus generierenden *symptomverlangenden Schema* mit nach Hause gegeben. In Germanes Fall sah dieser Zusammenhang wie folgt aus:

So sehr ich auch aufhören will, Probleme in der Schule zu haben,
Ärger zu machen ist besser als unsichtbar zu sein.
Deshalb werde ich weiterhin Aufmerksamkeit suchen
auf dem einzigen Weg, auf dem ich sie immer bekommen habe.

Entwicklung einer Mismatch-Erfahrung (Juxtaposition)
Die Entpathologisierung seiner Symptome war für Germane sehr entlastend, verbunden damit, dass ich ihn ständig daran erinnerte, dass er eine großartige Fähigkeit hatte, während unserer anspruchsvollen Dialoge fokussiert zu bleiben. Die Erfahrung in der Therapie (»Ich bin interessiert und kann über längere Zeit fokussiert sein, ohne stören zu müssen.«) stand in fundamentalem Gegensatz zu seinem Selbstbild (»Nur über Stören bekomme ich Aufmerksamkeit.«) und markierte so eine gefühlte Mismatch-Erfahrung.

Eines Tages erzählte er, dass er wirklich im Unterricht zugehört hatte und sich mehr engagierte. Eine sehr schöne Gegenüberstellungserfahrung fand statt, als sein Lehrer, der am strengsten zu ihm war, vor der Klasse bemerkte, dass Germane toll zugehört hatte. Er war nicht »unsichtbar«, er wurde gesehen und beachtet. Er war den Tränen nah, als er mir das erzählte, und wir erkannten beide, dass er sich zum Guten verändert hatte.

Widerstand gegen Veränderung
Diese Erkenntnis, die ihm zunächst sehr zwiespältig erschien, verursachte monatelanges Schwanken zwischen Ärger machen und keinen Ärger machen, indem er sich durch eine tiefe Trauer arbeitete über das, wovon der kleine Junge nie genügend bekommen hatte und welchen Preis ihn seine »Überlebensstrategie« gekostet hatte: Sitzenbleiben, Sommerschule, ein schlechter Ruf und niedriges Selbstwertgefühl. Er war so wütend, er sprach für ein paar Monate kein Wort in der Schule, beharrte darauf, dass alle ja immer wollten, dass er still sei, jetzt müssten sie ihn anbetteln, damit er spreche.

Verifizierung
In den nächsten paar Monaten nahmen Germanes Verhaltensprobleme ab, er begann wieder zu sprechen und seine Noten verbesserten sich. Die Therapeutin unterstützte ihn darin, eine Bewerbung für die Universität zu schreiben, die er wider Erwarten pünktlich fertig bekam. Dies belegt nicht nur die Veränderung seiner Haltung sich selbst gegenüber, sondern zeigt auch seine Fähigkeit, sich auf die Schule fokussieren zu können. Er überwand seine Trennungsängstlichkeit und schaffte den medikamentenfreien Übergang auf die Hochschule.

11.4 Ressourcenorientierte narrative Traumatherapie (ResonaT)

Regina Hiller & Thomas Hensel

Die ResonaT-Methode wurde von Regina Hiller (Hiller, 2012) entwickelt und in einer Studie mit Kindern mit komplexen Traumafolgestörungen klinisch erprobt.

In unterschiedlichen Settings wurden Kindern im Alter von 8 und 13 Jahren zusätzlich zur Standardbehandlung drei bis sechs individuell für das Kind entworfene und auf seine Symptomatik bezogene Narrative durch die Therapeutin (Regina Hiller) vorgetragen. Alle Kinder verloren danach die Diagnose PTBS und zeigten im Alltag ein deutlich adaptiveres Verhalten.

Die Arbeit mit Traumanarrativen hat in der traumafokussierten Therapie eine lange Tradition (Pennebecker, 1993) und wird in unterschiedlicher Weise in verschiedenen aktuellen Verfahren als zentrales Element (tf-KBT (Cohen et al., 2009); KIDNET (Ruf et al., 2012)) verwendet.

Die ResonaT-Methode bezieht sich explizit auf die Gedächtnisrekonsolidierung, und die Konstruktion der Therapienarrative spiegelt dieses Paradigma wider. Besonderer Wert wird auf eine optimale Distanzierung vom traumatischen Material (Dualer Fokus) gelegt, indem als Protagonisten der Geschichten Tierfiguren gewählt werden. Die Erfahrungen mit dieser Methode haben gezeigt, dass eine *moderate emotionale Aktualisierung via Identifikation* mit einem Protagonisten für die Nachprozessierung völlig ausreichend ist. Inhaltlich werden die Narrative so gestaltet, dass die traumatischen Erfahrungen (aus der Vergangenheit) benannt und sogleich mit Ressourcenelementen aus der Gegenwart assoziiert werden. Das wiederholte Pendeln zwischen Belastungsmaterial und aktuellen Ressourcen gewährleistet eine sanfte und schonende Form der Nachverarbeitung. Eine ausführliche Darstellung der Grundlagen und praktischen Anwendung mit Beispielnarrativen findet sich in Hiller & Hensel (2017).

Anton, 8 Jahre, Störung des Sozialverhaltens (Therapeutin: Regina Hiller)

Anton wurde sechs Monate vor der stationären Behandlung in Obhut genommen. Er war Zeuge häuslicher Gewalt und selber durch beide Elternteile von emotionaler Gewalt betroffen. Außerdem lag eine Situation von Verwahrlosung vor. Der Junge zeigte in der Pflegefamilie von Anfang an multiple Verhaltensauffälligkeiten, wie aggressives Verhalten, Einkoten sowie Stimmungsschwankungen. Darüber hinaus erfolgten raptusartige Impulsdurchbrüche ohne erkennbaren Anlass. Des Weiteren zerstörte er Spielzeug. In der Schule griff er Mitschüler und Lehrer körperlich an.

Narrativ zur aggressiven Symptomatik (Anton sitzt auf dem Schoß der Pflegemutter)

Therapeutin: »Erneut konnte der kleine Hundejunge wieder sehr stolz auf sich sein. Er konnte immer mehr zeigen, was er alles schon konnte. Er hatte ganz viel gelernt. Seine Hundepflegemama war ganz erstaunt, dass der kleine Hundejunge ein riesiges großes Puzzle alleine machen konnte. Es waren ganz viele Puzzlestücke. So viele, dass man sie gar nicht mehr zählen konnte. »Oh, mein kleiner Hundejunge, das sind bestimmt zu viele Puzzlestücke für dich«, meinte sie. Aber der kleine Hundejunge hatte ganz viel Geduld. Er probierte und probierte, bis er alle Puzzlestücke richtig gelegt hatte. Da staunte die Hundepflegemama nicht schlecht und sie lobte ihn sehr dafür. Der kleine Hundejunge spürte ganz viel

Stolz in seinem Herzen und er spürte, wie glücklich er sich fühlte. Er konnte das Glück in seinem ganzen Körper spüren. Auch war der kleine Hundejunge sehr sportlich. Er konnte Fahrradfahren und war darin ganz sicher. Immer wieder fuhr er über den Hof, wo die Hundekinder spielten. Er fiel gar nicht mehr hin, weil er wusste, wie man steuern und das Gleichgewicht halten musste. Auch auf dem Trampolin konnte er wunderbar spielen. Er hopste und hopste und das machte ihm ganz viel Spaß. Er spürte, wie schön sich sein Körper dabei anfühlte. Manchmal versuchte er sogar einen Salto auf dem Trampolin zu machen.«

Anton: »Ich versuche auch!«

Therapeutin: »Auch konnte der kleine Hundejunge sehr schön mit Lego oder Playmobil bauen. Er wusste, wie die Teile zusammenpassen mussten. Alle lobten ihn dafür. Der kleine Hundejunge fühlte sich sicher und geborgen. Auch musste er sich nicht mehr so viel wehren wie früher, als er noch bei den richtigen Eltern wohnte, die den kleinen Hundejungen nicht immer nett behandelten. Er wurde oft angeschrien, geschlagen und musste in der Ecke stehen, wenn er etwas falsch gemacht hatte oder ganz laut schrie, weil er so viel Angst hatte. Jetzt war die schlimme Zeit vorbei. Jeden Tag, wenn der kleine Hundejunge von der Schule nach Hause kommt, ist er neugierig darauf, was es zu essen gibt. Es gibt immer leckere Sachen. Am liebsten mag der kleine Hundejunge – was mag der am liebsten? Pommes?«

Anton: »Pommes!«

Therapeutin: »Pommes? Am liebsten mochte der kleine Hundejunge Pommes. Wenn es das zu Essen gab, freute er sich sehr. Er isst so lange, bis er richtig satt ist. Und der kleine Hundejunge kann ganz viel essen, weil es so leckere Sachen gibt. Früher war es nicht so gewesen, als er noch bei den richtigen Eltern wohnte. Da hatte der kleine Hundejunge manchmal richtig Hunger. Und er spürte, wie schlecht sich sein Körper fühlte. Jetzt war die schlimme Zeit vorbei. Früher wurde er oft angeschrien, wenn er etwas falsch machte. Dann hatte der kleine Hundejunge immer ganz, ganz viel Angst. Wenn er sich mit seinem Zwillingsbruder stritt, wurden die richtigen Eltern immer ganz, ganz wütend und stellten beide in die Ecke. Jetzt war alles anders. Wenn er bei den Hundepflegeeltern etwas falsch machte, wurde es ihm erklärt, sodass der kleine Hundejunge lernen konnte, sich besser zu benehmen. Das machte den kleinen Hundejungen sehr, sehr stolz. Er konnte jetzt auf das »Stopp-Wort« besser hören, wenn er schlug oder die anderen Hundekinder ärgerte. Manchmal dachte er nämlich noch, dass er sich wehren müsse wie früher. Jetzt war alles ganz anders. Wenn er das »Stopp-Wort« hörte, wusste er, dass er es schaffen konnte, nicht zu schlagen. Und wenn er es geschafft hatte, wurde er ganz doll gelobt. Da spürte der kleine Hundejunge ganz viel Stolz und Glück in seinem Herzen. Das war die Geschichte.«

Insgesamt wurden für Anton in der ambulanten Psychotherapie vier unterschiedliche und aufeinander abgestimmte Narrative erarbeitet und vorgetragen. Die Symptomatik des Jungen verbesserte sich in dieser Zeit grundlegend und sein funktionales Verhalten blieb nach der Psychotherapie stabil.

Andere Methoden erfüllen – nach Ansicht des Autors – offensichtlicherweise den Rekonsolidierungs-Algorithmus, obwohl sie sich nicht explizit darauf beziehen:

- Imagery Rescripting & Reprocessing Therapie (IRRT; Schmucker & Köster, 2014; Schmucker, Ahrens-Eipper & Nelius, 2014; ▸ Kap. 11.5)
- TRIMB (Trauma Rekapitulation with Imagination, Motion and Breath; Spangenberg, 2016; ▸ Kap. 11.6)
- Die strukturierte Initiierung von Diskrepanzerfahrungen innerhalb der traumabezogenen Spieltherapie (tbST; Bindungstherapie; Dorothea Weinberg, 2010; ▸ Kap. 11.7)

11.5 IRRT (Imagery Rescripting & Reprocessing Therapy)

Sabine Ahrens-Eipper & Katrin Nelius

IRRT (Schmucker & Köster, 2014) gehört zu den international anerkannten Behandlungsformen im Bereich der Kognitiven Verhaltenstherapie für die posttraumatische Belastungsstörung. IRRT wurde als in sensu Expositionsverfahren entwickelt, welches auf einem schemenzentrierten Modell basiert und die Informationsverarbeitung fokussiert. Der Behandlungsansatz zielt auf den Abbau der intrusiven Symptome und die Veränderung der durch die Traumatisierung entstandenen Überzeugungen, Attributionen und Schemata. Aus der Erfahrung, dass das Verfahren der Prolongierten Exposition (Foa & Rothbaum, 1998) erfolgreich die Angstsymptome reduziert, aber nicht Emotionen wie Schuld, Scham, Ärger o. ä., wurde in der IRRT die reine Traumaexposition (in sensu) um weitere, die Verarbeitung fördernde ressourcenhafte Elemente ergänzt. Nach der für traumafokussierende Verfahren üblichen Vorbereitung (Herstellung äußerer und innerer Sicherheit, Fähigkeit zur Emotionsregulation, Psychoedukation usw.) hat sich folgender dreischrittiger Behandlungsalgorhithmus als fruchtbar erwiesen:

1. In sensu Exposition (prolonged exposure nach Foa) mit genauer Schilderung des belastenden Vorgangs. Das Kind berichtet in der Gegenwarts- und Ich-Form von dem traumatischen Ereignis und soll sich die Situation vor seinem inneren Auge vorstellen.
2. Erneuter Bericht der ursprünglichen Situation bis zum schlimmsten Punkt. Anschließend erfolgt eine – durch den Therapeuten unterstützte - imaginative Auseinandersetzung mit dem Aggressor, bis der Klient die Oberhand gewinnt.
3. Abschließend wendet sich der Klient in liebevoller und unterstützender Weise seinem jüngeren inneren Kind zu, das damals diese Situation erleben musste. Klärung, Selbstfürsorge und In-Sicherheit-Bringen des verletzten Anteils können Aspekte dieser Phase sein.

Studien (etwa Grunert, Weis, Schmucker und Christianson, 2007) zeigen, dass insbesondere Klienten, bei denen andere Emotionen als Angst eine Rolle spielen, ausgesprochen von dieser Methode profitieren. Eine Studie mit Kindern im

Grundschulalter (Leh, 2014) zeigte hervorragende Effektstärken (Cohen's d: 2.35), die deutlich über den durchschnittlichen Effektstärken traumafokussierter kognitiv-behavioraler Therapien mit Kindern liegen (Cary & McMillen, 2012). Im Rahmen der Katamneseuntersuchung konnte eine Stabilität bzw. weitere Verbesserung der Effekte sechs Monate nach Therapieabschluss gefunden werden (Leh, 2014).

Für die Durchführung der IRRT existieren im Bereich der Kinder- und Jugendlichenpsychotherapie drei Varianten (Ahrens-Eipper & Nelius, 2014; Nelius & Ahrens-Eipper, 2017). Neben dem rein imaginativen Vorgehen kann eine spielerisch-szenische Umsetzung mit Puppen/Spielfiguren gewählt werden, oder die Durcharbeitung erfolgt mittels zeichnerischer Symbolisierungen.

Die beiden letzten Varianten entsprechen dem Symbolisierungsvermögen jüngerer Kinder (< 8 Jahren) und stellen für diese eine ideale Herangehensweise dar, die ihnen den Zugang und die Bearbeitung erleichtert. Eine ausführliche Darstellung der praktischen Umsetzung dieser Prinzipien in der Arbeit mit Kindern findet sich in Ahrens-Eipper & Nelius (2014, 2017).

Mustafa, 8 Jahre (Monotrauma)

Mustafa wurde neun Monate vor Therapiebeginn, als er mit seiner kleinen Schwester auf einem Schulhof spielte, vom Hausmeister in ausländerfeindlicher Absicht aggressiv angegriffen und verletzt. Seit dem Übergriff kann er sich in der Schule nicht mehr konzentrieren, ist leistungsmäßig total abgesackt, zeigt agitiertes unruhiges Verhalten, hat Albträume und zeigt eine ausgeprägte Schreckhaftigkeit. Entgegen seiner eigentlich freundlichen Natur ist er seit dem Ereignis häufig gereizt und wird leicht wütend. Die durchgeführte Diagnostik (DIPS, CRIES, ETI-KJ) ergibt das Vorliegen einer posttraumatischen Belastungsstörung.

Nach einer entsprechenden Vorbereitung und Psychoedukation ist der Junge motiviert, mit dem Vorfall und seinen Albträumen in der Therapie zu arbeiten. Es folgt eine teilweise Transkription der traumafokussierenden Sitzung mit der IRRT-Methode.

Phase 1: In sensu Exposition (emotionale Aktualisierung)

TH: Jetzt läuft's (Aufnahmegerät). Heute will ich mit dir eine Übung ausprobieren, damit die Albträume und die schlechten Erinnerungen nicht mehr so oft kommen. So, wie wir's letztes Mal besprochen haben. Wollen wir das mal ausprobieren? (Mustafa nickt)
Ok! Und dazu ist es wichtig, dass du dich noch mal an die Situation erinnerst, wie das damals war, als dieser Hausmeister kam und dich dann angeschrien und gehauen hat. Kannst du dich da noch dran erinnern, was da für ein Wetter war und so? (Mustafa nickt)
Ja! Und dann wäre es gut, wenn du mir das erstmal so, genauso erzählst, wie es war, aber so sprichst, als wäre das jetzt. Also dass du sagst, ich sehe den Hausmeister und der kommt auf mich zu und der sagt das und das … Verstehst du? (Mustafa nickt eifrig)

Alles klar! Ok, also du kannst die Augen dabei zumachen. Wie du möchtest. Und stell dir vor, du bist wieder in dieser Situation an dem Tag, als das mit dem Hausmeister passiert ist. Versuch mal, die Augen zuzumachen und sag mir, was du sehen kannst. Beschreib es mir genau. Wie hat es angefangen?

Mustafa: Also, wo es angefangen hat, da war erstmal Sommer und voll warm, da bin ich mit meiner Mama in das Einkaufszentrum gegangen. Da waren noch mein Papa und mein Onkel da. Da sind wir zum Spielplatz gegangen, in den Drachenspielplatz. Da haben wir da gespielt und mein Onkel und der Papa und meine Mama sind in den arabischen Laden gegangen und wir spielten da und da ist der auf einmal ... und da war ein Junge da, der spielte da und meine Schwester ist da rüber gerannt und ich wollte sie holen und ...

TH: Ja, warte mal. Jetzt erzähl das mal so, als würde das jetzt passieren. Na? Ich will meine Schwester holen und was passiert, als du deine Schwester holen willst. Was passiert als nächstes?

Mustafa: Dann bin ich gerannt ... dann ist der vor gekommen und meine Schwester hatte riesen Schreck und mein Bruder hat ihn festgehalten ... meine Schwester ... und hat den rübergeschafft und dann ... ich bin weggerannt und der hat mich richtig hier, voll hier so ... guck mal ... mich einfach hier reingeschlagen, da hab ich hier richtig geblutet.

TH: Mmhmm ... Mmhmm ... Und diese Situation, als du da rein rennst, kannst du dir ... kannst du das dir vorstellen, wie in Zeitlupe? Du siehst, wie du da reinläufst und dann dieser Hausmeister kommt. Was passiert jetzt?

Mustafa: Dann bin ich einfach weggerannt und dann kommt der und schlägt mich richtig ... voll gegen ... (zeigt aufgeregt auf seine Wange)

TH: Gegen die Backe schlägt der dich?

Mustafa: Ja!

TH: Und was passiert dann?

Mustafa: ... dann hat meine Schwester ... ist da hin gerannt ... zu dem Zaun, ich helf ihr rüber ... da ist die sicher ... ist da hin gerannt und ... dann ... mein Bruder hat die voll hier so genommen und dann ...

TH: Dein Bruder fängt deine Schwester auf?

Mustafa: Ja!

TH: Und bringt die in Sicherheit?

Mustafa: Na! Und dann ... ich bin weggerannt, weil ich konnte nicht drüberklettern, weil das waren so Zäune und meine Füße passten nicht da rein, da bin ich einfach weggerannt. Dann hat der mich richtig so ... der kommt hinter mir und hat mich richtig so weg ... so gezogen ... (greift mit beiden Händen an seinen Hals)

TH: Da hat der dich so geschnappt?

Mustafa: Ja! Und hat mich so ... gegen die Wand so rein ... ein paar reingeschlagen. Und da ... und da waren auch ganz viele Kinder drin und die haben geheult. Und dann war ... da war überall blutige Erde ...

TH:	Da war überall blutige Erde. Wie geht`s dir da, wenn der dich geschlagen hat und überall blutige Erde ist und alle heulen?
Mustafa:	Wut!! Und Angst! Aber Wut!
TH:	Wie dolle sind die Wut und die Angst?
Mustafa:	10! Das ist 10!
TH:	Ok. Und was passiert jetzt?
Mustafa:	Papa kommt und Mama und Onkel und alles durcheinander und wir fahren ins Krankenhaus. Drei Stiche! So viel Blut!
TH:	Ok. Passiert jetzt noch was?
Mustafa:	Nö. Wir fahrn nach Hause.

Phase 2: Auseinandersetzung mit dem Aggressor (Bewältigungsimagination)

TH:	Das hast du toll gemacht, dass du mir das alles nochmal genau erzählt hast. Und jetzt erzähl es mir nochmal bis zu dem schlimmsten Moment, ok? (Mustafa erzählt) So, und jetzt stell dir mal vor, in dem Moment, als der Hausmeister dich so am Hals schnappt ... na? und dir so mit dem ... mit der Faust haut ... stell dir vor, du würdest, als der Junge, der du jetzt bist, als der Mustafa jetzt, dazukommen ... ne? Du kommst dazu und siehst, wie der Hausmeister den kleinen Mustafa haut. Was möchtest du jetzt am liebsten mit dem Hausmeister machen?
Mustafa:	Ich würde schlagen!
TH:	Du würdest den schlagen?
Mustafa:	Der soll mir Arsch lecken!
TH:	Der soll dich am Arsch lecken? Kannst du sehen, wie du das dem sagst?
Mustafa:	Ich will selber den schlagen! Wie der mich geschlagen hat ... will ich auch den schlagen.
TH:	Und kannst du dir das vorstellen? (Mustafa nickt eifrig) Siehst du, wie du das tust, als der Mustafa der du jetzt bist, dass du den haust? (Er nickt) Versuch dir das mal vorzustellen! Du kommst da rein und siehst, wie der den kleinen Mustafa am Hals hat und haut und kannst du jetzt sehen, wie du als Großer da jetzt hingehst und den schlägst?
Mustafa:	Ja!!!
TH:	Ja? Ok! Was ... wie reagiert der darauf, der Hausmeister?
Mustafa:	Na der schlägt.
TH:	Der schlägt zurück? Oder was macht der? Der Hausmeister, was macht der, wenn der von dir so eins gesemmelt kriegt?
Mustafa:	Von mir?
TH:	Ja!
Mustafa:	Der schlägt zurück.
TH:	Der könnte zurückschlagen? So, und jetzt stell dir vor, du bist auch ganz stark ... ne? Und es ist alles erlaubt. Du bist ganz stark in der Fantasie. Was willst du jetzt dem sagen oder mit dem tun?

Mustafa: Den richtig verprügeln!

TH: Richtig verprügeln? Ok! Kannst du sehen, wie du den richtig verprügelst? Was macht der da für ein Gesicht?

Mustafa: So ... der macht so. (macht leidendes, verzweifeltes Gesicht, imitiert Schluchzen)

TH: So'n Gesicht ... ok! Und jetzt, wenn du den richtig verprügelt hast, was willst du jetzt dem sagen oder dem tun?

Mustafa: Knast!

TH: In den Knast stecken? Ok! Wie kommt der in den Knast?

Mustafa: Ich sag das zu Polizei, dass der in den Knast geht ... da geht er hin ... und wenn ich groß bin, da werd ich eine Polizei und mach den fertig ...

TH: Aha. Und jetzt aber in unserer Vorstellung, da schickst du den in den Knast? Ok! Und kannst du sehen ... wie kommt der jetzt in den Knast? Was passiert jetzt?

Mustafa: Also ich nehme mit meinem Polizeiauto den und schmeiß den in den Knast und prügel noch den in den Knast.

TH: Ok, du prügelst den in den Knast und was siehst du, wenn du da guckst, was der für ein Gesicht macht? Was macht der jetzt für ein Gesicht? Wie geht's dem, wenn du den prügelst und den in den Knast steckst?

Mustafa: Nicht so gut.

TH: Nicht so gut? Ok!

Mustafa: Der blutet.

TH: Der blutet? Ok! Und was kannst du so in seinen Augen sehen, wenn du in seine Augen guckst?

Mustafa: Gar nichts! Nur mein Spiegelbild.

TH: Dein Spiegelbild? Und was glaubst du wie der sich fühlt, ist der jetzt fröhlich oder traurig oder ängstlich oder wütend?

Mustafa: Wütend.

TH: Wütend? Und gibt's jetzt noch was, was du dem sagen oder tun möchtest?

Mustafa: Ich würde den zuknasten! Der ist 2 Jahre da drin!

TH: 2 Jahre ist der da drin?

Mustafa: Bis der ein alter Opa wird und tot wird ...

TH: Bis der ein alter Opa wird und tot wird. Wie geht es dem da?

Mustafa: Mies!

TH: Mies. Ok, gut! Willst du dem jetzt noch etwas sagen oder etwas mit dem machen?

Mustafa: Nö.

Phase 3: Selbstfürsorge, Sich-Kümmern um das jüngere Ich (Selbstakzeptanz, Selbstempathie, Integration)

TH: Jetzt ist da ja noch, auf dem Spielplatz, der kleine Mustafa ... na? Den der Hausmeister gerade gewürgt und geprügelt hat. Wenn du jetzt mal ... stell dir vor, du gehst als der, der du jetzt bist dahin ... Was würdest du zu dem jüngeren Mustafa gerne sagen oder für den tun?

Mustafa: Ich würde den Krankenhaus bringen?
TH: Den bringst du ins Krankenhaus. Und wie guckt der, wenn du den ins Krankenhaus bringst, wie reagiert der darauf?
Mustafa: Der ist fröhlich und sagt zu mir »danke«.
TH: Ja!
Mustafa: Und dann bringe ich ihn nach Hause und das war's.
TH: Und gibt's noch was, das du dem kleineren Mustafa sagen möchtest?
Mustafa: Nein!
TH: Und wie geht's dem, wenn du den nach Hause bringst? (Mustafa: Gut!) ... dem geht's gut! Woran kannst'n du sehen, dass es dem gut geht?
Mustafa: Ich meine gut, aber auch ein bisschen traurig.
TH: Der ist bisschen traurig?
Mustafa: Und ist noch wütend auf den anderen.
TH: Auf den Hausmeister. Mmhhmm ... was willst'n du jetzt dem Kleineren sagen oder für den tun?
Mustafa: Gar nichts.
TH: Na, was könnteste denn für ihn tun? Wo der traurig ist?
Mustafa: Also ... spielen!
TH: Was könntet ihr denn zusammen spielen?
Mustafa: Memory.
TH: Memory? Ok! Kannste das sehen, wie ihr zusammen Memory spielt? Ok! Und wie geht's da dem kleineren Mustafa?
Mustafa: Da geht ... Da ist er noch ein bisschen traurig und hat bisschen noch Angst. Aber auch gut. Weil er weiß, dass ich den eingeknastet hab. Ha! Und da bleibt er, bis er'n langen Bart hat bis nach Afrika. Der Affe! Ha!
TH: Und wie geht es dem kleinen Mustafa jetzt, wenn der weiß, dass du den Hausmeister eingeknastet hast und der einen langen Bart kriegt bis Afrika?
Mustafa: Schön. Ist schön für den.
TH: Ist schön? Was ist denn schön für den kleinen Mustafa?
Mustafa: Er weiß, dass es vorbei ist.
TH: Ok! Und wenn du dir das jetzt so anguckst, wie ihr beide da Memory spielt... Gibt's da noch was, was du gerne machen würdest oder dem noch gerne sagen würdest oder können wir uns von dem verabschieden?
Mustafa: Verabschieden.
TH: Ok! Gut ... wie machste das?
Mustafa: Ich winke dem kleinen Mustafa: Tschüss! Der lächelt. Tschüss!

In der Nachbesprechung werden der schlimmste Moment, die Entmachtung des Täters und das fürsorgliche Verhalten gegenüber dem jüngeren Ich nochmals bestärkt. Mustafa fertigte drei Zeichnungen an: Der schlimmste Moment: Der kleine Mustafa wird geschlagen und eine riesige Blutlache ist zu sehen. Dann die Entmachtung des Täters als zweite Zeichnung: Der große Mustafa schwingt eine riesige Keule, die er dem Haumeister überzieht, im Hintergrund das Polizeiauto, das den Hausmeister zum »Knast« bringt. Schließlich der Mustafa von heute, wie er mit dem kleinen Mustafa Memory spielt, beide lächeln. Zum Abschluss spricht der Therapeut das Thema Albträume an.

TH: Also was denkste, wenn du jetzt so einen Traum wieder hast oder so ein Bild da ist. Was könntest du da machen?
Mustafa: Einfach den schlagen!
TH: Mmmh... Also, damit die Albträume weggehen, ist es wichtig, dass du dir vorstellst, wie du als großer Mustafa dazukommst und dem was verpasst. Ok? Meinste, du kannst das mal versuchen dir vorzustellen? Ja? Ok, super!

In der nachfolgenden Sitzung kam Mustafa völlig begeistert in den Raum gestürmt, um zu berichten, dass das ein ganz toller Trick war, den wir letztes Mal gemacht haben, denn der Hausmeister habe sich überhaupt nicht in seine Träume getraut! »Aber wenn er kommt, dann schlag ich den!« Auch die Intrusionen des Faustschlages, die ihn im Unterricht abgelenkt hatten, traten ab der IRRT- Sitzung nicht mehr auf. Die Follow-up Untersuchung sechs Monate nach Therapieende ergab unauffällige Werte (CRIES, ETI KJ, CBCL). Der von der Schule aufgrund der Verhaltensauffälligkeiten angeregte Wechsel auf eine Förderschule war nicht mehr notwendig. Die Familie zeigte sich insgesamt sehr zufrieden mit dem Therapieverlauf.

11.6 TRIMB (Trauma Rekapitulation with Imagination, Motion and Breath)

Ellen Spangenberg

In den 1990er-Jahren hat Ingrid Olbricht die TRIMB-Methode entwickelt (Trauma Rekapitulation with Imagination, Motion and Breath). Diese Methode beinhaltet eine auf alten indigenen Traditionen fußende Atemübung, die mit einer lateralisierenden Kopfbewegung einhergeht. Ingrid Olbricht hat diese Atemtechnik um imaginative Elemente erweitert und für die Traumatherapie modifiziert.

Nach ihrem Tod hat sich Ellen Spangenberg der Methode angenommen und diese kontinuierlich anhand aktueller psychotraumatologischer Erkenntnisse weiterentwickelt und dem Bedarf komplex traumatisierter Klienten fortlaufend angepasst. Von ihr wurde ein Handbuch veröffentlicht, in dem die Methode ausführlich beschrieben wird (Spangenberg, 2016).

Bei TRIMB handelt es sich um eine sehr behutsame Methode der Traumaintegration, die nicht in das traumatische (Nach-)Erleben hinein- und hindurchführt, sondern die nach vorsichtiger Tuchfühlung mit traumatoxischen Inhalten diese kreativ und lösungsorientiert »entgiftet« und transformiert.

Nach dem Hot-Spot-Prinzip müssen dafür die Traumaerfahrungen nicht mehr vollständig rekonstruiert werden, sondern die punktuelle Erfahrung von Entlastung und Selbstwirksamkeit generalisiert im Traumanetzwerk, sodass andere toxische Bereiche in der Regel mit erfasst werden und dadurch ebenfalls »abkühlen«. Klienten werden durch dieses Vorgehen weniger belastet, sodass die Methode rascher als klassische Methoden der Traumaexposition und bereits bei beginnender Stabilität eingesetzt werden kann. Daher eignet sie sich besonders gut für komplex traumatisierte Klienten.

Ablauf TRIMB

Zunächst wird gemeinsam ein Hot Spot einer traumatischen Situation ausgewählt und dieser als Standbild festgelegt. Dabei ist nicht entscheidend, ob es der erste, letzte oder schlimmste Hot Spot ist, mit dem die Arbeit beginnt. Entscheidender ist in aller Regel, überhaupt mit Prozessarbeit am Trauma zu beginnen, um die phobische Vermeidung im Umgang mit Traumamaterial und das Opfererleben zu überwinden.

Bevor die eigentliche Prozessarbeit beginnt, wird mittels sogenannter doppelter Distanzierung für Schutz und Sicherheit gesorgt, indem sich die Klientin* zunächst eine leere Leinwand und im zweiten Schritt auf der leeren Leinwand einen leeren Rahmen vorstellt. Dieser leere Rahmen wird entlang der Belastung verkleinert: je größer die Belastung, desto kleiner der Rahmen – womöglich bis hin zu Stecknadelkopfgröße, d. h. bis zur Unkenntlichkeit. Denn es geht in diesem Ansatz nicht vorrangig um die Betrachtung des Bildes, stattdessen steht nach der Bezugnahme auf das traumatoxische Material dessen Transformation sowie die Selbstwirksamkeit und Handlungsfähigkeit der Klientin im Vordergrund.

Nachdem das belastende Bild in den nun verkleinerten Rahmen hineinprojiziert wurde, werden mittels strukturierten Vorgehens die zum Hot Spot gehörigen Affekte und Emotionen erarbeitet und imaginativ transformiert.

Dafür identifiziert die Klientin zunächst jeden einzelnen Affekt, skaliert diesen in seiner Intensität (analog zum SUD) und stellt ihn sich jeweils als imaginative »Gefühlsverbindung« vor. Dabei werden Farbe, Material und Durchmesser dieser Verbindung konkret erfragt. Im nächsten Schritt stellt sich die Klientin vor, wie sie diese Verbindung visuell durchtrennt. Dabei können Werkzeuge, magische Hilfsmittel sowie fiktive Hilfsgestalten genutzt werden. Dieser kreativ-imaginative Durchtrennungs- bzw. Transformationsprozess führt weg vom traumatischen Erleben hin zur lösungsorientierten Ebene und generiert in aller Regel Selbstwirksamkeitserleben und ressourcenreiche Empfindungen.

Nachdem die belastenden Affekte auf die beschriebene Weise imaginativ bearbeitet worden sind, schließt sich die im Vorfeld eingeübte Atemtechnik an, die mit einer lateralisierenden Kopfbewegung einhergeht. Hierdurch wird die zuvor visuelle Transformation auf die Körperebene übertragen und der Prozess damit biophysiologisch komplettiert.

Positive Veränderungen werden zum Abschluss erfragt, im Körper lokalisiert und mittels bilateraler Stimulation verankert.

---

* Auf Wunsch der Autorin wird in ihrem Text die weibliche Schreibweise verwendet, um deutlich zu machen, dass die überwiegende Mehrheit des Klientels und der Therapeutinnen weiblich ist und sich auch expliziter angesprochen fühlen soll.

Nicht selten ist eine einzelne Traumasituation durch einmalige Bearbeitung mit TRIMB erfolgreich prozessiert. Besonders prägnante Hot Spots können die Bearbeitung in mehreren Durchgängen und Sitzungen erfordern, quasi Gefühlsschicht um Gefühlsschicht, wobei sich tieferliegende, d. h. stärker abgewehrte Affekte oft erst in zweiter Reihe zeigen.

Dabei ist das Ziel nicht, die Intensität der zuvor belastenden Affekte auf Null zu reduzieren, da angemessene und evtl. noch benötigte Gefühlsqualitäten und -intensitäten durch TRIMB nicht aufgehoben werden. So wird z. B. die Angst vor einem real noch bedrohlichen Täter durch TRIMB nicht vollständig aufgelöst, was auch heikel wäre. Sie wird jedoch so weit reduziert, dass aus einer lähmenden Angst (vielleicht bei 9 skaliert) eine geringere Angst wird (vielleicht bei 4), die wachsam bleiben lässt und gleichzeitig Handlungsspielräume eröffnet.

Im Verlauf zeigt sich häufig im Sinne einer Generalisierung, dass mit der Bearbeitung eines einzelnen Hot Spots auch andere virulente Knotenpunkte im Traumanetzwerk miterfasst wurden, sodass nicht mehr jeder einzelne davon Aufmerksamkeit benötigt. Es können allerdings auch neue Hot Spots zutage treten, die zuvor dissoziativ abgespalten waren und durch die entlastende Arbeit nun aufscheinen, was zeigt, dass es sich bei diesem Prozess um einen echten assoziativen Vorgang handelt.

Insgesamt sollten für eine gelungene Integration alle (im Verlauf noch) relevanten Hot Spots in allen Gefühlsschichten durchgearbeitet werden. Eine traumatische Situation ist dann erfolgreich bearbeitet und integriert – wie bei anderen Methoden auch – wenn die Klientin nicht mehr zwanghaft um das Erlebte kreisen oder den Kontakt damit vermeiden *muss*, sondern darüber sprechen *kann*, ohne dadurch in eine Überflutung oder Dissoziation hineinzugeraten.

Löst die gleiche Traumasituation trotz erfolgter Bearbeitung immer wieder neu Symptome aus, sollte auf bestehenden Täterkontakt bzw. erneute Retraumatisierung exploriert werden, da Täterkontakt und erneute Gewalterfahrungen auch bereits bearbeitetes Material wie einen Akku neu aufladen können.

Das Protokoll für die Arbeit mit erwachsenen Klienten lässt sich in der Regel bei Schulkindern und Jugendlichen gut anwenden. Bei kleineren Kindern oder Menschen mit Lernbehinderungen bzw. Sprachbarrieren bieten sich Vereinfachungen an, so kann statt mit Imagination auch gegenständlicher gearbeitet werden, indem der Hot Spot gezeichnet bzw. skizziert wird, Gefühlsverbindungen mit Materialien wie Seilen, Fäden etc. dargestellt und mit Scheren durchtrennt werden.

Über die Bearbeitung von traumatischen Situationen hinaus können auch Trigger bearbeitet und somit in ihrer Virulenz »entgiftet« werden. Es können zudem alltägliche Stress- sowie bevorstehende Situationen bearbeitet werden. Somit ist die Arbeit auch zur Stabilisierung selbst nutzbar.

Eine Besonderheit der TRIMB-Methode besteht darin, dass Gefühls(ver-)bindungen zu heiklen Bindungspersonen gelockert bzw. gelöst werden können, ohne an den Traumatisierungen selbst zu arbeiten. Das ist besonders relevant bei noch bestehendem Täterkontakt. Statt einer Traumasituation würde dann das Bild dieser Person in den Rahmen projiziert und die zugehörigen Affekte dem Protokoll entsprechend bearbeitet werden. Natürlich setzt das bei der Klientin die Bereitschaft voraus, sich in diese Richtung zu bewegen.

Insgesamt ist die Methode bei guter und nachhaltiger Wirksamkeit weniger belastend als traumarekonstruierende Verfahren. Somit eignet sie sich sehr gut für die zahlreichen komplex traumatisierten Klienten, die für eine klassische Traumaexposition nicht stabil genug sind bzw. überhaupt werden können, die sich aber mit alleiniger Stabilisierung nicht mehr weiterentwickeln können.

TRIMB ist zudem weniger belastend für Therapeuten, was für die eigene Psychohygiene wesentlich sein kann. Auch kann sie von Therapeuten genutzt werden, um eigene berufliche Belastungen zu prozessieren und damit die Leichtigkeit in der Arbeit zu erhalten oder (wieder)herzustellen.

Lara, 12 Jahre (TRIMB)

Lara ist 12 Jahre alt, sie wirkt deutlich jünger als sie ist und lebt seit zwei Jahren in einer Pflegefamilie, in der sie sich inzwischen sehr wohl fühlt. Ihre leibliche Mutter war wegen ihrer Alkoholkrankheit und als alleinerziehende Mutter mit der Situation überfordert. Ihren leiblichen Vater kennt Lara nicht. Nachdem sie immer öfter nach der Schule ihre Mutter zu Hause betrunken aufgefunden hatte und in der Schule immer schlechter wurde, vertraute sie sich ihrer Klassenlehrerin an und diese schaltete das Jugendamt ein. Während mehrerer Entzugsbehandlungen ihrer Mutter war Lara in der Pflegefamilie untergekommen. Im Verlauf zeigte sich, dass Lara von ihrer Mutter häufig und zum Teil auch heftig körperlich misshandelt worden war.

In der Pflegefamilie ging es ihr zwar etwas besser. Nachts hatte sie allerdings oft Albträume, in denen sie sich allein und verlassen fühlte. Manchmal wurde sie auch von Tieren wie Bären oder Stieren bedroht, die sie durch die ganze Wohnung verfolgten. Sie wachte dann oft schreiend auf und konnte kaum wieder einschlafen. Ein kleines Nachtlicht und die offene Zimmertür halfen etwas. Auch tagsüber wurde sie oft von Erinnerungen eingeholt, wie sie Angst hatte, nach Hause zu gehen und ihre Mutter vorzufinden, oder wie diese sich ihr näherte und ihr erneut Schläge androhte.

Als das Ausmaß der erlebten Gewalt sichtbar wurde und es zudem sehr unwahrscheinlich schien, dass die Mutter den Absprung vom Alkohol in absehbarer Zeit schaffen würde, konnte Lara sich entscheiden, in der Pflegefamilie zu bleiben. Seitdem kommt sie in der Schule wieder besser mit und versteht sich auch besser mit ihren Freundinnen. Die Albträume sind jedoch unverändert. Besonders heftig sind diese, wenn sie zuvor ihre Mutter gesehen hat. Danach ist sie meist sehr traurig und verzweifelt.

Seit einigen Monaten hat Lara Termine bei einer Kinder- und Jugendtherapeutin, zu der sie allmählich Vertrauen fasst. Durch die Gespräche ist ihr klar geworden, dass der Kontakt zu ihrer Mutter, die noch immer Alkohol trinkt, sehr belastend ist, und sie hat entschieden, ihre Mutter in der nächsten Zeit nicht mehr zu sehen, obwohl sie deswegen manchmal ein schlechtes Gewissen hat.

Mithilfe der Therapeutin (Frau M.) hat sie sich eine große Kiste vorgestellt und auch gemalt, in der sie »schlimme Erinnerungen« aufbewahren kann, seitdem muss sie nicht mehr so oft daran denken, auch die Träume sind schon seltener geworden. Heute wollen sie eine der Erinnerungen genauer bearbeiten, damit

Lara nicht mehr so stark darauf reagieren muss. Lara kennt die TRIMB-Methode bereits, nachdem damit eine belastende Schulsituation bearbeitet wurde.

Zuerst legen sie fest, welche Erinnerung drankommen soll. »Als ich aus der Schule nach Hause kam, und wir hatten die Deutscharbeit zurückbekommen, und ich hatte eine zwei und wollte sie meiner Mama zeigen …« Lara verstummt, und die Therapeutin spricht sie an, weil sie wegzudriften scheint. »Schau dich mal hier im Raum um, was siehst du da neben dem Fenster?« Lara schaut hin und beschreibt das Bild mit Blumen, das dort hängt. Frau M. erinnert Lara daran, dass das Wegdriften ein Schutz ist, wie sie es schon besprochen haben, und dass sie jetzt hier in Sicherheit ist. Lara nickt. Dann besprechen sie vorsichtig und mit viel Abstand, wie die Lara von damals (vor drei Jahren) ihre Mutter auf dem Sofa fand und diese nicht reagiert hat, auf dem Boden lag Erbrochenes, und es hat eklig gerochen. Lara ist damals in ihr Zimmer gegangen und erst abends wieder rausgekommen, als die Mutter wieder wach war und angefangen hat, die Wohnung zu säubern. Von der Deutscharbeit hat sie ihr gar nicht mehr erzählt.

Dieser Moment, als Lara damals nach Hause kam und ihre Mutter sah, wird als Standbild eingefroren. Dann stellt sich Lara eine leere Leinwand vor und auf dieser Leinwand einen leeren Rahmen. Diesen Rahmen verkleinert sie deutlich, sodass das Bild nur noch sehr klein zu sehen ist – etwa wie eine Streichholzschachtel. Somit ist das Bild deutlich weniger belastend.

»Wenn du jetzt das Bild von damals anschaust, welches Gefühl taucht dann bei dir auf?« Lara überlegt: »Das ist so eklig.« »Okay, und wenn du dir den Ekel vorstellst, als wäre dieses Gefühl eine Verbindung zwischen dir und dem Bild in dem Rahmen. Wie sieht diese Verbindung dann aus?« »… Hm, das ist wie ein glibberiges grünes Band, aus dem Glibbertropfen runterfallen.« »Wie breit ist dieses Band?« Lara zeigt etwa vier Zentimeter und macht ein angeekeltes Gesicht. »Wie stark ist denn der Ekel, wenn du ihn auf einer Skala messen würdest, 0 ist gar nicht und 10 ist ganz besonders eklig?« »So bei 8.« »Okay, dann kannst du aus dem Erleben des Gefühls ganz wieder aussteigen, als ob du nur die große Zehe reingesteckt hättest, und die nimmst du jetzt wieder raus. – Beweg auch mal deine Füße.« Lara wackelt mit den Zehen und schaut vom Bild weg zu Frau M.

»Du weißt ja schon, dass es jetzt darum geht, die Verbindung zu durchtrennen oder aufzulösen. – Du kannst Werkzeug nutzen oder magische Tricks oder auch Fantasie-Hilfsgestalten. Wie willst du das machen?« Lara überlegt, »Also ich hol mir einen großen Föhn und dann puste ich damit auf die Glibberschnur, bis sie ganz trocken und bröselig wird. Und dann zerkrümelt sie jetzt und alles fällt auf den Boden.« »Reicht das so oder fehlt noch irgendwas?« »Die Krümel müssen noch weg.« »Wie soll das passieren?« »Da kommt so ein Mann in Uniform – genau wie einer von der Stadtreinigung – und der kehrt die Reste weg.« »So ist es gut?« »Ja.«

Für das nächste Gefühl hat Lara zunächst keine richtigen Worte, sie beschreibt stockend, dass sie sich schlecht fühlt, nichts mehr machen kann, wie Watte im Kopf. »Ist das wie Ohnmacht oder Hilflosigkeit?« fragt die Therapeutin. Lähmung ist der passendste Begriff, das Gefühl liegt bei 9 auf der Skala. Lara schaut wieder auf das Blumenbild, um Abstand zu bekommen. Außerdem nimmt sie einen Igelball in die Hand und beschreibt, wie dieser sich anfühlt. Das Gefühl der Lähmung stellt sie sich vor wie ein Betonrohr, ca. 20 cm Durchmesser, innen hohl und leer. Sie lässt dieses Rohr mit einer riesigen magischen Säge durchschneiden und dann werden beide Enden von einem Bagger abtransportiert. Das fühlt sich gut an.

Das nächste Gefühl ist Traurigkeit, auf der Skala bei 7. Sie stellt es sich vor als dicke schwarze Wäscheleine. Diese durchtrennt sie selbst mit einer großen Gartenschere. Sie lächelt, als ihr dies gut gelingt.

Dann taucht das Gefühl von Sehnsucht nach ihrer Mama auf – nach der Mama, als sie noch kleiner und es leichter miteinander war. Diese Sehnsucht tut weh und ist auf der Skala bei 6. Sie stellt sie sich bildlich als rotes Samtband vor, ca. 2 cm breit, und durchtrennt dieses Band mit einer Stoffschere. Die Therapeutin erinnert sie daran, dass die Liebe zu ihrer Mutter, die für beide trotz allem Schweren wichtig ist und die Lara nicht verlieren will, dabei nicht durchtrennt werden kann. Das ist für Lara sehr wichtig. Denn ihre Mutter wird immer ihre Mutter bleiben und hoffentlich wird später einmal wieder ein Kontakt möglich sein, der für Lara besser ist.

Als letztes taucht noch das schlechte Gewissen auf, das Lara hat, weil sie ihre Mutter zurzeit nicht sehen mag. Dies liegt bei 5 auf der Skala. Sie stellt es sich als giftgrünes Seil vor, das sich um ihre rechte Hand geschlungen hat. Das fühlt sich für Lara sehr unangenehm an, sodass Frau M. sie zunächst daran erinnert, dass es sich um eine Vorstellung handelt. Und Lara schaut auf ihre Hand, um sich zu vergewissern, dass da kein echtes Seil ist. Das hilft. Dann stellt sie sich in der Fantasie vor, wie sie das Seil abwickelt und zusammenrollt. Sie lässt es dann noch von einem Zwerg davontragen. So fühlt es sich gut an.

Frau M. sortiert nun die verschiedenen Gefühle in der Reihenfolge ihrer Stärke, die Lara auf der Skala gemessen hatte: Lähmung, Ekel, Traurigkeit, Sehnsucht, schlechtes Gewissen. Weil das viele Worte und viele Silben sind, teilen sie die Gefühle auf und machen für die Atemübung zwei Durchgänge.

Nun kommt die Atemübung, die Lara schon vom ersten Mal kennt. Sie gehen den Ablauf noch einmal trocken durch, weil Lara sich nicht an alle Schritte genau erinnern kann. Dann leitet Frau M. an: »Nimm erst einmal wahr, dass deine Füße fest mit dem Boden verbunden sind. Dann atme zur Vorbereitung einmal tief durch. – Kopf nach links und tief einatmen: Lähmung, Ekel, Traurigkeit. Kopf nach rechts und tief ausatmen: Lähmung, Ekel, Traurigkeit.« Dann wartet Frau M., bis Lara mit einer fließenden Bewegung den Kopf erst nach links und dann nach rechts dreht und dann wieder in die Mitte. Und sagt dabei die Worte »Verwandeln und durchtrennen.« Als Lara mit dem Kopf in der Mitte wieder ankommt, sagt Frau M.: »Und wieder atmen«. Lara atmet tief durch. Sie wiederholen die Atemübung mit den Gefühlen Sehnsucht und schlechtes Gewissen.

Dann leitet Frau M. an, genau zu spüren, ob sich etwas verändert hat. Lara fühlt sich leichter und merkt das vor allem in der Brust und im Bauch. Auch ist es dort jetzt viel wärmer, wo ihr am Anfang der Stunde ein bisschen kalt gewesen war. Sie darf alles, was sich jetzt gut und leicht anfühlt, noch festklopfen, indem sie sich abwechselnd auf das rechte und linke Bein klopft, etwa 20 Mal.

Als Frau M. sie fragt, wie es ihr jetzt geht, wenn sie an die Situation nach der Schule denkt, kann sie sich kaum noch daran erinnern. Als ihr das Bild wieder einfällt, das sie vorher in den Rahmen projiziert hatte, ist dieses viel weiter weg und blasser geworden, als hätte es nicht mehr so eine große Bedeutung. Auch an ihre Mutter zu denken, ist im Moment leichter. Sie will jetzt aber lieber die Stunde beenden und sich nachher mit ihrer Freundin treffen.

Es werden in späteren Sitzungen weitere belastende Bilder auch der Misshandlungs-Situationen bearbeitet, bis Albträume und Erinnerungsbilder deutlich nachlassen.

11.7 Traumabezogene Spieltherapie – Die strukturierte Initiierung von Diskrepanzerfahrungen

Dorothea Weinberg

Wie fast jede spieltherapeutische Methode ist auch die tbST patienteninduziert, nutzt aber innerhalb des spontanen posttraumatischen Spiels des Kindes die Ansatzpunkte, um über umschriebene Interventionen durch den Therapeuten Diskrepanzerfahrungen und damit Verarbeitung von Belastungsmaterial zu ermöglichen. Ein einfaches Beispiel soll dies verdeutlichen:

Das Kind spielt im Übererregungmodus immer wieder von neuem ein einsames Küken, das von einem großen Fuchs gejagt wird.

Auf unterschiedliche zugrundeliegende Themen kann differentiell interveniert werden. Zum Thema »Sicherheit« kann durch einen Spielstopp eine Diskrepanzerfahrung generiert werden. Beispielsweise könnte der Therapeut sagen: »Spielstopp mal! Könnte es vielleicht irgendwo etwas geben, wo sich das kleine Küken verstecken kann? Vielleicht ein Mauseloch?! Wo könnte das hier sein?!« Eine verbale Intervention zum Thema »Bindung und Schutz« wäre etwa wie folgt zu formulieren: »Könnte es irgendwo jemanden geben, der dem kleinen Küken helfen kann gegen den großen Fuchs?! Vielleicht der Hofhund, der doch die Hühner vor dem Fuchs beschützen muss?!«

Neben diesem impliziten, nichtbiografischen Arbeiten mit bindungs- und traumabezogenen Diskrepanzerfahrungen im spontanen Spiel des Kindes gibt es aber auch einen großen Bereich des expliziten Arbeitens an der Biografie, indem wir Therapeuten die Führung übernehmen. Diese expliziten Interventionen sind die Strukturierte Trauma Intervention (STI, ein Comicverfahren), die wunscherfüllenden Spiele (inklusive der Albtraumspiele) und die Theaterinterventionen (Weinberg, 2006, 2010). In allen drei Methoden spielt die gezielte Vermittlung von Diskrepanzerfahrungen eine zentrale Rolle. Während aber die STI ein ausgesprochenes Konfrontationsverfahren ist, aktualisieren die wunscherfüllenden Spiele und die Theaterinterventionen lediglich die Ausgangssituation von Bindungsverlust und/oder Trauma und arbeiten dann über ein festgelegtes Prozedere in Richtung Schutz-, Sicherheits- und Geborgenheitserleben bzw. Bindungsglück.

Die wunscherfüllenden Spiele richten sich zwar nach einem Manual, werden aber ansonsten mit dem Kind kooperativ erarbeitet. Durch den ständigen Austausch spürt der Therapeut am eigenen Leib sowohl den Spannungsanstieg bzw. -absturz als auch die Entlastungs- und Stabilisierungsreaktionen im vegetativen Nervensystem des Kindes. Diese Eigenwahrnehmung des Therapeuten ist enorm wichtig, um frühzeitig bei Stressaufbau oder Energieverlust im Patienten beruhigend und orientierend eingreifen zu können. Denn die ursprünglich in den bindungsverletzenden Situationen von Verlassenheit oder emotionaler Ausgesetztheit aktivierten Spannungsabstürze und die in traumatischen Situationen gespürten vegetativmotorischen Stressreaktionen (Kampf, Flucht, instinktive Täuschung oder Erstarrung) sollen nur ganz leicht aktualisiert werden, um sie dann für das Spielgeschehen fruchtbar machen zu können. Dabei machen insbesondere die Energieverluste und die Erstarrungsreaktionen dem Therapeuten die größten Probleme, weil sie sich wie Blei auf uns selbst legen und intensive Gefühle von Hilf- und Hoffnungslosigkeit in uns selbst bewirken.

Eine Intervention im Sinne der Anregung von wunscherfüllenden Spielen könnte wie folgt eingebracht werden: »Boah, das fühlt sich ja an, als ob es gar keine Hoffnung mehr gäbe – aber lass uns mal nachdenken: Was wünschen wir uns hier und heute, was hätte damals passieren sollen, dass es für dich gut ausgegangen wäre?« Eine ähnliche Äußerung bei den sogenannten Albtraumspielen wäre: »Was soll in deinem Traum passieren, damit er für dich gut ausgeht?«

Es wird also ein neues »Drehbuch« geschrieben, und das dann auch durchgespielt, sodass es nicht eine reine Imagination bleibt, sondern zu einer leibseelischen Erfahrung wird: Eine gefühlte Diskrepanzerfahrung mit dem Ressourcenpol von Behütung, Bewahrung, Versorgung, Bewältigung oder Triumph.

Erfahrungsgemäß ist der Verarbeitungsprozess damit nicht abgeschlossen, wenn es sich um Verlust oder Versagen naher Bezugspersonen handelt, sondern leitet eine Phase heilender Trauer ein.

Die Theaterinterventionen wurden ursprünglich im Kontext meines NGO-Engagements für das Kleinstkinderheim Centar Duga im Nordosten Bosniens entwickelt. Diese wunderbare kleine Einrichtung nimmt etwa zur Hälfte verlassene Neugeborene auf, die unmittelbar nach der Geburt von ihren Müttern im Krankenhaus zurückgelassen werden. Das Heim orientiert sich an den Grundsätzen der Pädagogin Emmie Pickler (Pickler, 2014) und bietet dadurch den Kindern eine positive kindzentrierte Entwicklungsumgebung. Durch die hohe Identifikation der Betreuerinnen mit der Einrichtung und der damit verbundenen geringen Personalfluktuation gelingt es bei diesen Kindern in der Regel, eine Bindungssicherheit zu entwickeln. Kinder, die zu einem späteren Zeitpunkt ihres Lebens aufgenommen werden, haben oft mit schweren Angst-, Schlaf- und Stressregulationsstörungen zu kämpfen.

Samir, 2,5 Jahre (Bindungsstörung, Aggressivität) (Therapeutin: Dorothea Weinberg)

Das folgende Transskript einer Behandlungseinheit mit Samir verdeutlicht das präzise trauma- und bindungsbezogene therapeutische Vorgehen. Samir lebte seit einem halben Jahr in unserem Säuglingsheim Centar Duga im Nordwesten Bosniens. Über seine Vorgeschichte ist kaum etwas bekannt und seine früheren Bezugspersonen hatten, seitdem sie ihn uns übergeben hatten, keinen Kontakt mehr zu Samir. Er verhielt sich oft wie ein »wildes Tier«: Er stürzte sich auf andere Kinder und biss sie massiv, strahlte aber wenige Sekunden danach als ob nichts passiert wäre. In den sechs Monaten seit seiner Aufnahme hatte er keinerlei Bindungsentwicklung durchlaufen. Er litt unter einer Bindungsstörung mit Enthemmung bzw. Distanzlosigkeit und vermutlich unter einer Traumafolgestörung nach Gewalterfahrung – wobei wir Letzteres nur aus seinem Verhalten rückschließen konnten.

Das Ziel meiner Intervention war in erster Linie, ihm in eine sichere Bindungsentwicklung hinein zu helfen, ihm aber zusätzlich bei der Verarbeitung der vermuteten traumatischen Erfahrungen zu helfen.

Samir nahm zusammen mit seiner Bezugserzieherin Sandra an dieser Intervention teil. In Centar Duga habe ich sogenannte »Theater-Interventionen« entwickelt, bei denen ich zunächst kurz die Bindungs- und Gewalttraumata des Kindes in symbolisierender Verfremdung antippe, um dann zu den basalen Hilfs- und Rettungserfahrungen überzugehen. Erst daraufhin hilft die Bezugserzieherin dem Kind dabei, den Protagonisten – hier der »kleine Hund« – als Übergangsobjekt in sein Herz zu schließen.

Die »Vorarbeit« für die folgende Intervention leistete Samir spontan am Tag zuvor: Distanzlos wie er war lief er direkt zu mir – einer für ihn total fremden Person – hin und zeigte mir eine Plastikfigur. Diese sei »Babaroga«, was in der bosnischen Sprache eine böse alte Frau bedeutet. Sie beiße Tiere! Ich bitte Samir, mir mal diese Tiere zu zeigen, woraufhin er mir sehr kleine Tiere bringt, um die wir uns im weiteren Verlauf heilend und pflegend kümmern. Am nächsten Tag verwende ich nun diese Plastikfigur »Babaroga« und einen kleinen Hund, den Sandra als Symbol für Samir »nach Bauchgefühl« ausgesucht hat. Weiterhin lasse ich als Retter einen großen Kuschelbären auftreten.

Im folgenden Protokoll werden die einzelnen Bestandteile meiner Intervention je nach Thema gekennzeichnet: »B« für Bindung und »T« für Trauma.

Protokoll der Theater-Intervention

Weinberg (DW): »Das ist der kleine Hund. Er ist ganz alleine. (B)

Und hier ist die böse Babaroga. Sie will den kleinen Hund beißen. Sie will kleine Kinder beißen. Der Hund sagt »Nein, nein! Hilfe!«(T)

Da kommt der große liebe Bär und sagt »kleiner Hund, was ist denn mit dir?« (B & T)

»Die böse Babaroga will mich beißen! Die tut mir weh! Ich habe Angst!« (T)

Da schimpft der Bär mit der bösen Babaroga: »Böse Babaroga, lass den kleinen Hund in Ruhe!« (T)

»Ich will ihn aber beißen!«

»Das erlaube ich nicht! Ich sperre dich ein ins Gefängnis!« (T)

»Nein, ich will ihn jetzt beißen!«

»Nichts da!« Und der Bär schnappt sie sich und schmeißt sie ins Gefängnis und sperrt sie ein. »Da bleibst du jetzt drinnen, du böse Babaroga! Du darfst dem kleinen Hund nicht weh tun! Deine Bisse haben ihm doch so weh getan. Du bist böse und bleibst hier drin!« (T)

»Kleiner Hund, wer passt denn auf dich auf?« (B)

»Niemand, niemand!«

»Aber du brauchst doch jemanden, der auf dich aufpasst und für dich sorgt! Ich kenne eine liebe Tante – das ist die Tante Sandra! Vielleicht kennt die Tante Sandra einen kleinen Jungen, der ihr hilft, auf dich aufzupassen?« (B)

»Ich hab aber Angst, ich kenne die beiden doch nicht – vielleicht wollen die mich auch beißen!« (T)

Samir reagiert: »Ja, der *Hund* beißt nicht. Er mag Kinder.«

Sandra: »Kannst du den Hund lieb haben?« (B)

Samir (durcheinander): »Ja – nein, werde ich nicht. Der *Bär* mag den Hund. Er soll auf ihn aufpassen!«

Sandra: »Wird das Kind den Hund beißen?« (Samir nickt)

Sandra: »Wird Tante Sandra den Hund beißen?« (T & B)

Samir: »Ja!«

Sandra entsetzt: »Er hat gesagt ›ja‹« Dann wendet sie sich Samir zu: »Samir nein, ich beiße den Hund nicht. Niemand von uns Großen hier wird den kleinen Hund beißen!« (T)

Samir entspannt sich sofort, bewegt sich dem kleinen Hund entgegen, seine Körperhaltung öffnet sich: »Ich werde den kleinen Hund nicht beißen!«

Sandra: »Wollen wir jetzt auf ihn aufpassen?« (B)

Samir nickt und streckt seine Arme dem kleinen Hund entgegen: »Kleiner Hund, komm her!«

DW lässt den großen Bären mit dem kleinen Hund zusammen zögerlich ein paar Schritte Richtung Samir machen: »Passt ihr auf den kleinen Hund auf?« fragt der Bär (B)

Samir: »Ja, ich will!« und Sandra nickt dazu.

Bär (DW): »Der kleine Hund hat aber Angst, dass ihr ihn beißt! (T)

Samir und Sandra gemeinsam: »Nein!« und schütteln den Kopf.

Bär (DW): »Ein Glück! Gut, gut! Du darfst zu ihnen hingehen, kleiner Hund!« (B)

DW: »Samir, was soll denn jetzt mit der bösen Babaroga passieren?«

Samir: »Schlagen!«

Sandra: »Wie?«

Samir: »Den Hund werden *wir* nicht schlagen! Wir nehmen ihn in den Arm.«

DW: »Jetzt lassen wir die böse Babaroga im Gefängnis. Und wenn sie noch mal böse wird und noch mal ein kleines Tier oder ein kleines Kind beißt, dann hau ich sie richtig durch! Ok. Tschau-tschau Samir, tschau kleiner Hund, tschau Sandra. Der Bär passt auf, dass die böse Babaroga nicht mehr aus dem Gefängnis kommt!« Und damit schiebe ich Gefängnis und Bär in eine weit entfernte Ecke.«

Samir und Sandra betrachten den kleinen Hund in ihren Händen und Samir zeigt auf die vielen Bisswunden. Sie überlegen, wie sie ihn heilen und trösten können. Samir erzählt ihm, dass der Bär jetzt auf die böse Babaroga aufpasst, dass die nicht mehr raus kann.

Das Theater ist vorbei! Bravo!

Nachwirkungen:
Samir hat den kleinen Hund drei Tage und Nächte nicht mehr losgelassen und ihn vollkommen in sein Herz geschlossen. Genau so wie er auch »seine Tante Sandra« innig lieben lernte. Er hat nie wieder gebissen und wurde zum großen Freund für die Kinder in seiner Gruppe. Samir wurde zwei Jahre später adoptiert.

Fazit

Die Vielzahl und große Unterschiedlichkeit der vorgestellten Verfahren zeigt, dass grundlegende Transformationsprozesse auf vielerlei Arten induziert werden können. Durch diese mögliche Methodenvielfalt gelingt die Verkoppelung personaler Qualitäten und Besonderheiten der jeweiligen Therapeutenperson mit allgemeinen psychotherapeutischen Behandlungsgrundsätzen. Es ist sozusagen für jeden Therapeuten und Klienten etwas Passendes dabei, das seine individuellen Zugänge und Ressourcen am Besten zur Geltung bringt.

Abschließend sei bemerkt, dass der Autor sich sehr wohl der Tatsache bewusst ist, dass die Nachverarbeitung von Stressoren in vielen Psychotherapien nur einen Teil der zu leistenden psychotherapeutischen Arbeit darstellt und auch andere Aspekte (Beziehungsklärung, Rollenspiele, Skill-Training, empathisches Begleiten) zum Mittelpunkt therapeutischen Handelns werden können. Dennoch hat sich in der zwanzigjährigen praktischen Arbeit mit Klienten und der zehnjährigen Vermittlung dieses Modells an Kollegen die Überzeugung herausgebildet, dass zum einen die Arbeit an Stressoren nicht ignoriert werden darf, und dass zum anderen in der Regel »diese Steine zuerst aus dem Rucksack genommen werden sollten«, bevor man sich weiteren Aspekten zuwendet.

Nachwort – Psychotherapie quo vadis?

Schon seit den 1960er-Jahren ist Psychotherapie als effektive und wirksame Behandlung bei Menschen mit psychischen Störungen eine Erfolgsgeschichte (Kriz, 2016).

Eine sich ständig vergrößernde gesellschaftliche Akzeptanz und Inanspruchnahme psychotherapeutischer Angebote belegen dies ebenso wie der kontinuierliche Anstieg universitärer Ausbildungsgänge und eine stetig steigende Anzahl praktizierender Psychotherapeuten. Eysencks Behauptung aus den 1960er-Jahren, dass Psychotherapie nicht wirksamer sei als eine Placebobehandlung, wurde von ihm selbst später revidiert (Eysenck, 1993). Die positive Wirkung von Psychotherapie steht heute außer Frage.

Diese positive Bilanz wird aber nach Aussagen des Verhaltenstherapieforschers Woolfolk (2015) getrübt durch einen – zumindest in den USA – bereits seit 20 Jahren zu beobachtenden Trend der Zurückdrängung der Psychotherapie durch Behandlungen mit Psychopharmaka. Die Gründe dafür sind vielfältig: Die gesellschaftliche und ökonomische Macht der Pharmaindustrie, höhere und komplexere Leistungsanforderungen im Arbeitsbereich und gesellschaftlicher Druck, möglichst schnell wieder optimal zu funktionieren, fördern eine scheinbar »schnelle und dauerhafte« Lösung der Probleme durch Medikamente. Diese Entwicklung wird durch eine Übernahme und Anwendung medizinischer Krankheitsmodelle auf psychische Krankheitsbilder durch Psychotherapeuten und Betroffene auf konzeptioneller Ebene gefördert.

In einem bemerkenswerten Beitrag weisen Margraf & Schneider (2016) darauf hin, dass Psychopharmaka, bezogen auf die häufigsten psychischen Störungen wie Angst, Depression, Psychose und ADHS, *langfristig* keine positiven Effekte, sondern eher negative Auswirkung haben. »There are now plenty of data and evidence that, in the long term, the drugs do not work.« (Margraf & Schneider, 2016, S. 1115). Sie betonen besonders die ungünstigen Einflüsse, die psychotrope Substanzen auf das sich noch entwickelnde Gehirn von Kindern und Jugendlichen haben. Dem gegenüber stellen sie fest, dass Psychotherapie, und die Autoren meinen im Wesentlichen kognitiv-behaviorale Therapie, erwiesenermaßen langfristig wirkungsvoll und nicht schädigend ist.

Trotz ihres relativen Erfolgs und ihrer nachgewiesenen Wirksamkeit befindet sich die aktuelle (Richtlinien-)Psychotherapie in einer Stagnation. Wendisch (2016) spricht von einer globalen Fehlentwicklung des Fachs und führt eine Reihe von Aspekten an, die seiner Ansicht nach zu einer Entwicklungskrise der heutigen Psychotherapie geführt haben:

- *Symptomfixiertes, ausschließlich störungsspezifisches Vorgehen*
  Transdiagnostische Wirkmechanismen wie etwa Affektdysregulation und ätiologisch bedeutsame Belastungserfahrungen werden nicht in die Behandlungsplanung einbezogen.
- *Reduktion auf kognitive Faktoren als störungsverursachend*
  Die Bedeutung von (präkognitiven) Erlebensprozessen (Gefühle, Körperempfindungen) werden weder konzeptionell eingebunden noch in ihrer prozesssteuernden Wirkung berücksichtigt.
- *Pharmakologisches orientiertes Forschungsparadigma (RCT-Studien)*
  Wesentliche Aspekte des psychotherapeutischen Geschehens wie etwa die Prozessforschung werden marginalisiert und entwertet.
- *Eliminierung der Person des Therapeuten als zentraler Wirkfaktor*
  Das personale Element in der Psychotherapie wird zugunsten einer an der großen Zahl der Probanden orientierten allgemeinen Wirksamkeit von korrekt durchzuführenden Interventionen verdrängt.

Margraf & Schneider (2016) ergänzen die Kritik durch folgende Argumente:

- *Anpassung an ein medizinisches Krankheitsmodell*
  Die Fokussierung auf ein chemisches Ungleichgewicht im Gehirn als störungsverursachend führt zu einem »falschen« ätiologischen Verständnis.
- *Aufgabe ätiologischer psychischer Modellbildung*
  Die theorielosen Symptomsammlungen in den Diagnosemanualen DSM und ICD sind mit ihrer immer feineren Abgrenzung eigenständiger Krankheitsbilder an ihre Grenzen gestoßen, zumal bei den meisten Diagnosen eine entsprechende Konstruktvalidität nicht vorhanden ist.
- *Vernachlässigung sozialer Faktoren bei der Entstehung psychischer Störungen*
  Die Ausklammerung belastender Realerfahrungen zerreißt die Dialektik zwischen Individuum und gesellschaftlicher Realität und bürdet dem Klienten die alleinige Verantwortung für sein Befinden auf.

Nach Ansicht des Autors sollte eine Psychotherapie des 21. Jahrhunderts sich wieder auf ihre menschlichen Wurzeln, d. h. Heilung durch Begegnung, zurückbesinnen (Wampold, 2007).

Begegnung bezieht das gesamte Wissen über Psychotherapie, das in den letzten Jahrzehnten generiert worden ist, mit ein. Der Psychotherapeut ist und muss ein professioneller Helfer sein, der als Experte seines Fachs über eine Vielzahl von Modellen und Methoden verfügt, die er, integrativ und zugeschnitten auf die Bedürfnisse des Klienten, beherrscht und einsetzen kann. Gleichzeitig befindet er sich in einem lebenslangen Prozess der Selbstentfaltung seiner eigenen Persönlichkeit, diese bewusst zu entwickeln und zu vertiefen. Erst eine derart gestaltete Ausrichtung gibt dem Psychotherapeuten die genuin menschliche Haltung, die als Authentizität wahrgenommen wird. Sie erlaubt es dem Klienten, sich anzuvertrauen und sich auf für ihn neues und unbekanntes Terrain zu wagen. Die psychotherapeutische Situation beinhaltet dann die Begegnung zweier Menschen in verschiedenen Rollen und mit unterschiedlicher Expertise, zusammenwirkend für den Prozess der Heilung.

Folgende Merkmale scheinen mir für diese Neuausrichtung zentral/wichtig zu sein:

- Psychotherapie benötigt ein eigenständiges Grundparadigma, das sich konzeptionell fundamental vom medizinischen Krankheitsmodell unterscheidet. Die Anpassung an einen neurobiologischen Reduktionismus seelischer Phänomene und Verhaltensweisen auf Fehlfunktionen des Gehirns bietet keine Perspektive für eine fruchtbare Weiterentwicklung.
- Als zentrales Element erscheint mir – analog zur Dimension des Körpers in der Medizin – das »Bewusstsein« als basales Bestimmungselement geeignet, eine eigenständige psychotherapeutische Modellbildung zu entwickeln. Das Aufkommen achtsamkeitsbasierter Modelle und Methoden ist ein erster wichtiger Schritt in diese Richtung.
- Psychotherapie braucht eine ätiologische Ausrichtung auf die realen Lebenserfahrungen des Klienten. Dies beinhaltet ein transdiagnostisches Grundverständnis psychischer Symptombildung und eine Relativierung diagnostischer Kategorien. Als Psychotherapeuten arbeiten wir in der tertiären Prävention. Die Menschen, die zu uns kommen, haben bereits einen Prozess der Schädigung durchlaufen und befinden sich an einem Punkt, an dem sie – zumindest partiell – die Kontrolle über ihr Erleben und Leben verloren haben. Die Entwicklung eines kohärenten Selbst (Antonovsky, 1997) als zentrale Determinante eines gesunden und erfüllten Lebens und als protektiver Faktor erfordern eine nachträgliche Integration derjenigen Belastungserfahrungen, die für die erfolgte Entfremdung maßgeblich waren. Die Erkenntnisse aus der Wirkfaktorenforschung (Grawe, 2004), der Psychotraumatologie, Traumapsychotherapie und Stressforschung aus den letzten 30 Jahren bieten einen fruchtbaren empirischen und konzeptuellen Rahmen für diese Ausrichtung. In diesem Rahmen können die Neurowissenschaften »als Hilfswissenschaft« (Roth, 2016) durchaus einen nicht unwichtigen Beitrag zum Verständnis psychischer Prozesse leisten.
- Die Person des Therapeuten muss als wesentlicher »Wirkfaktor« in der Psychotherapie wieder rehabilitiert und weiter erforscht werden. Dies schließt die erneute Wertschätzung dessen mit ein, was als Beziehungsdimension in der Psychotherapie bezeichnet wird. Schon der aktuelle Forschungsstand weist den allgemeinen Wirkfaktoren der Therapeutenperson, die Allegianz (Authentizität) und Allianz (Beziehungsgestaltungskompetenz) genannt werden, einen hohen Stellenwert zu (Strauß et al., 2009).
- Ein Paradigmenwechsel von der Überbetonung kognitiver Prozesse hin zum Primat des Erlebens ist notwendig. Die Begrenzung und Fixierung auf kognitive Prozesse ist an eine Grenze gestoßen. Die Fülle des Lebendigen und die Kraft zur Veränderung wurzeln in den Gefühlen und Körperempfindungen.
- Diesen Veränderungen hat sich ein Forschungsverständnis anzupassen, das bisher Aspekte der Prozessforschung und Einzelfallanalysen marginalisiert.
- Nicht zuletzt erscheint es mir wichtig, Menschenbildfragen wieder aktiv in das Verständnis psychotherapeutischer Modellbildung und Praxis zu integrieren. Als – in der Regel nicht reflektierte – Vorannahmen bestimmen sie in hohem Maße das intra- und interpersonelle Geschehen in der Psychotherapie. Das humanistische Grundverständnis, wie es etwa in der Personzentrierten Psycho-

therapie (Rogers, 1973) entwickelt wurde, bietet hierfür eine weiterhin aktuelle Grundlage.

Damit ist die Entwicklungslinie umrissen, in die sich dieser Ansatz einreiht und die Zukunft wird zeigen, inwieweit sich diese Ideen im Feld der Psychotherapie als ein modernes schulenübergreifendes Konzept behaupten werden.

Literaturverzeichnis

Abel, K. M., Heuvelman, H. P., Jörgensen, L., Magnusson, C., Wicks, S., Susser, E., Hallvist, J. & Dalman, C. (2014). Severe bereavement stress during the prenatal and childhood periods and risk of psychosis in later life: population based cohort study. British Medical Journal, 348, f7679.

Ackerman, P. T., Newton, J. E., McPherson, W. B., Jones, J. G., Dykman, R. A. (1998). Prevalence of posttraumatic stress disorder and other psychiatric diagnoses in three groups of abused children (sexual, physical, and both). Child Abuse and Neglect, 22 (8), 759-774.

Agren, T., Engman, J., Frick, A., Björkstrand, J., Furmark, T. & Fredrikson, M. (2012). Disruption of reconsolidation erases a fear memory trace in the human amygdala, Science, 337 (6101), 1550-1552.

Ahrens-Eipper, S. & Nelius, K. (2014). Das Seefahrercamp 6-10. Ein Behandlungsmanual für Kinder mit Traumafolgestörungen. Halle/Saale: Kjp-Verlag.

Alisic, E., van der Schoot, T., van Ginkel, J. R. & Kleber, R. J. (2008). Looking Beyond Posttraumatic Stress Disorder in Children: Posttraumatic Stress Reactions, Posttraumatic Growth, and Quality of Life in a General Population Sample, Journal of Clinical Psychiatry, 69, 1455-1461.

Almaas, A. H. (2010). In die Tiefe des Seins. Bielefeld: Kamphausen.

Almaas. A H. (1997). Essenz. Freiburg: Arbor-Verlag.

American Academy of Child and Adolescent Psychiatry (AACAP) (2010). Practise parameters for the assessment and treatment of children with posttraumatic stress disorder. Journal of the American Academy of Child and Adolescent Psychiatry, 49, 421.

American Psychiatric Association. (1952). Diagnostic and statistical manual of mental disorders (1st ed.). Washington, DC: American Psychiatric Association.

Anda, R. F., Felitti, V. J. J., Bremner, J. D., Walker, J. D., Whitfield, C., Perry, B. D., Dube, S. R. & Giles, W. H. (2006). The enduring effects of abuse and related adverse experiences in childhood. A convergence of evidence from neurobiology and epidemiology. Eur Arch Psychiatry Clin Neurosci. 256(3): 174–186

Anders, S. L., Ba, S., Shallcross, B. A. & Frazier, P. A. (2012). Beyond Criterion A1: The Effects of Relational and Non-Relational Traumatic Events. Journal of Trauma & Dissociation, 13, 134–151.

Antonovsky, A. (1997). Salutogenese. Zur Entmystifizierung der Gesundheit. Dgvt: Tübingen.

APA (1996). Diagnostisches und Statistisches Manual Psychischer Störungen DSM-IV. Göttingen: Hogrefe.

APA (2015). Diagnostisches und Statistisches Manual Psychischer Störungen DSM-5®. Göttingen: Hogrefe.

Arkowitz, H. & Westra, H. A. (2010). Motivierende Gesprächsführung bei der Behandlung psychischer Störungen. Beltz: Weinheim.

Assagioli, R. (2010). Psychosynthese. Nawo-Verlag: Rümlang.

Barish, K. (2009). Emotions in Child Psychotherapy. An Integrative Framework. Oxford University Press: Oxford.

Barlow, D. H., Ellard, K. K. & Fairholme, C. P. (2010). Unified protocol for transdiagnostic treatment of emotional disorders: WorkboOk. Oxford University Press: Oxford.

Barnow, S. (2011): Emotionsregulation und Psychopathologie: ein zusammenfassender Überblick. Psychologische Rundschau, 63 (2), 111-124.

Beckers, T. & Kindt, M. (2017) Memory Reconsolidation Interference as an Emerging Treatment for Emotional Disorders: Strengths, Limitations, Challenges, and Opportunities. Annu. Rev. Clin. Psychol. 13:15.1-15.23

Benecke, C. & Eschstruth, R. (2015). Verfahrensvielfalt und Praxisbezug im derzeitigen Psychologiestudium. Eine Online-Umfrage unter Studierenden. Psychotherapeutenjournal, 1, 23-29.

Berking, M. (2010). Training der emotionalen Kompetenz. Springer: Berlin.

Björkstrand, J., Agren, T., Ahs, F., Frick, A., Larsson, E.-M., Hjorth, O., Furmark, T. & Fredrikson, M. (2016). Disrupting Reconsolidation Attenuates Long-Term Fear Memory in the Human Amygdala and Facilitates Approach Behavior. Current Biology, 26, 1-6.

Björkstrand, J., Agren, T., Frick, A., Engman, J., Larsson, E.-M., Furmark, T. & Fredrikson, M. (2015). Disruption of Memory Reconsolidation Erases a Fear Memory Trace in the Human Amygdala: An 18-Month Follow-Up. PLOS ONE, 10 (7), e0129393. Doi:10.1371/journal.pone.0129393.

Blaustein, M. E. & Kinniburgh, K. M. (2010). Treating Traumatic Stress in Children and Adolescents. Guilford: New York.

Boeck, C., Koenig, A. M., Schury, K., Geiger, M. L., Karabatsiakis, A., Wilker, S., Waller, C., Gündel, H., Fegert, J. M., Calzia, E. & Kolassa, I. T. (2016). Inflammation in adult women with a history of child maltreatment: The involvement of mitochondrial alterations and oxidative stress. Mitochondrion, 30, 197-207. doi: 10.1016/j.mito.2016.08.006.

Boger, K. (2015). EMDR – Traumatherapeutisches Arbeiten mit frühgeborenen und/oder bereits im ersten Lebensjahr operierten Säuglingen. EMDRIA Rundbrief 33, S. 42-51.

Bordin, E. S. (1979). The generalizability of the psychoanalytic concept of the working alliance. Psychotherapy: Theory, Research & Practice, 16, 252–260.

Bowlby, J. (2006). Bindung und Verlust. Ernst Reinhardt: München.

Bradley, S. J. (2003). Affect Regulation and the Development of Psychopatology. Guilford: New York.

Brewin, C. R., Andews, B. & Valentine, J. D. (2000). Meta-Analysis of risk factors for posttraumatic stress disorder in trauma-exposed adults. Journal of Consulting and Clinical Psychology, 68, 748-766.

Briere, J., Hodges, M. & Godbout, N. (2010). Traumatic Stress, Affect Dysregulation, and Dysfunctional Avoidance: A Structural Equitation Model. Journal of Traumatic Stress, 23 (6), 767-774.

Briere, J., Kaltmann, S. & Green, B. L. (2008). Accumulated Childhood Trauma and Symptom Complexity, Journal of Traumatic Stress, 21 (2), 223-226.

Brown, N., Brown, S., German, M., Balamarich, P., Briggs, R. (2014). Associations Between Adverse Childhood Experiences and ADHD: Analysis of the 2011 National Survey of Children's Health. Pediatric Academic Societies (PAS) annual meeting. Zugriff (18.10.2016): http://www.mrnoggin.com/health/adhd/traumatic-family-events-pose-adhd-risk-for-kids/

Bucher, A. A. (2007). Psychologie der Spiritualität. Beltz: Weinheim.

Bundespsychotherapeutenkammer, KBV, Bundesärztekammer, Deutsche Krankenhausgesellschaft, GKV (2012). Rahmenempfehlungen zur Verbesserung des Informationsangebots, der Zusammenarbeit in der Versorgung von Opfern sexuellen Missbrauchs und des Zugangs zur Versorgung. Berlin. Zugriff am 5.4.2013 unter http://www.bptk.de/¬uploads/media/20121012_Rahmenempfehlungen_Opfer-sexuellen-Missbrauchs.pdf

Capaldi, S., Asnaani, A., Zandberg, L. J., Carpenter, J. K. & Foa, E. B. (2016). »Therapeutic Alliance during Prolonged Exposure Versus Client-Centered Therapy for Adolescent Posttraumatic Stress Disorder.« Journal of Clinical Psychology, 72 (10), pp.1026-1036.

Carr, C. P., Martins, C. M. S., Stingel, A. M., Lemgruber, V. B. & Juruena, M. F. (2013). The Role of Early Life Stress in Adult Psychiatrc Disorders. A Sytematic Review According to Childhood Trauma Subtypes. Journal of Nervous & Mental Disease, 201 (12), 1007-1020.

Carrion, V. G., Weems, C. F., Ray, R. & Reiss, A. L. (2002). Toward an empirical definition of pediatric PTSD: the phenomenology of PTSD symptoms in youth. Journal of the American Academy of Child and Adolescent Psychiatry, 41,166–173.

Cary, C. E. & McMillen, J. C. (2012). The data behind the dissemination: A systematic review of trauma-focused cognitive behavioural therapy or use with children and youth. Child and Youth Services Review, 34, 748–757.

Caspi, A., Sugden, K., Moffitt, T. E., Taylor, A., Craig, I. W., Harrington, H., McClay, J., Mill, J., Martin, J., Braithwaite, A. & Poulton, R. (2003). Influence of life stress on depression: moderation by a polymorphism in the 5-HTT gene. Science, 301, 386-389.

Chemtob, C. M., Gudino, O. G. & Laraque, D. (2013). Maternal posttraumatic stress disorder and depression in pediatric primary care: Association with child maltreatment and frequency of child exposure to traumatic events. JAMA Pediatrics, 167 (11), pp.1011-1018.

Cicchetti, D. & Valentino, K. (2006). An ecological transactional perspective on child maltreatment: Failure of the average expectable environment and its influence upon child development. In: Cicchetti, D.; Cohen, DJ., (Eds.). Developmental psychopathology (2nd ed.),Vol. 3. (p. 129-201). Wiley: New York.

Cloitre, M., Courtois, C. A., Ford, J. D., et al. (2012). The ISTSS Expert Consensus Treatment Guidelines for Complex PTSD in Adults. http://www.istss.org/ISTSS_Main/media/Documents/ISTSS-Expert-Concesnsus-Guidelines-for-Complex-PTSD-Updated-060315.pdf. (Zugriff am 19.10.2016).

Cloitre, M., Donn, W. Garvert, D. W., Brewin, C. R., Bryant, R. A. & Maercker, A. (2013). Evidence for proposed ICD-11 PTSD and complex PTSD: a latent profile analysis. European Journal of Psychotraumatology, 4: 20706 - http://dx.doi.org/10.3402/ejpt.v4i0.20706

Cohen, J. A., Mannarino, A. P. & Deblinger, D. (2009). Traumafokussierte kognitive Verhaltenstherapie bei Kindern und Jugendlichen. Berlin: Springer.

Cook, A., Blaustein, M., Spinazzola, J. & van der Kolk, B. (Eds.) (2003). Complex Trauma in children and adolescents. White paper from the National Child Traumatic Stress Network. http://www.nctsnet.org/nccts/asset.do?id=478 [Zugriff am 12.10.10]

Copeland, W. E., Keller, G., Angold, A. & Costello, E. J. (2007). Traumatic events and posttraumatic stress in childhood. Archives of General Psychiatry, 64, 577-584.

Copeland, W. E., Keeler, G., Angold, A. & Costello, E. J. (2010). Posttraumatic Stress without trauma in children. American Journal of Psychiatry, 167 (9), 1059-65.

Courtois, C. A. & Ford, J. D. (2011). Komplexe traumatische Belastungsstörungen und ihre Behandlung: Eine evidenzbasierte Anleitung. Junfermann: Paderborn.

Craske, M. G., Kircanski, K., Zelikowsky, M., Mystkowski, J., Chowdhury, N. & Baker, A. (2008). Optimizing inhibitory learning during exposure therapy. Behavior Research and Therapy, 46 (1). 5-27.

Dahlitz, M. J. (2015). Neuropsychotherapy: defining the emerging paradigm of neurobiologically informde psychotherapy. International Journal of Neuropsychotherapy, 3 (1), 47-69.

Danese, A., Caspi, A., Williams, B., Ambler, A., Sugden, K., & Mika, J., et al. (2011). Biological embedding of stress through inflammation processes in childhood. Molecular Psychiatry, 16, 244–246.

Danese, A., Moffit, T. E., Harrington, H., Milne, B. J., Polanczyk, G., Pariante, C. M., Poulton, R. & Caspi, A. (2009). Adverse Childhood Experience and Adult Risk Factors for Age-Related Diseases: Depression, Inflammation, and Clustering of Metabolic Risk Markers. Archives Pediatric Adolescent Medicine, 163 (12), 1135-1143.

Danese, A., Moffitt, T. E., Pariante, C. M., Ambler, A., Poulton, R. & Caspi, A. (2008). Elevated inflammation levels in depressed adults with a history of childhood maltreatment. Archives of General Psychiatry, 65, 409–415.

Danese, A., Pariante, C. M., Caspi, A., Taylor, A. & Poulton, R. (2007). Childhood maltreatment predicts adult inflammation in a life-course study. Proceedings of the National Academy of Sciences, 104, 1319–1324.

de Bellis, M. D. & Zisk, A. (2014). The Biological Effects of Childhood Trauma. Child and Adolescent Psychiatry Cinical N American, 23 (2), 185-222.

de Jongh, A., Resick, P. A., Zoellner, L. A., van Minnen, A., Lee, C. W., Monson, C. M., Foa, E. B., Wheeler, K., ten Broeke, E., Feeny, N., Rauch, S. A. M., Chard, K. M., Muser, K. T.,

Sloan, D. M., van der Gaag, M., Rothbaum, B. O., Neuner, F., de Roos, C., Hehenkamp, L. M. J., Rosner, R. & Bicanic, I. A. E. (2016). Critical Analysis of the current treatment guidelines for complex PTSD in adults. Depression and Anxiety, 33 (5), p. 359-369.
de Shazer, S. (1992). Der Dreh. Carl Auer: Heidelberg
de Vries, U., Schüßler, G. & Petermann, F. (2014). Emotionsregulation und psychische Störung. Psychologische Medizin, 25 (4), 1-8.
Dierkhising, C. B., Ko, S. J., Woods-Jaeger, B., Briggs, E. C., Lee, R. & Pynoos, R. S. (2013). Trauma histories among justice-involved youth: findings from the National Child Traumatic Stress Network. European Journal of Psychotraumatology, 4: 20274 - http://dx.doi.¬ org/10.3402/ejpt.v4i0.20274.
Dreiner, M. (2012). Die Mehrdimensionale Psychodynamische Traumatherapie in der Behandlung von Kindern und Jugendlichen. In: Landolt, M. & Hensel, T. (Hrsg.), Traumatherapie bei Kindern und Jugendlichen, S. 223-242. Hogrefe: Göttingen.
Driessen, E., Hollon, S. D., Bockting, C. L. H., Cuijpers, P. & Turner, E. H. (2015). Does Publication Bias Inflate the Apparent Efficacy of Psychological Treatment for Major Depressive Disorder? A Systematic Review and Meta-Analysis of US National Institutes of Health-Funded Trials. PLoS ONE 10 (9): e0137864.
Duhig, M. (2015). The prevalence and correlates of childhood trauma in patients with early psychosis. Australian and New Zealand Journal of Psychiatry, 49 (7), 651-659.
Dührssen, A. (1992). Psychogene Erkrankungen bei Kindern und Jugendlichen. Eine Einführung in die allgemeine und spezielle Neurosenlehre. Vanderhoeck & Ruprecht: Göttingen.
Dyer, A., Priebe, K., Steil, R., Krüger, A. & Bohus, M. (2008). Dialektisch-Behaviorale Therapie der Posttraumatischen Belastungsstörung mit schweren Störungen der Emotionsregulation. Verhaltenstherapie und psychosoziale Praxis, 41, 283-307.
Ecker, B. (2015). Memory reconsolidation understood and misunderstood. International Journal of Neuropsychotherapy, 3 (1), 2-46.
Ecker, B. & Hulley, L. (1996). Depth oriented brief therapy: How to be brief when you were trained to be deep, and vice versa. San Francisco, CA: Jossey-Bass.
Ecker, B., Ticic, R. & Hulley, L. (2016). Der Schlüssel zum emotionalen Gehirn. Junfermann: Paderborn.
Eckers, D. & Hofmann, A. (2001). Praxis der Traumatherapie mit EMDR. Diagnostik- und Therapiemoglichkeiten bei traumatisierten Kindern und Jugendlichen. In Kinderschutzzentren (Hrsg.), DOkumentation des Fachkongresses »Kein Fall ist wie ein anderer. Therapeutische Hilfen für Kinder nach sexueller Misshandlung« , S. 28- 31. Köln: Eigenverlag.
Eckers, D. (2014). Ressourcenaktivierung und EMDR bei Kindern und Jugendlichen. In C. Rost (Hrsg.), Ressourcenarbeit mit EMDR, S.125-149.
Eckert, J. & Biermann-Ratjen, E.-M. (1991). Ein heimlicher Wirkfaktor: Die »Theorie« des Therapeuten. In V. Tschuschke & D. Czogalik (Hrsg.) Psychotherapie: Welche Effekte verändern? Springer: Berlin, S. 272-287.
Egger, H. L., Angold, A. & Costello, E. J. (2004). The development epidemiology anxiety disorders: phenomeology, prevalence and comorbidity. Child and Adolescent Psychiatric, 14, 631-648.
Ehlers, B. & Clarke, D. M. (2000). A cognitive model of posttraumatic stress disorder. Behaviour Research and Therapy, 38, 319-345.
Epstein, S. (1990). Cognitive-experiential self-theory. In L. A. Pervin (Ed.), HandboOk of personality: Theory and research. (pp. 165-192). New York; Guilford.
Essau, C. A., Conradt, J. & Petermann, F. (1999). Häufigkeit der Posttraumatischen Belastungsstörung bei Jugendlichen: Ergebnisse der Bremer Jugendstudie. Zeitschrift für Kinder- und Jugendpsychiatrie und Psychotherapie, 27, 37–45.
Etain, B., Andresaaen, O. A., Lorentzen, S., Dieset, I., Gard, S., Kahn, J. P., Bellivier, F., Leboyer, M., Melle, I. & Henry, C. (2013). Childhood trauma is associated with severe clinical characteris. The Journal of clinical psychiatry, 74 (10), pp.991-998.
Eysenck, H. J. (1993). Grawe and the effectiveness of psychotherapy: some comments. Psychologische Rundschau, 44, S. 177–180.

Fahrig, H. (1991). Die verändernde Kraft der phantasierten Wirklichkeit. In U. Lehmkuhl (Hrsg.), Therapeutische Aspekte und Möglichkeiten der Kinder- und Jugendpsychiatrie, 118-125. Berlin: Springer.
Fairchild, G., Hagan, C. C., Walsh N. D., Passamonti, L, Calder, A. J., Goodver, I. M. (2012): Brain structure abnormalities in adolescent girls with conduct disorder. Journal of Child Psychology and Psychiatry, 54 (1), 86–95.
Felitti, V. J. (2002). Belastungen in der Kindheit und Gesundheit im Erwachsenenalter. Die Verwandlung von Gold in Blei. Zeitschrift für psychosomatische Medizin und Psychotherapie. 48 (4), 359-369.
Felitti, V. J., Anda, R. F., Nordenberg, D., Williamson, D. F., Spitz, A. M. & Edwards, (1998). The relationship of adult health status to childhood abuse and household dysfunction. American journal of preventive medicine, 14, 245-258.
Ferenczi, S. (1999). Ohne Sympathie keine Heilung: Das klinische Tagebuch von 1932. Fischer: Frankfurt a M.
Finke J. (2004). Gesprächspsychotherapie. Thieme: Stuttgart.
Finkelhor, D., Ormrod, R. K. & Turner, H. A. (2007). Poly-victimization: A neglected component in child victimization. Child Abuse & Neglect, 31, 7–26.
Fischer, G. & Riedesser, P. (1998). Lehrbuch der Psychotraumatologie. UTB: München.
Fischer, G. (2007). Kausale Psychotherapie. Manual zur ätiologieorientierten Behandlung psychotraumatischer und neurotischer Störungen. Asanger: Heidelberg.
Fisher, M. (2013). kapitalistischer realismus ohne alternative? VSA: Hamburg.
Foa E. B. & Rothbaum B. A. (1998) Treating the trauma of rape: Cognitive behavioral therapy for PTSD. New York: Guilford Press.
Foa, E. B., Riggs, D. S., Massie, E. D. & Yarczower, M. (1995). The impact of fear activation and anger on the efficacy of exposure treatment for posttraumatic stress disorder. Behavior Therapy, 26, 487–499.
Ford, J. D., Albert, D. B. & Hawke, J. (2008). Prevention and treatment interventions for traumatized children: Restoring children's capacities for self-regulation. In D. Brom, H. Pat-Hrenczyk & J. D. Ford (Eds.), Treating traumatized children. New York: Routledge.
Freud, S. (1912). Zur Dynamik der Übertragung. Zentralblatt für Psychoanalyse, 2, 167–173.
Freud, S. (1952). Vortrag über die Ätiologie der Hysterie. In: S. Freud, Gesammelte Werke, Band 1. Fischer: Frankfurt.
Freud, S. & Breuer, J. (1969). Über den psychischen Mechanismus hysterischer Phänomene. Vorläufige Mitteilung. In S. Freud, Gesammelte Werke, Band 1, (S. 81-98). Fischer: Frankfurt.
Gahleitner, S., Hensel, T., Baierl, M., Kühn, M & Schmid, M. (Hrsg.) (2014). Traumapädagogische Konzepte in verschiedenen psychosozialen Handlungsfeldern. Beltz, Juventa: Weinheim.
Gebser, J. (1973). Ursprung und Gegenwart. dtv: München.
Geller, S. M., & Greenberg, L. S. (2012). Therapeutic presence: A mindful approach to effective therapy. Washington, DC: American Psychological Association.
Giaconia, R. M., Gledhill, J., Nadel, S., Neasham, D., O´Connor, M., & Shears, D. (1995). Traumas and posttraumatic stress disorder in a community population of older adolescent. Journal of the American Academy of Child and Adolescent Psychiatry, 34, 1369-1380.
Gilbert, R., Widom, C. S., Browne, K., Fergusson, D., Webb, E., & Janson, S. (2009). Burden and consequences of child maltreatment in high-income countries. Lancet, 373(9657), 68–81.
Goenjian, A. K., Karayan, I., Pynoos, R. S., Minassian, D., Najarian, L. M., Steinberg, A. M. & Fairbanks, L. A. (1997). Outcome of Psychotherapy Among Early Adolescents After Trauma. American Journal of Psychiatry, 154 (4), 536-542.
Gordon, T. (1993). Die neue Familienkonferenz. Hamburg: Hoffmann & Campe.
Grand, D. (2015). Brainspotting: Wie Sie Probleme, Traumata und emotionale Belastungen gezielt auflösen.vakverlag: Kirchzarten.
Grawe, K. (1998). Psychologische Therapie. Göttingen: Hogrefe.
Grawe, K. & Grawe-Gerber, M. (1999). Ressourcenaktivierung. Ein primäres Wirkprinzip der Psychotherapie. Psychotherapeut, 44, 63-73.

Grawe, K. (2004). Neuropsychotherapie. Göttingen: Hogrefe.
Greenberg, L. S. (2011). Emotionsfokussierte Therapie. Reinhardt: München.
Greenberg, N., BroOks, S. & Dunn, R. (2015). Latest developments in post-traumatic stress disorder: diagnosis and treatment. British Medical Bulletin, 114, 147-155.
Greenwald, R. (2008a). Progressive counting: A new trauma resolution method. Journal of Child & Adolescent Trauma, 1, 249-262.
Greenwald, R. (2008b). Progressive counting for trauma resolution: Three case studies. Traumatology, 14, p. 83-92.
Greenwald, R. (2012). Progressive counting: Asking recipients what makes it work. Traumatology, 18 (3), p. 59-63.
Greenwald, R. (2013). Progressive counting within a phase model of trauma-informed treatment. New York, NY: Routledge.
Greenwald, R., McClintock, S. D., & Bailey, T. D. (2013). A controlled comparison of eye movement desensitization & reprocessing and progressive counting. Journal of Aggression, Maltreatment, & Trauma, 22, 981-996.
Greeson, J. K. P., Briggs, E. C., Layne, C. M., Belcher, H: M. E., Ostrowski, S. A., Kim, S., Lee, R. C., Vivrette, R. L., Pynoos, R. S., & Fairbank, J. A. (2013). Traumatic Childhood Experiences in the 21st Century: Broadening and Building on the ACE Studies With Data From the National Child Traumatic Stress Network. Journal of Interpersonal Violence, 20 (10), p. 1–21.
Greuel, J. F., Reinhold, N., Wenglorz, M. & Heinrichs, N. (2015). Selbstberichtete Strategien zur Emotionsregulation bei Kindern und Jugendlichen mit psychischen Störungen. Praxis der Kinderpsychologie und Kinderpsychiatrie, 64 (5), 368-385.
Grof, S. (2008). Spirituelle Krisen. Darmstadt: Schirner.
Grunert, B., Weis, J., Smucker, M., Christianson, H. (2007). Imagery rescripting and reprocessing therapy after failed prolonged imaginal exposure for post-traumatic stress disorder following industrial injury. Journal of behavior therapy and experimental psychiatry, 38 (4), 317-28.
Gunnar, R. G., Frenn, K, Wewerka, S. S. & Ryzin, J. V. (2009). Moderate versus severe early life stress: Associations with stress reactivity and regulation in 10-12 year-old children. Psychoneuroendocrinology, 34 (1), 62-75.
Habetha, S., Bleich, S., Sievers, C., Marschall, U., Weidenhammer, J. & Fegert, J. M. (2012). Deutsche Traumafolgekostenstudie. Kein Kind mehr – kein(e) Trauma(kosten) mehr? Institut für Gesundheits-System-Forschung: Kiel.
Hampel, P. & Petermann, F. (2001). Streß und Streßdiagnostik – Einführung in den Themenschwerpunkt. Kindheit und Entwicklung, 10 (3), 143-147.
Harrer, M. E. & Weiss, H. (2016). Wirkfaktoren der Achtsamkeit – wie sie die Psychotherapie verändern und bereichern. Schattauer: Stuttgart.
Harvey, A. G., Watkins, E. R., Mansell, W. & Shafran, R. (2004). Cognitive behavioural process across psychological disorders: A transdiagnostic approach to research and treatment. Oxford: Oxford University Press.
Hayes, S. C. (2012). Acceptance and Commitment Therapy. Washington: American Psychological Association.
Hensel, T. (Hrsg.) (2007a). EMDR mit Kindern und Jugendlichen. Ein Handbuch. Hogrefe: Göttingen.
Hensel, T. (2007b). Traumazentrierte Psychotherapie (EMDR) bei Jugendlichen mit Störungen des Sozialverhaltens. In T. Hensel (Hrsg.), EMDR mit Kindern und Jugendlichen. Ein Handbuch, S. 268-298. Hogrefe: Göttingen.
Hensel, T. (2014). Ich-Stärkung durch Distanzierung von Symptomen und malignen Über-Ich-Attacken – Der Kampf mit dem Inneren Richter. In K. Priebe & A. Dyer (Hrsg.), Metaphern, Geschichten und Symbole in der Traumatherapie, S. 127-134. Hogrefe: Göttingen
Hiller, R. (2012). Narrrative in der Behandlung von Kindern mit Posttraumatischer Belastungsstörung. Inaugural-Dissertation. Medizinische Fakultät der Universität Duisburg-Essen.

Hiller, R. & Hensel, T. (2017). ResonaT – Ressourcenorientierte narrative Traumatherapie mit Kindern und Jugendlichen mit komplexen Traumafolgestörungen. Vandenhoeck & Ruprecht: Göttingen.
Holmes, E. A., James, E. L., Coode-Bate, T. & Deeprose, C. (2009). Can playing the computer game 'Tetris'reduce the build-up of flashbacks for trauma? A proposal from cognitive science. PLoSOne, 4:e4153.
Horowitz, M. J. (1986). Stress response syndroms. Jason Aronson: Northvale
Huber, M. (2003). Wege der Traumabehandlung, Teil 2. Junfermann: Paderborn.
Huffhines, L., Noser, A. & Patton, S. R. (2016). The Link Between Adverse Childhood Experiences and Diabetes. Current Diabetes Report, 16, 54-63.
Hüther, G. (1998). Stress and the adaptive self-organization of neuronal connectivity during early childhood. International Journal of Developmenatl Neuroscience, 16, 297-306.
Janoff-Bulman, R. (1985). The aftermath of victimization: Rebuilding shattered assumptions. In C. R. Figley (Hrsg.), Trauma and its wake. P. 15-35. New York: Brunner/Mazel.
Johnson, D., & Lubin, H. (2005). The counting method: Revisions and case examples. Traumatology, 11, 189-198.
Jonkman, C. S., Verlinden, E. Bolle, E. A. & Lindauer, R. J. L. (2013).Traumatic Stress Symptomatology After Child Maltreatment and Single Traumatic Events: Different Profiles. Journal of Traumatic Stress, 26 (2), 225-232.
Jung, C. G. (1964). Die Struktur des Unbewussten. Gesammelte Werke von C. G. Jung, Band VII. Olten: Walter.
Kabat Zinn, J. (2003). Mindfulness-based interventions in context: Past, present, and future. Clinical Psychology: Scicncc and Practisc, 10 (2),144-156.
Kagan, J. & Griese, F. (2001). Die Natur des Kindes. Beltz: Weilheim.
Kalff, D. M. (2000). Sandspiel: Seine therapeutische Wirkung auf die Psyche. Reinhard: München.
Kaluza, G. (2011). Stressbewältigung. Berlin: Springer.
Kegel, B. (2009). Epigenetik. Wie Erfahrungen vererbt werden. Dumont: Köln.
Kehrig, P. K. & Becker S. P. (2010). From Internalizing to Externalizing: Theoretical Models of the Processes linking PTSD to Juvenile Delinquency. In S. J. Egan (Ed.), Post-Traumatic Stress Disorder. 1-46. New York: Nova Science Publisher.
Kerig, P. K., Ludlow, A., & Wenar, C. (2012). Developmental psychopathology: From infancy through adolescence (6th ed.). Maidenhead: McGraw-Hill.
Kehrig, P. K., Vanderzee, K. L., Becker, S. P. & Ward, R. M. (2012). Deconstructing PTSD: Traumatic Experiences, Posttraumatic Symptom Clusters, and Mental Health Problems among Delinquent Youth. Journal of Child & Adolescent Trauma, 5,129–144.
Kessler, R. C., McLaughlin, K. A., Green, J. G., Gruber, M. J., Sampson, N. A., Zaslavsky, A. M., Aguilar-Gaxiola, S., Alhamzawi, A. O., Alonso, J., Angermeyer, M., Benjet, C., Bromet, E., Chatterji, S., de Girolamo, G., Demyttenaere, K., Fayyad, J., Florescu, S., Gal, G., Gureje, O., Haro, J. M., Hu, C., Karam, E. G., Kawakami, N., Lee, S., Lépine, J.-P., Ormel, J., Posada-Villa, J., Sagar, R., Tsang, A., Üstün, T. B., Vassilev, S., Viana, M. C. & Williams, D. R. (2010). Childhood adversities and adult psychopathology in the WHO World Mental Health Surveys. British Journal of Psychiatry, 197, 378-385.
Kircher, T. (2012). Kompendium der Psychotherapie: Für Ärzte und Psychologen. Berlin: Springer.
Klengel, T., Mehta, D., Anacker, C., Rex-Haffner, M., Pruessner, J. C., Pariante, C. M., Pace, T. W. W., Mercer, K. B., Mayberg, H. S., Bradley, B., Nemeroff, C. B., Holsboer, F., Heim, C. M., Ressler, K. J., Rein, T. & Binder, E. B. (2013). Allele-specific FKBP5 DNA demethylation mediates gene–childhood trauma interactions. Nature Neuroscience, 16 (1), p. 33-41.
König, J. & Resick, P. A. (2012). Posttraumatische Belastungsstörung: Ein Manual zur Cognitive Processing Therapy. Hogrefe: Göttingen.
Korn, D. L. & van der Kolk, A. (2004). Bringing EMDR Research into Practise. Paper presented at the EMDRIA International Conference Montreal.
Kriz, J. (2016). Nach-Gedacht. Die Zukunft der Psychotherapie. Gesprächspsychotherapie und Personzentrierte Beratung, 3, 182.

Krüger, A. & Reddemann, L. (2007) Psychodynamisch Imaginative Traumatherapie für Kinder und Jugendliche. Stuttgart: Klett-Cotta.

Kuhn, T. (1996). Die Struktur wissenschaftlicher Revolution. Suhrkamp: Frankfurt.

Laing, R. (1983). The voice of experience. London: Pantheon.

Lane, R. D., Ryan, L., Nadel, L. & Greenberg, L. (2015). Memory reconsolidation, emotional arousal and the process of change in psychotherapy: New insights from brain science. Behavioral and Brain Sciences, 1-64.

Lasser, K. A. & Greenwald, R. (2015). Progressive counting facilitates memory reconsolidation. In Ecker, B. & Dahlitz, M., (Eds.) special issue on memory reconsolidation. The Neuropsychotherapist, 10, 30-37.

LeDoux, J. (2001). Das Netz der Gefühle. Wie Emotionen entstehen. dtv: München.

Lee, J. L. (2009). Reconsolidation: Maintaining memory relevance. Trends in Neuroscience, 32, 413-420.

Leh, M. (2014). »Trauma First«: Effektivität eines kognitiv-behavioralen Behandlungsprogramms für Kinder mit Traumafolgestörungen: Eine Pilotstudie. Unveröffentlichte Masterarbeit, Technische Universität Braunschweig.

Levine, P. A. & Autenrieth, S. (2016). Trauma und Gedächtnis: Die Spuren unserer Erinnerung in Körper und Gehirn. Kösel: München.

Lindauer, R. J. L. (2015). Trauma treatment for children and adolescents: Stabilizing or trauma-focused therapy? European Journal of Psychotraumatology, 6, 27630, doi: http://dx.doi.org/10.3402/ejpt.v6.27630

Linehan, M. M. (1996). Dialektisch-Behaviorale Therapie der Borderline-Persönlichkeitsstörung. München: CIP-Medien.

Lo Re, V. & Bellini, L. M. (2002). William of Occam and Occam's razor (letter). Annals of Internal Medicine, 136, 634–635.

Lovett, J. (2014). Trauma Attachment Tangle. New York: Routledge.

Lueken, U. & Maslowski, N. I. (2012). The neural substrates of fear extinction. In P. Neudeck & H.-U. E. Wittchen (Eds.) Exposure therapy: Rethinking the model – Refining the method. (pp. 65-88). New York: Springer.

Lynch, T. R. (2017). Radically Open. Dialectical Behavior Therapy (RO-DBT). New York: Guilford.

Maercker, A. (2009). Posttraumatische Belastungsstörung (3. Auflage). Berlin: Springer.

Maercker, A., Brewin, C. R., Bryant, R. A., Cloitre, M., van Ommeren, M., Jones, L. M., Humayan, A., Kagee, A., Llosa, A. E., Rousseau, C., Somasundaram, D. J., Souza, R., Suzuki, Y., Weissbecker, I., Wessely, S. C., First, M. B. & Reed, G. M. (2013). Diagnosis and classification of disorders specifically associated with stress: Proposals for ICD-11. World Psychiatry, 12 (3), 198-206.

Maercker, A., Einsle, F. & Köllner, V. (2007). Adjustment disorders as stress response syndromes: A new diagnostic concept and its exploration in a medical sample. Psychopathology, 40 (3), 135-146.

Maitri, S. (2009). Der Weg zurück zum Selbst. Advaita media: Hamburg.

Mansell, W., Heidenreich, T. & Michalak, J. (2013). Transdiagnostische Aspekte der »dritten Welle«. In T. Heidenreich & J. Michalak, Die »dritte Welle« der Verhaltenstherapie. Grundlagen und Praxis. Beltz: Weinheim, Basel.

Maren, S. (2011) Seeking a spotless mind: Extinction, deconsolidation, and erasure of fear memory. Neuron, 70, S.830–45.

Margraf, J. & Maier, W. (Hrsg.) (2011). Pschyrembel Psychiatrie, klinische Psychologie, Psychotherapie. Walter de Gruyter: Berlin, Boston.

Margraf, J. & Schneider, S. (2016). From neuroleptics to neuroscience and from Pavlov to psychotherapy: more than just the »emperor´s new treatments« for mental illness?. EMBO Molecular Medicine, 8 (10), 1115-1117.

Markowitz, J. C., Meehan, K. B., Petkova, E., Zhao, Y., Van Meter, P. E., Neria, Y., Pessin, H. & Nazia, Y. (2016). Treatment preferences of psychotherapy patients with chronic PTSD. Journal of Clinical Psychiatry, 77 (3), p. 363-370.

Marsden, Z. (2016). EMDR Treatment of Obsessive-Compulsive Disorder: Three Cases. Journal of EMDR Practice and Research, 10 (2), 91-103.

Maslow, A. A. (1973). Psychologie des Seins. Ein Entwurf. München: Kindler.
Maslow, A. H. (1970). Motivation and personality. Harper & Row: New York.
Maturana, H. R. & Varela, F. J. (1987). Der Baum der Erkenntnis. Bern, München, Wien: Scherz-Verlag.
Meiser-Stedman, R., Smith, P., Bryant, R., Salmon, K., Yule, W., Dalgleish, T. & Nixon, R. D. (2009). Development and validation of the Child Post-Traumatic Cognitions Inventory (CPTCI). Journal of Child Psychology and Psychiatry, 50 (4), 432-440. Verfügbar unter: http://www.childrenandwar.org/measures/
Merlo, E., Milton, A. L., Goozee, Z. Y., Theobald, D. E. & Everitt, B. J. (2014). Reconsolidation and Extinction Are Dissociable and Mutually Exclusive Processes: Behavioral and Molecular Evidence. The Journal of Neuroscience, 34 (7), 2422–2431.
Meyer, A.-E., et al. (1981). The Hamburg Short Psychotherapy Comparision Experiment. Psychotherapie und Psychosomatik, 35 (2-3), 81-207.
Miller, W. R. & Rollnick, S. (2009). Motivierende Gesprächsführung. (3. Auflage). Freiburg: Lambertus-Verlag.
Missirlian, T. M., Toukmanian, S. G., Warwar, S. H. & Greenberg, L. S. (2005) Emotional arousal, client perceptual processing, and the working alliance in experiential psychotherapy for depression. Journal of Consulting and Clinical Psychology 73 (5), p. 861–871.
Moffitt, T., E. & Grawe Think Tank (2012): Childhood exposure to violence and lifelong health: Clinical intervention science and stress biology research join forces. Development and Psychopathology, 25 (4), p. 1619-1634.
Mol, S. S. L., Arnould A., Job, F. M., Metsemakers, G.-J. D., Pauline, A. P., Vilters-Van, M. & Knottnerus, J. A. (2005). Symptoms of post-traumatic stress disorder after non-traumatic events: evidence from an open non-traumatic events: evidence from an open population study. British Journal of Psychiatry, 186, 494-499.
Morath, J., Moreno-Villanueva, M., Hamuni, G., Kolassa, S., Ruf-Leuschner, M., Schauer, M., Elbert, T., Bürkle, A., Kolassa, I. T. (2014). Effects of psychotherapy on DNA strand break accumulation originating from traumatic stress. Psychotherapy and Psychosomatics, 83 (5), 289-297.
Morris-Smith, J. (2003). The EMDR modell and children. Paper presented at the EMDR European Conference, Rome.
Nadel, L. & Bohbot, V. (2001). Consolidation of memory. Hippocampus, 11, 56-60.
Nadel, L. & Moscovitch, M. (1997). Memory consolidation, retrograde amnesia and hyppocampal complex. Current Opinion in Neurobiology, 7, 217-227.
Nadel, L., Hupbach, A., Gomez, R. & Newman-Smith, K. (2012): Memory formation, consolidation and transformation. Neuroscience and Biobehavioral Reviews. 36, 1640-1645.
Nanni, V., Uher, R. & Danese, A. (2012). Childhood maltreatment predicts unf avorable course of illness and treatment outcome in depression: A meta-analysis, American Journal of Psychiatry, 169, 141-151.
Nelius, K. & Ahrens-Eipper, S. (2017). IRRT mit Kindern und Jugendlichen mit Traumafolgestörungen: Ein Fallbuch. Halle/Saale: Kjp-Verlag.
Neudeck, P. (2015). Expositionsverfahren. Beltz: Weinheim, Basel.
Neuner, F. (2008) Stabilisierung vor Konfrontation in der Traumatherapie – Grundregel oder Mythos? Verhaltenstherapie, 18, 109-118.
Neuner, F. (2016). I want to hear your Story. Stress Points, Zugriff 3.4.2016: http://sherwood-istss.informz.net/admin31/content/template.asp?sid=47179&brandid=4463&uid=1019021860&mi=5308153&mfqid=24888590&ptid=0&ps=47179
Ochberg, F. (1996). The counting method. Journal of Traumatic Stress, 9, 887-894.
Orlinsky, D. E. (2010). The »Generic Model of Psychotherapy« after 25 years: Evolution of a research-based metatheory. Journal of Psychotherapy Integration, 19, 1–23.
Ormhaug, S. M., Shirk, S. R. & Wentzel-Larsen, T. (2015). Therapist and client perspectives on the alliance in the treatment of traumatized adolescents. European Journal of Psychotraumatology, 6, 27705 – http://dx.dol.org/10.3402/ejpt.v6.27705.
Pedreira, M. E., Perez-Cuesta, L. M. & Maldonado, H. (2004). Mismatch between what is expected and what actually occurs triggers memory reconsolidation or extinction. Journal of Neuroscience, 22, 8305-8311.

Pennebaker, J. W. (1993): Putting stress into words: health, linguistic, and therapeutic implications. Behavioral Research and Therapy, 31 (6), 539-548..
Pfeiffer, C. (2016). »Wo Kinder nicht geschlagen werden, sinkt die Zahl der Gewalttaten«. Ärzte Zeitung vom 3.8.2016. Zugriff unter: http://www.aerztezeitung.de/medizin/fachbereiche/neurologie_psychiatrie/article/916807/anschlaege-evolution-zuechten-schlagende-eltern-terroristen-heran.html?cm_mmc=Newsletter-_-Newsletter-C-_-20160803-_-Neuro-psychiatrische+Krankheiten. (Zugriff am: 19.10.2016).
Piaget, J. (1992). Das Weltbild des Kindes. dtv: München.
Pickler, E. (2014). Miteinander vertraut werden: Erfahrungen und Gedanken zur Pflege von Säuglingen und Kleinkindern. Freiamt: Arbor Verlag.
Plassmann, R. (2007). Die Kunst des Lassens. Gießen: Psychosozial-Verlag.
Plassmann, R. (Hrsg.) (2009). Im eigenen Rhythmus. Gießen: Psychosozial-Verlag.
Plassmann, R. (2011). Selbstorganisation. Über Heilungsprozesse in der Psychotherapie. Gießen: Psychosozial-Verlag.
Plassmann, R. (2014). Transformationsprozesse in der Traumatherapie. In: R. Plassmann (Hrsg.), Die Kunst seelisches Wachstum zu fördern, S. 49-66. Gießen: Psychosozial-Verlag,
Prenoveau, J. M., Craske, M. G., Liao, B. & Ornitz, E. M. (2013). Human fear condotioning and extinction: Timing is everything … or is it? Biological Psychology, 92, 59-68.
Prigogine, I. & Stengers, I. (1999). Dialog mit der Natur. Piper: München.
Prinz, W. (2012). Wahrnehmung und Tätigkeitssteuerung. Berlin: Springer.
Reddemann, L. (2003). Imagination als heilsame Kraft. Stuttgart: Pfeiffer.
Reddemann, L. (2014). Psychodynamisch Imaginative Traumatherapie (PITT) – Das Manual. Klett-Cotta: Stuttgart.
Rehfus, W. D. (Hrsg.). (2003). Handwörterbuch Philosophie. UTB: München.
Richardson, M., Henry, J., Black-Pond, C. & Sloane, M. (2008). Multiple types of maltreatment: behavioral and developmental impact on children in the child welfare system. Journal of Child and Adolescent Trauma, 1, 1-14.
Risch, N. R., Herrell, R., Lehner, T., Liang, K.-Y., Eaves, L., Hoh, J., Griem, A., Kovacs, M., Ott, J. & Merikangas, K. R. (2009). Interaction Between the Serotonin Transporter Gene (5-HTTLPR), Stressful Life Events, and Risk of Depression. A Meta-analysis. JAMA, 301 (23), 2462-2471.
Roediger, E. (2009). Was ist Schematherapie? Paderborn: Junfermann.
Rogers, C. (Ed.) (1967). The therapeutic relationship and its impact. A study of Psychotherapy with schizophrenics. University of Winconsin Press: Madison
Rogers, C. R. (1957). The necessary and sufficient conditions of therapeutic personality change. Journal of Consulting Psychology, 21 (2), 95–103.
Rogers, C. R. (1972). Die klientenzentrierte Gesprächspsychotherapie. München: Kindler.
Rogers, C. R. (1973). Entwicklung der Persönlichkeit. Stuttgart: Klett-Cotta.
Rogers, C. R. (1983). Therapeut und Klient. Frankfurt: Fischer.
Rogers, C. R. (2016). Eine Theorie der Psychotherapie, der Persönlichkeit und der zwischenmenschlichen Beziehungen. Entwickelt im Rahmen des klientenzentrierten Ansatzes. Reinhardt: München.
Rosner, R. (2010): Sind unsere diagnostischen Methoden adäquat? In: J. M. Fegert, U. Ziegenhain & L. Goldbeck (Hrsg.), Traumatisierte Kinder und Jugendliche in Deutschland. S. 64-70. Weinheim, München: Juventa.
Ross, C. A. (2007). The Trauma Model. A Solution of the Problem of Comorbidity in Psychiatry. Gateway: Manitoba Communications.
Ross, D. A., Arbuckle, M. R., Travis M. J., Dwyer, J. B., van Schalkwyk, G. I. & Ressler, K. J. (2017) An Integrated Neuroscience Perspective on Formulation and Treatment Planning for Posttraumatic Stress Disorder An Educational Review. JAMA Psychiatry 74(4):407–415.
Rost, C. (Hrsg) (2014): Ressourcenarbeit mit EMDR: Vom Überleben zum Leben. Bewährte Techniken im Überblick. Junfermann: Paderborn.
Roth, G. (2016). »Vulnerabilität und Resilienz sind neurobiologisch verankert.« Deutsches Ärzteblatt, Oktober, S. 453.

Rousseau, C. (2015). Ein Schritt nach vorne? Die Berücksichtigung des Kindes- und Jugendalters bei der Überarbeitung der trauma- und belastungsbezogenen Störungen in DSM-5 und ICD-11. Kindheit und Entwicklung, 24 (3), 137-145.

Rubin, D. C., Berntsen, D. & Johansen, M. K. (2008) A memory-based model of posttraumatic stress disorder: Evaluating basic assumptions underlying the PTSD diagnosis. Psychological Review, 115, 985–1011.

Rüegg, J. C. (2015). Traumagedächtnis und Optogenetik – Licht ins Dunkel des Unbewussten. Trauma und Gewalt, 9 (1), 80-83.

Ruf, M., Schauer, M. Neuner, F., Schauer, E., Catani, C. & Elbert, T. (2012). KIDNET – Narrative Expositionstherapie (NET) für Kinder. In Landolt, M. A. & Hensel, T. (Hrsg.) (2012). Traumatherapie bei Kindern und Jugendlichen. S. 120-149, Hogrefe: Göttingen.

Ruschmann, E. (1990). Entwicklung eines Strukturmodells zur deskriptiven Erfassung individueller Subjektivität im personzentrierten Kontext. Diplom-Arbeit, Freiburg.

Ruschmann, E. (1999). Philosophische Beratung. Kohlhammer: Stuttgart.

Ruschmann, E. & Ruschmann, E. (2009). Spirituelle Erfahrungen und Konzepte. In: A. Büssing & N. Kohls, Spiritualität transdisziplinär. Berlin: Springer.

Ruschmann, E. (2012). Weltanschauungen und Gottesbilder. Reflexionen für (und von) Laienphilosophen. Tao.de: Bielefeld.

Sachsse, U. & Sack, M. (2012). Alles Trauma oder Was?. Klinische Vorlesung Lindauer Psychotherapiewochen.

Sack, M., Lempa, M., Steinmetz, A., Lamprecht, F. & Hofmann, A. (2008). Alterations in autonomic tone during trauma exposure using Eye Movement Desensitization and Reprocessing. (EMDR). Journal of Anxiety Disorders, 22, 1264-1271.

Sack, M., Zehl, S., Otti, A., Lahmann, C., Henningsen, P., Kruse, J. & Stingl, M. (2016). A Comparison of Dual Attention, Eye Movements, and Exposure Only during Eye Movement Desensitization and Reprocessing for Posttraumatic Stress Disorder: Results from a Randomized Clinical Trial. Psychotherapy and Psychosomatics, 85, 357-365.

Sadeh, A., Hen-Gal, S. & Tikotzky, L. (2008). Young Children's Reactions to War-Related Stress: A Survey and Assessment of an Innovative Intervention. Pediatrics, 121, 46-53.

Saß, H., Wittchen, H.-U., Zaudig, M., & Houben, I. (2003). Diagnostisches und Statistisches Manual psychischer Störungen – Textrevision DSM-IV-TR. Göttingen: Hogrefe.

Schauer, M., Neuner, F., Elbert, T. (2005). Narrative Expositionstherapie. Göttingen: Hogrefe.

Schauer, M., Neuner, F. & Elbert, T. (2011). Narrative Exposure Therapy (NET). A Short-Term Intervention for Traumatic Stress Disorders. Cambridge/Göttingen: Hogrefe & Huber Publishers.

Scheeringa, M. S., Wright, M. J, Hunt, J. P. & Zeanah, C. H. (2006): Factors affecting the diagnosis and prediction of PTSD symptomatology in children and adolescents. American Journal of Psychiatry,163, 644–651.

Scheeringa, M. S., Zeanah, C. H. & Cohen, J. A. (2011). PTSD in children and adolescents: toward an empirically based algorthm. Depression and Anxiety, 28, 770-782.

Scheeringa, M. S., Zeanah, C. H., Myers, L. & Putnam, F. W. (2003): New findings on alternative criteria for PTSD in preschool children. Journal of the American Academy of Child and Adolescent Psychiatry, 44, 561-570.

Schiller, D., Kanen, J. W., LeDoux, J. E., Monfils, M.-H. & Phelps, E. A. (2013) Extinction during reconsolidation of threat memory diminishes prefrontal cortex involvement. Proceedings of the National Academy of Sciences USA, 110 (50), 20040–45.

Schiller, D., Monfils, M. H., Raio, C. M., Johnson, D. C., Ledoux, J. E. & Phelps, E. A. (2010): Preventing the return of fear in humans using reconsolidation update mechanisms. Nature, 463, 49-53.

Schmid, M., Fegert, J.M. & Petermann, F. (2010). Traumaentwicklungsstörung: Pro und Contra. Kindheit und Entwicklung, 19, (1), 47-63.

Schmidt, M. H., Petermann, F. & Schipper, M. (2012). Epigenetik – Revolution der Entwicklungs-psychopathologie? Kindheit und Entwicklung, 21 (4), 245-253.

Schmucker, M. & Köster, R. (2014). Praxishandbuch IRRT – Imagery Rescripting & Reprocessing Therapy bei Traumafolgestörungen, Angst, Depression und Trauer. Stuttgart: Klett-Cotta.

Schubbe, O. (2004). Traumatherapie mit EMDR. Göttingen: Vandenhoeck & Ruprecht.
Schwabe, L., Nader, K. & Pruessner, J. C. (2014). Reconsolidation of human memory: Brain mechanisms and clinical relevance. Biological Psychiatry, 76 (4), 274-280.
Seery, M. Holman, E. & Silver, R. (2010). Whatever Does Not Kill Us: Cumulative Lifetime Adversity, Vulnerability, and Resilience. Journal of Personality & Social Psychology, 99 (6), 1025-1041.
Shapiro, F. (1995): Eye Movement Desensitization and Reprocessing: Basic Principles. Protocols and Procedures. New York: Guilford Press.
Shapiro, F. (2001). Eye Movement Desensitization and Reprocessing: Basic Principles. Protocols and Procedures. Second Edition. New York: Guilford Press.
Shapiro, F. (2007). EMDR and case conceptualization from an adaptive information processing perspective. In F. Shapiro, F. Kaslow, & L. Maxfield (Eds.), HandboOk of EMDR and family therapy processes (pp. 3–36). New York: Wiley.
Shapiro, F. (2012). EMDR – Grundlagen und Praxis. Paderborn: Junfermann.
Shapiro, F. (2015). Francine Shapiro zur Bedeutung der Augenbewegungen für die bilaterale Stimulation. EMDRIA Rundbrief 33, S.10.
Shonkoff, J. P. & Garner, A. S. (2012). The Lifelong Effects of Early Childhood Adversity and Toxic Stress. Pediatrics, 129 (1), pp. 232-246.
Smith, C.A., Ireland, T.O., Thornberry, T.P. (2005). Adolescent maltreatment and its impact on young adult antisocial behavior. Child Abuse & Neglect, 29, 1099–1119.
Solis, C, B., Kelly-Irving, M., Fantin, R., Darnaudery, M., Torrisani, J., Lang, T. & Delpierre, C. (2015). Adverse childhood experiences and physiological wear-and-tear in midlife: Findings from the 1958 British birth cohort. PNAS, 112 (7), Verfügbar unter: www.pnas.org/cgi/doi/10.1073/pnas.1417325.
Solomon, R. (2015). Growing the training. Handout Trainer´s Day – 16th EMDR Europe Conference. Milano.
Solomon, R. W. & Shapiro, F. (2008). EMDR and the adaptive information processing model: Potential mechanisms of change. Journal of EMDR Practice and Research, 2, 315-325.
Spangenberg, E. (2016). Behutsame Traumaintegration (TRIMB). Klett-Cotta: Stuttgart.
Stachowiak, H. (1980). Der Modellbegriff in der Erkenntnistheorie. Zeitschrift für allgemeine Wissenschaftstheorie, 11, 53-68.
Stark, E. A., Parsons, C. E., Van Hartevelt, T. J., Charquero-Ballester, M., Mc Manners, H., Ehlers, A., Stein, A. & Kringelbach, M. L. (2015). Post-traumatic stress influences the brain even in the absence of symptoms: A systematic, quantitative meta-analysis of neuroimaging studies. Neuroscience and Biobehavioral Reviews, 56, 207–221.
Steil, R. & Rosner, R. (2009). Posttraumatische Belastungsstörung. Göttingen: Hogrefe.
Storch, M. & Krause, F. (2002). Selbstmanagement – ressourcenorientiert. Grundlagen und Trainingsmanual für die Arbeit mit dem Zürcher Ressourcenmodell. Bern: Huber.
Strauß, B. (Projektleiter), Barnow, S., Brähler, E., Fegert, J., Fliegel, S., Freyberger, H. J., Goldbeck, L., Leuzinger-Bohleber, M. & Willutzki, U. (2009). Forschungsgutachten zur Ausbildung von Psychologischen Psychotherapeuten und Kinder- und Jugendlichenpsychotherapeuten. Zugriff am: 18.10.2016. https://www.bundesgesundheitsministerium.de/fileadmin/redaktion/pdf_publikationen/forschungsberichte/Forschungsgutachten-Ausbildung-Psychologische-Psychotherapeuten.pdf
Substance Abuse and Mental Health Services Administration. (2014). SAMHSA's Concept of Trauma and Guidance for a Trauma-Informed Approach. HHS Publication No. (SMA) 14-4884. Rockville, MD: Substance Abuse and Mental Health Services Administration.
Sugaya, L., Hasin, D.S., Olfson, M., Lin, K.-H., Grant, B.F., Blanco,C. (2012): Child Physical Abuse and Adult Mental Health: A National Study. Journal of Traumativ Stress, 25 (4), 384-392.
Suzuki, A., Josselyn, S. A., Frankland, P. W., Masushige, S., Silva, A. J. & Kida, S. (2004). Memory reconsolidation and extinction have distinct temporal and biochemical signatures. Journal of Neuroscience, 24, 4787-4795.
Tagay, S., Düllmann, S., Hermann, E., Repic, N. Hiller, R. & Senf, W. (2011): Das Essener Trauma-Inventar für Kinder und Jugendliche (ETI-KJ). Zeitschrift für Kinder- und Jugendpsychiatrie und Psychotherapie, 39, 5, 1-9.

Tausch, R. & Tausch, A. M. (1981). Gesprächs-Psychotherapie. Hogrefe; Göttingen S. 37.
Tedeschi, R. G. & Calhoun, L. G. (2004). Posttraumatic Growth: Conceptual Foundations and Empirical Evidence. Psychological Inquiry, 15 (1), 1-18.
Teicher, M. H. & Samson J. A. (2013): Childhood maltreatment and psychopathology: A case for ecophenotypic variants as clinically and neurobiologically distinct subtypes. American Journal of Psychiatry,170 (10), 1114-1133.
Teicher, M. H. & Samson, J. A. (2016). Annual Research Review: Enduring neurobiological effects of childhood abuse and neglect. The Journal of Child Psychology and Psychiatry, 75 (3), 241-266.
Teicher, M. H., Samson, J. A., Polcari, A. & McGreenery, C. E. (2006). Sticks, Stones, and Hurtful Words: Relative Effects of Various Forms of Childhood Maltreatment. American Journal of Psychiatry, 163, 993–1000.
Thoma, M. (2016). Wann ist Stress gesund?. NZZ, 12.8.2016. Abrufbar unter: http://www.¬nzz.ch/wissenschaft/medizin/resilienz-wann-ist-stress-gesund-ld.110418 (Zugriff am: 18.8. 2016).
Tinker, B. (2013). EMDR with children. Workshop London.
Trickley, D., Siddaway, A. P., Meiser-Stedman, R., Serpell, L. & Field, A. P. (2012). A meta-analysis of risk factors for post-traumatic stress disordere in children and adolescents. Clinical Psychology Review, 32 (2), 122-138.
Truax, C. & Carkhuff, R. (1967). Toward effective counseling and psychotherapy: Training and practice. Aldine Publishing: Chicago.
van der Kolk, B. (2016). Verkörperter Schrecken. Junfermann: Paderborn.
van der Kolk, B. A. & Fisler, R. E.(1995). Dissociation and the fragmentary nature of traumatic memories: overview and exploratory study. Journal of Traumatic Stress, 8, 505-525.
van der Kolk, B. A. (2003). Jenseits der Redekur: Somatisches Erleben und subkortikale Prägungen bei der Traumabehandlung. In: F. Shapiro (Hrsg.): EMDR als integrativer psychotherapeutischer Ansatz, S. 83-112. Paderborn: Junfermann.
van der Kolk, B. A. (2009). Entwicklungstrauma-Störung: Auf dem Weg zu einer sinnvollen Diagnostik für chronisch traumatisierte Kinder. Praxis der Kinderpsychologie und Kinderpsychiatrie, 58, 572-586.
van Dijke, A., Ford, J. D., van der Hart, O., Van Son, M. J. M., Van der Heijden, P. G. M. & Bühring, M. (2011). Childhood traumatization by primary caretaker and affect dysregulation in patients with borderline personality disorder and somatoform disorder. European Journal of Psychotraumatology, 2, 5628 - DOI: 10.3402/ejpt.v2i0.5628
Varese, F., Smeets, F., Drukker, M., Lieverse, R., Lataster, T., Viechtbauer, W., Read, J.,van Os, J. & Bentall, R. P. (2012). Childhood Adversities Increase the Risk of Psychosis: A Meta-analysis of Patient-Control, Prospective- and Cross-sectional Cohort Studies. Schizophrenia Bulletin, 38 (4), 661-671.
Verlinden, E., Schippers, M., Van Meijel, E. P. M., de Beer, R., Opmeer, B. C., Olff, M., Boer, F. & Lindauer, R. J. L. (2013). What makes a life event traumatic for a child? The predictive values of DSM-Criteria A1 and A2. European Journal of Psychotraumatology, 4: 20436 - http://dx.doi.org/10.3402/ejpt.v4i0.20436
Vervliet, B., Craske, M. G. & Hermans, D. (2013). Fear extinktion and relapse: State of the art. Annual Review of Clinical Psychology, 9, 215-248.
von Gontard, A. (2013). Spiritualität von Kindern und Jugendlichen. Allgemeine und psychotherapeutische Aspekte. Kohlhammer: Stuttgart.
Wampold, B. (2007). Psychotherapy: The Humanistic (and Effective) Treatment. American Psychologist, 62 (8), 857-873.
Wampold, B. E. (2012). Humanism as a common factor in psychotherapy. Psychotherapy, 49, 445–449. doi:10.1037/a0027113
Wampold, B. E., Imel, Z. E., Laska, K. M., Benish, S., Miller, S. D., Flückiger, C., Del Re, A. C., Baardseth, T. P. & Budge, S. (2010). Determining what works in the treatment of PTSD: Clinical Psychology Review, 30, 923–933
Wanders, F., Serra, M., & de Jongh, A. (2008). EMDR versus CBT for children with self-esteem and behavioral problems: A randomized controlled trial. Journal of EMDR Practice and Research, 2, 180–189.

Wang, C.-T. & Holton, J. (2007). Total Estimated Cost of Child Abuse and Neglect in the United States. Economic Impact Study (September 2007).
Weinberg, D. (2006): Traumatherapie bei Kindern. Stuttgart: Klett Cotta.
Weinberg, D. (2010): Psychotherapie mit komplex traumatisierten Kindern: Behandlung von Bindungs- und Gewalttraumata der frühen Kindheit. Klett: Stuttgart.
Weinberg, D. (2015). Verletzte Kinderseele. Was Eltern traumatisierter Kinder wissen müssen und wie sie richtig reagieren. Klett-Cotta: Stuttgart.
Weiß, W. (2013). Philipp sucht sein Ich. Beltz, Juventa: Weinheim.
Wells, A. (2011). Metakognitive Therapie bei Angststörungen und Depressionen. Weinheim: Beltz.
Wendisch, M. (2016). Verhaltenstherapie emotionaler Schlüsselerfahrungen. Vom kognitiven Training zur emotionalen Transformation. Huber: Bern.
Wieland, S. (2014). Dissoziation bei traumatisierten Kindern und Jugendlichen : Grundlagen, klinische Fälle und Strategien. Klett-Cotta : Stuttgart.
Wildeman, C., Emanuel, N., Leventhal, J.M., Putnam-Hornstein, E., Waldfogel, J., & Lee, H. (2014). The prevalence of confirmed maltreatment among US children, 2004 to 2011. Journal of the American Medical Association Pediatrics, 168 (8), 706-713.
Willard, V. W., Long, A. & Phipps, S. (2016). Life Stress Versus Traumatic Stress: The Impact of Life Events on Psychological Functioning in Children with and Without Serious Illness. Psychological Trauma: Theory, Research, Practise, and Policy, 8 (1), p. 63-71.
Wolpe, J. (1990). The practise of behavior therapy (4th ed.). New York: Pergamon.
Woolfolk, R. L. (2015). The value of psychotherapy. The talking cure in an Age of Clinical Science. New York: Guilford Press.
World Health Organization (WHO) (1949). Manual of the international statistical classification of diseases, injuries, and causes of death. Sixth revision. Geneva.
Wylie, M. S. (2004). The limits of talk: Bessel van der Kolk wants to transform the treatment of trauma. Psychotherapy Networker, 28 (1), 30-41.
Young, J. E., Klosko, J. S. & Weishaaar, M. E. (2005). Schematherapie. Junfermann: Paderborn.
Zajonc, R. (1980). Feeling and thinking: Preferences need no inferences. American Psychologist, 35, 151-175.
Zajonc, R. B. (1984). On the primacy of affect. American Psychologist, 39, 117-123.
Zajonc, R. B. (2000) Feeling and thinking: Closing the debate over the independence of affect. In: J. P. Forgas (Ed.), Feeling and thinking: The role of affect in social cognition, pp. 31–58. Cambridge: University Press.

Stichwortverzeichnis